研修医当直御法度 第2版
百例帖

寺沢秀一
福井大学医学部地域医療推進講座 教授

三輪書店

『研修医当直御法度百例帖』に添えて

　高校に入るまでに合計5回手術台に上がりましたが，その後は大学時代にスポーツで鍛錬したことが幸いしたのか，これまで大病もせずに元気にこれました．しかし，昨年，悪性腫瘍の診断を受け，現在治療中です．還暦を迎え，クラスメートの医師はすでに何名か他界し，親しかった医師の訃報も届く今日この頃，仕事人としての幕引きや人生の幕引きを考える時期を迎えています．そして，この時期に入って，やっと医師として大事なものがわかってきた気がしています．その大事なものは，知識，技術の習得に走る若い研修医の先生方の時期には，なかなか認識できないもののようです．カンファレンスや講演の機会に，若い皆さんにこの大事なものを伝えようとしても，うまく伝えきれないもどかしさを感じています．

　最近，時々，『研修医当直御法度』の初版本を持ってこられてサインしてほしいと言う，あまり若くない（失礼！）医師にも出会います．彼らに「もう使わなくなったにもかかわらず，引っ越しの度にどうしても捨てられませんでした」と言ってもらえるのは，大きな喜びの一つです．第5版まで改訂が進み，海外でも翻訳出版されるに至ったのは，皆様に応援していただいたおかげです．心から感謝申し上げます．しかし，それとともに，『研修医当直御法度症例帖』の改訂が，筆者の怠慢のために先送りになってきたことが，ずっと大きな気がかりでした．今回，自分の病気のこともあり，奮起して改訂させていただきました．

　県内外の多くの施設で，研修医の先生方の「つまずき症例」を提示していただき，一緒に振り返るカンファレンスをさせていただいています．今回の改訂は，その際に繰り返し出てくる事例を追加させていただきました．そして，同じ間違いをしないために，筆者が研修医の先生方にいつもしているアドバイスや，講演会でお話ししている医療事故防止のための工夫，間違いをしたときの謝罪の仕方，後輩教育，仲間増やしにつながる医師としての大事な姿勢なども含めて，筆者のこれまでの医師としての経験からお伝えしたいことすべてを網羅して百例帖にさせていただきました．

　「間違いをした人を責めず，その教訓を共有してこそ進歩する」というトロント大学元救急科教授 Dr. Bruce Rowat 先生の言葉をかみしめながら，体調不良の中，なんとか改訂作業を終えました．拙書が，患者さんやそのご家族，そして救急に携わる救急隊員，救急救命士，看護師，医師の方々が傷つく医療事故，紛争を一つでも減らすことに役立つことを願ってやみません．

　突然の依頼にもかかわらず，お忙しい中，快くお引き受けいただき，短期間に多くのイラストを描いてくださった，いばらきレディースクリニックの茨木保先生に心から感謝申し上げます．また，今回の改訂は三輪書店の小林美智さんのアドバイス，応援なしには成し得なかったと思います．紙面を借りて心から感謝の意を表します．

2012年12月　　　　　　　　　　　　　　　　　　　　　　　　　　　寺沢秀一

第1版の序文

　ある時期に，それまで自分が見聞きしたERでの失敗事例集をワープロで打ち出し，計7部コピーして，私と同じ考えで働く医師たちに郵送しました．その後，驚いたことが2つ起きました．ひとつは，そのコピーのコピーを日本のあちこちの救急施設の研修医が持っているという噂を聞くようになったことです．そのコピーに特別な名前を付けて，研修医の先生方が勉強会で輪読しているというお便りもいただきました．そのコピーのコピーをきれいに綴じて，まるで製本したかのような立派な表紙を付けて持参し，訪ねてくださった方もいました．もうひとつ驚いたことは，私が知らないうちにそのコピーがある大手の医書出版社に持ち込まれ，出版が検討されるに至ったことです．何回かの校正まで進みましたが，私は土壇場で出版を中止していただきました．

　この度，三輪敏社長のご厚意で，上記の原稿に手を入れ，画像や心電図を加えて出版させていただくことになりました．実を言うとかなり複雑な心境です．もともと出版を意識して書いたものでないため，私の経験による独断と偏見に満ちた内容だからです．また実際にこれらの事例に関わった医師がまだ現役で，かつ私の親しい人たちであり，今後私は彼らに顔を合わせにくくなるからです．

　日本にはまだ北米型救急専門医が常駐するERが少ないため，平成16年からすべての研修医がERにローテーションすることになっても，しっかりした教育，指導，監督が行われるとは思えません．そういう環境のERにローテーションする研修医の先生方にとって，先輩医師のERでの失敗談こそが最も効果的なアドバイスになるだろうと思います．北米型救急医を志した頃，「失敗をオープンにしてこそ進歩が生まれる」と恩師（Dr.Rowat，元トロント大学救急医学教授）に言われました．この言葉を信じて，この拙著を救急の現場で日夜患者さんたちのために冷や汗をかきながら奮闘する研修医，ナース，そして救急救命士，救急隊員の方々に捧げます．

　すばらしいイラストを描いてくださった大和成和病院の茨木保先生に，そして，校正で我が儘を聞き入れてくださった三輪書店の宮内秀樹氏に感謝申し上げます．

　2002年1月

寺沢秀一

目次

研修医当直御法度
百例帖　第2版

1　意識障害

case 1　昏睡状態で発見，頭蓋内器質病変を疑う 2
　　　　　すべての意識障害患者は50％ブドウ糖2アンプル静注から

case 2　高血圧，突然の激しい頭痛と嘔吐 5
　　　　　高血圧性脳症と誤診されるくも膜下出血

case 3　突然の精神症状 10
　　　　　40歳以後の初めての精神症状や痙攣は器質的なものを考える

case 4　軽い脳梗塞と思われた認知症と片麻痺 14
　　　　　脳卒中にみえる患者の落とし穴(1)　軽い脳梗塞と誤診されることの多い慢性硬膜下血腫

case 5　持続する腹部症状から昏睡へ 19
　　　　　脳卒中にみえる患者の落とし穴(2)　神経学的左右差(片麻痺，半身痙攣)があるから
　　　　　頭蓋内器質的病変とは限らない

case 6　家で倒れているのを発見，片麻痺あり，ショック状態 23
　　　　　脳卒中にみえる患者の落とし穴(3)　頭蓋内病変だけではショックにならない

case 7　道路で倒れていた，嘔吐の跡あり 26
　　　　　高血圧性脳幹(橋部)出血と誤診される有機リン中毒

case 8　統合失調症で加療中，痙攣と意識障害 29
　　　　　精神科患者の意識障害だから薬物中毒とは限らない

case 9　進行性乳癌患者の意識障害 33
　　　　　悪性腫瘍患者の意識障害だから脳転移，とは限らない

2　めまい・失神・痙攣

case 10　めまい，嘔吐から昏睡へ 38
　　　　　内耳性めまいと誤診される小脳出血

case 11　回転性めまい，嘔吐で受診，頭部CTスキャン正常 42
　　　　　回転性めまい，初診時に神経内科医さえもだまされる脳梗塞あり！

case 12　後頸部痛が先行した回転性めまい 45
　　　　　これまで経験のない一側の後頸部，後頭部痛は椎骨動脈解離を考える！

case 13　「めまいで動けない」と受診した高血圧治療中の患者 48
　　　　　「めまい」で最も怖いのはvertigoではなく，pre-syncope！

case 14　突然気を失った 53
　　　　　「めまい(pre-syncope)，失神，意識障害，痙攣」は3群に分ける！

case 15　特発性てんかんの治療中の痙攣発作 58
　　　　　痙攣重積は30分以内に止めるべし！

3　呼吸・循環

case 16　前胸部絞扼感（過去3回軽い発作あり）.. 64
　　　　　Risk factorのある胸痛患者は循環器内科医への相談なしに帰すな

case 17　前胸部痛，ただし心電図異常なし 67
　　　　　1回の心筋マーカー，心電図のみで急性心筋梗塞を否定するな！

case 18　気管支喘息重積 71
　　　　　気管支喘息重積は，前日に診た医師の責任

case 19　気管支喘息治療中，呼吸困難増強 76
　　　　　$PaCO_2$ 42 Torrは正常か？

case 20　高齢者のwheezing dyspnea 79
　　　　　気管支喘息 vs 心臓喘息

case 21　主訴「咳止めがほしい」から呼吸不全へ 82
　　　　　主訴「咳」で左心不全が受診する！

case 22　喘鳴を伴った呼吸困難 85
　　　　　stridorか？　wheezingか？

case 23　嘔吐中の胸痛，心窩部痛 89
　　　　急性心筋梗塞→大動脈解離→肺塞栓→食道破裂の順に考える

4　ショック・乏尿

case 24　突然の激しい腹痛が持続，やがて意識障害も出現 96
　　　　ショックの見かけだけをよくする昇圧薬

case 25　上腹部痛の持続，微熱でショックに陥る 99
　　　　解熱鎮痛薬でマスクされる敗血症性ショック

case 26　蜂に刺されてショック状態 102
　　　　治療し過ぎるアナフィラキシーショック

case 27　激しい嘔吐による脱水と乏尿 106
　　　　ちょっと待て，ほんとにいるのかラシックス®

5　急性腹症

case 28　激しい下腹部痛「今，生理中です」... 112
　　　　若い女性の下腹部痛は，そうでないとわかるまで異所性妊娠として扱う

case 29　増強する下腹部痛，悪寒，発熱 115
　　　　虫垂炎の穿孔と誤診されるPID（骨盤腹膜炎）

case 30　腹痛，嘔吐，発熱 119
　　　　虫垂炎が誤診されることの多い患者群

case 31　周期的な臍周囲の腹痛・嘔吐，排ガス・排便なし 122
　　　　内科医が長く診すぎる腸閉塞

case 32　高齢者の激しい腹痛 125
　　　　高齢＋心房細動＋激しい腹痛なのに腹膜刺激徴候なし→腸梗塞の初期

case 33　主訴「浣腸して便を出してほしい」 129
　　　　便秘による腹痛と誤認される特発性S状結腸穿孔!

6　消化管出血

case 34　繰り返し持続するコーヒー残渣様嘔吐 134
　　　　コーヒー残渣様嘔吐だから主病変が消化管出血，とは限らない

case 35　当初，痔の出血と思われた大量の下血 ... 137
　　　　　血便，いつも痔とは限らない

case 36　高齢者の「下痢ぎみ」 ... 140
　　　　　高齢者の「下痢してます」にご用心

7　頭頸部外傷

case 37　外傷治療中の急変 ... 144
　　　　　必ずけがをした理由を聴くべし

case 38　オートバイ事故，頭蓋内損傷＋ショック ... 146
　　　　　頭部外傷だけならショックにならない

case 39　事故後，意識は改善するも四肢が動かない ... 149
　　　　　顔面，頭部外傷で意識障害のある患者は，頸椎損傷もあるものとして扱う！

case 40　泥酔して道路に倒れていた ... 153
　　　　　泥酔だけ？　それとも泥酔＋頭蓋内損傷？

8　胸・腹・骨盤外傷

case 41　オートバイ事故，心電図は洞性頻脈だが心肺停止 ... 158
　　　　　緊張性気胸は絶対見逃すな！

case 42　事故で左側胸部打撲，しかし胸部 X 線撮影で血気胸認めず ... 161
　　　　　肋骨骨折の合併症

case 43　腹部を鉄棒で打撲後，増強する腹痛，嘔吐 ... 164
　　　　　遅れて所見の出てくる腹部外傷が多い

case 44　交通事故で骨盤骨折，輸液中ショックとなる ... 167
　　　　　不安定骨盤骨折は容易に 2,000 ml 以上出血する

case 45　左胸を庖丁で刺されたが，歩いて来院 ... 170
　　　　　穿通性外傷，電撃傷——見かけと中身は大違い

9　特殊救急

case 46　ブロバリン®100 錠飲んで 1 時間後来院 ... 176
　　　　　吐かせるべきか，胃洗浄すべきか，それとも……

case 47　ガソリンを吸い込んだ 179
　　　　　中毒でも催吐，胃洗浄が禁忌のことがある

case 48　車の排気ガスによる自殺企図 182
　　　　　高気圧酸素療法で遅発性一酸化炭素中毒を防ぐ努力をしたことが重要！

case 49　溺水で心肺停止した小児 187
　　　　　低体温溺水患者の心肺蘇生は特別

case 50　マラソン中倒れた，尿がコーラ色 192
　　　　　「軽い熱中症」？→ミオグロビン尿→急性腎不全に注意

case 51　猫に手を咬まれた！ 196
　　　　　動物咬傷で特に怖いのは猫咬傷！

case 52　マムシに咬まれ，肘部をひもで強く縛って来院 199
　　　　　毒蛇咬傷は治療し過ぎるな！

10　その他の救急疾患

case 53　糖尿病治療中，全身倦怠，食欲不振，悪心，嘔吐 204
　　　　　糖尿病患者の不定愁訴にご用心

case 54　脱力，手足のしびれ，呼吸がしにくい 208
　　　　　過換気症候群と誤診されやすい疾患群

case 55　甲状腺機能亢進症治療中，咽頭痛と発熱，翌日ショック状態 212
　　　　　主訴が「風邪（発熱，咽頭痛）」でも命に関わる場合がある

case 56　風邪様症状と嘔吐の乳幼児 216
　　　　　2歳以下の嘔吐では腸重積と髄膜炎を見逃すな！

case 57　頭痛，嘔吐が先行し，視力障害 222
　　　　　頭痛，嘔吐しか訴えない緑内障

case 58　変形性膝関節症治療中，急激な右膝の痛みと腫脹 226
　　　　　単発性関節炎＋発熱は細菌性関節炎が否定できるまで帰すな！

case 59　突然の一側の陰嚢痛 229
　　　　　40歳以下の一側の急性陰嚢痛は，そうでないとわかるまでは精巣捻転として扱う

case 60　腰痛で受診してショック状態へ 232
　　　　　尿管結石と誤認される腹部大動脈瘤破裂

case 61 股関節痛？で受診した高齢女性 236
整形外科疾患と誤認される閉鎖孔ヘルニア嵌頓

case 62 「蜂窩織炎」で帰したらショックで搬送される！ 240
蜂窩織炎と誤認される壊死性筋膜炎

case 63 下肢の蜂窩織炎として紹介された1例 244
下肢の腫脹，発赤は深部静脈血栓症の否定から

case 64 顔面の発疹から全身痙攣，意識障害 248
頸部より上の帯状疱疹は中枢神経への波及をマークする

case 65 転倒して腰痛から意識障害へ 252
高齢者では必ず，既往歴，使用薬を把握すべし

case 66 「排尿時にプツプツした感じがする」 256
精神科？心療内科？の患者への対応術を磨くべし

11 検査(1) 画像検査

case 67 バイク事故で呼吸困難 262
ポータブル撮影にするか，X線室まで行かせるか

case 68 X線撮影の指示の出し方が鍵！ 264
X線撮影の指示の仕方が勝負

case 69 単純X線写真のみかた 266
単純撮影の読影に強くなれ！

case 70 外傷後，歩行可能な股関節痛，X線で骨折は認めない 270
救急室で最も多い見逃し，それは骨折

case 71 大動脈解離を疑って胸部CTスキャンをしたが… 273
単純CTスキャンで大動脈解離を否定しない

12 検査(2) 血液・心電図

case 72 発症後早期の赤血球数，ヘモグロビン，ヘマトクリット 278
発症後早期の1回の血算で急性の出血の有無や出血量の判定をしてはならない

case 73 慢性腎不全治療中，食欲不振，全身倦怠 280
検査結果を待つ時間が命とり

case 74	戸外で倒れていて心肺停止状態 283
	心電図が心静止（フラット）だから死亡，とは限らない

13 手技・機器

case 75	気管支喘息発作で意識障害，転送中嘔吐のため呼吸停止 288
	輸液ルートの「確保」，気道の「確保」とは何か？

case 76	心肺蘇生での気管内挿管 290
	心肺蘇生での気管内挿管は入れ過ぎが多い

case 77	腹部刺創で右大腿静脈に輸液ルート 294
	腹部，骨盤の外傷では下半身に輸液ルートをとるな！

case 78	心室細動で電気ショックを行うも，除細動器が作動しない 298
	除細動器が壊れていた？

case 79	チューブの挿入ミス 301
	胸腔チューブ，膀胱留置カテーテル，鼻胃チューブ，どれも合併症あり

case 80	血胸を疑い，胸腔穿刺するも陰性 304
	Negative tap means nothing！

case 81	酸素投与器具の選択 306
	酸素投与に強くなれ！

14 輸液・薬品

case 82	点滴ボトルのとり違え 310
	病院でも，ボトルにはすぐ名前を！

case 83	輸液のもれ，スピード調節 312
	ドパミンの輸液がもれた！

case 84	気管支喘息発作でアミノフィリン静注 314
	アミノフィリン（ネオフィリン®）静注での心肺停止

case 85	ジアゼパムの投与スピード 317
	呼吸，循環不全で暴れる患者にセルシン® 静注は殺人（罪）剤

case 86	膿胸からひどい悪臭のある膿 319
	悪臭（＋）なら嫌気性菌の感染を考えた抗菌薬の選択を

15 トリアージ

case 87 救急室への電話の問い合わせ ... 326
電話の段階で大事なトリアージが始まっている

case 88 救急外来で受診手続き中，心肺停止 ... 328
救急車以外で来た患者が軽症とは限らない（待合室でも心肺停止する）

case 89 内科外来宛の紹介状 ... 331
内科外来に紹介されてきた患者だから内科の病気とは限らない

case 90 「胆石胆嚢炎」として朝まで診ていたらショックに陥る ... 334
胆石胆嚢炎と総胆管結石・胆管炎とは大違い！

16 チームワーク・人間関係

case 91 当直医から日直医へ患者の引き継ぎ ... 338
医師から医師への引き継ぎ患者は要注意

case 92 交通事故で日直医が脳外科医，整形外科医，胸部外科医にコンサルテーション ... 340
複数科の医師が診る患者は要注意

case 93 救急室にいつも来る軽症患者 ... 342
救急室の「常連さん」にご用心

case 94 気難しい上籍医が当直の夜 ... 345
気難しい上籍医へのコンサルテーション術

17 患者の秘密・倫理

case 95 患者の同僚から病状を聞かれて正直に答えた ... 352
患者の秘密を守る義務

case 96 交通事故で運ばれた泥酔患者 ... 354
患者の権利と道義的責任

case 97 13歳のエホバの証人教団信者 ... 357
13歳の患者を「判断能力のある患者」とみなせるか？

case 98	「階段から転落した」4歳男児 乳児，幼児の外傷は常に虐待も考慮する!	360

18　診療姿勢・謝罪

case 99	入浴中の心肺停止 救急車から二人の救急患者が降りてきた	364
case 100	山でマムシに咬まれた男性 患者が亡くなってからも大事な仕事がある	367

索　引 ……………………………………………………………………………… 373

イラスト　茨木　保
装　幀　宮内裕之

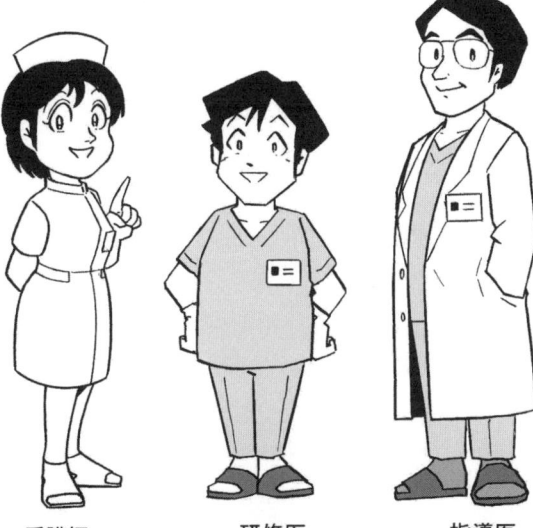

看護師「ハルカちゃん」　　研修医「マナブ君」　　指導医「センセイ」

One Point Study

- 代謝性アシドーシスの鑑別 22
- 電解質異常の救急治療の 3 原則 32
- Oncologic Emergency 36
- 不整脈で急死しうる先天性 3 羽ガラス 52
- 痙攣重積のアプローチ 61
- めまいの鑑別診断 62
- 急性腹症の Do & Don't 128
- カナダ頭部 CT ルール 156
- 外傷による低血圧〜ショック患者 173
- 外傷診断のピットフォールズ 173
- 溺水のマネジメント 10 カ条 190
- 偶発性低体温症 accidental hypothermia（深部体温＜35℃） 191
- 熱中症（heat illness）の分類 195
- 糖尿病性ケトアシドーシスの治療 207
- 過換気症候群のピットフォールズ 211
- 細菌性髄膜炎の起炎菌と抗菌薬の選択 221
- 眼科救急のランクづけ 225
- 検査のまとめ 286
- 緊急薬剤投与の注意点 322
- 緊急時使用の薬剤一覧 322

1 意識障害

case 1 　昏睡状態で発見，頭蓋内器質病変を疑う

case 2 　高血圧，突然の激しい頭痛と嘔吐

case 3 　突然の精神症状

case 4 　軽い脳梗塞と思われた認知症と片麻痺

case 5 　持続する腹部症状から昏睡へ

case 6 　家で倒れているのを発見，片麻痺あり，ショック状態

case 7 　道路で倒れていた，嘔吐の跡あり

case 8 　統合失調症で加療中，痙攣と意識障害

case 9 　進行性乳癌患者の意識障害

case 1 昏睡状態で発見，頭蓋内器質病変を疑う

症状：意識障害

62歳，女性
病　歴　午後4時に公園で倒れているのを通行人に発見され，救急搬送された。
所　見　JCS 100，血圧 170/100，脈拍 110/分，呼吸 32/分，体温 36.8℃，右の上下肢だけに自発動あり。
経　過　高齢者で高血圧，意識障害，左片麻痺があるため頭蓋内器質的病変と判断し，輸液ルートを確保して緊急の血液検査を提出し，頭部のCTスキャンを指示した。CTスキャンでは右の脳半球に低吸収域（low density area）があり，古い病変と思われた。そのまま経過観察をしていたが，意識レベルの改善はみられなかった。
検　査　約1時間後，血糖 24 と報告あり。

Q 意識障害患者で低血糖を見逃さないためには，どのようなアプローチが必要でしょう？

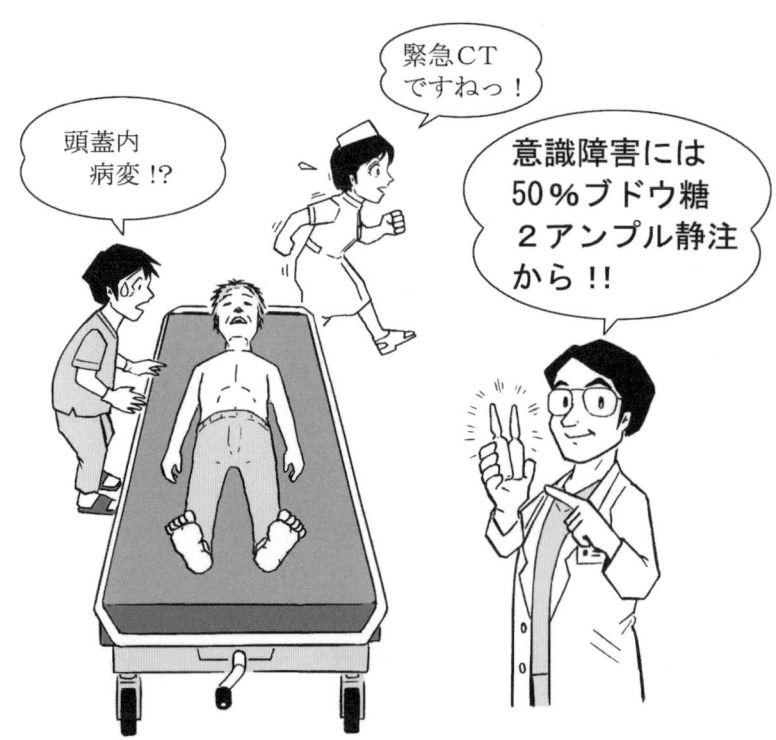

すべての意識障害患者は50％ブドウ糖2アンプル静注から

case 1

救急治療

意識障害

　この症例では，かけつけた家族から3年前に脳梗塞症で倒れてから左に不全麻痺があり，糖尿病で経口糖尿病薬を服用中と聞かされた。これは，筆者自身が担当した患者であり，神経学的左右差がはっきりみられたため，頭蓋内の器質的異常と決めつけてしまった誤診例である。救急室では，「神経学的左右差がある意識障害は頭蓋内の器質的異常を考える」という指針があるが，そのことに頼りすぎて「意識障害は低血糖の否定から」という大鉄則を無視したための失敗といえる。事実，代謝性昏睡それ自体でも，神経学的左右差の出現するものがあるので注意を要する（case 5 参照）。

1 意識障害患者の最初のステップ

　「Every comatose patient is hypoglycemic until proved otherwise.（すべての意識障害の患者はそうでないとわかるまでは低血糖として対処すべし）」——米国では来院時に意識障害のある患者には，たとえ交通事故であっても，必ず輸液ルート確保，採血の後，ナロキソン（以下，麻薬拮抗薬），チアミン（以下，ビタミン B_1），50％ブドウ糖の3つを投与することからスタートする。麻薬拮抗薬は麻薬中毒による意識障害を否定するためであり，ビタミン B_1 はアルコール依存症の患者にブドウ糖だけが投与されると，ビタミン B_1 の不足の症状が前面に出てくること（ウェルニッケ脳症）を考慮しての投与である。わが国では，麻薬拮抗薬とビタミン B_1 のルーチンの投与には異論もあると思われるが，**すべての意識障害患者は50％ブドウ糖2アンプル静注から**スタートとすることは，救急室での鉄則といってよいだろう。意識障害の原因が低血糖ならば，ここに挙げた症例のように，2, 3分で解決できる患者に対して無駄な検査をすることになり，その検査の間に低血糖の治療が遅れて脳に後遺症が残る可能性がある。

2 糖尿病の有無にかかわらず50％ブドウ糖を投与すべし

　医療面接で既往に糖尿病がない場合でも，外来での投薬のミスやインスリノーマあるいは自殺目的で他人の経口糖尿病薬を大量に服用した場合，小児の急性アルコール中毒などで低血糖がありうるため，この鉄則を踏まえたアプローチを怠ってはならない。

③ 救急外来にデキストロメーターを常備

しかし，最近では，脳血管障害，心肺停止やそれに近い状態，ショックなどで血糖の高い患者のほうがより強い脳損傷をきたすことが報告され始めている。意識障害の患者に盲目的に50％ブドウ糖を投与することに疑問が投げかけられているのである。筆者は，救急室にデキストロメーターが常備されていれば，輸液ルート確保，採血と同時に，1～2分以内に血糖値がわかるので，このような問題は避けられると思う。しかし，デキストロメーターが常備されていない場合は，たとえ高血糖の可能性があっても検査室からの血糖値の報告を待たずに投与すべきである。

④ 経口糖尿病薬内服中の高齢者の低血糖は ER から帰さない

理由は以下の3つである。まず，高齢者は薬剤の代謝能力が低下しているため，一時的に低血糖を補正しても，血中に残っている経口糖尿病薬により帰宅後に再び低血糖を起こす可能性が高いのである。次に，夜になる時間帯に帰すと，夜間入眠中に低血糖になっても家族が気づけないため，再受診が遅れて後遺症が残るからである。最後に，帰さずに長く診たほうが低血糖を起こした原因疾患（感染症など）が見つけられる可能性が高くなるからである。

［推奨文献］
1) Cryer PE, et al：Evaluation and management of adult hypoglycemic disorders：an Endocrine Society Clinical Practice Guideline. *J Clin Endocrinol Metab* **94**：709-728, 2009
2) Fitzpatrick D, et al：Improving post-hypoglycaemic patient safety in the pre-hospital environment：a systematic review. *Emerg Med J* **26**：472-478, 2009

case 2

高血圧，突然の激しい頭痛と嘔吐

症　状

意識障害

69歳，女性
既　往　2年前から高血圧を指摘されているが，治療はしていない。
病　歴　午前9時　洗濯物を干しているとき，突然の激しい頭痛と嘔吐が出現。
　　　　午前10時　往診した医師は「麻痺はないし意識もしっかりしているので，頭痛は血圧が210に上がったためでしょう」と説明し，降圧薬を筋注して帰った。
　　　　午後5時　家人が話しかけに対する応答がおかしいことに気づいて，近くの病院に運んだ。当直医師に「脳卒中のようですが，麻痺もないし意識障害も軽いので明日まで様子をみましょう」と言われ入院となった。
　　　　翌日
　　　　午前6時　JCS 300，両側瞳孔散大とのことで，救急センターに転送される。
　　　　午前7時　救急センター到着，下顎呼吸，両側瞳孔散大，対光反射なし。

 この患者では何が最も考えられますか？

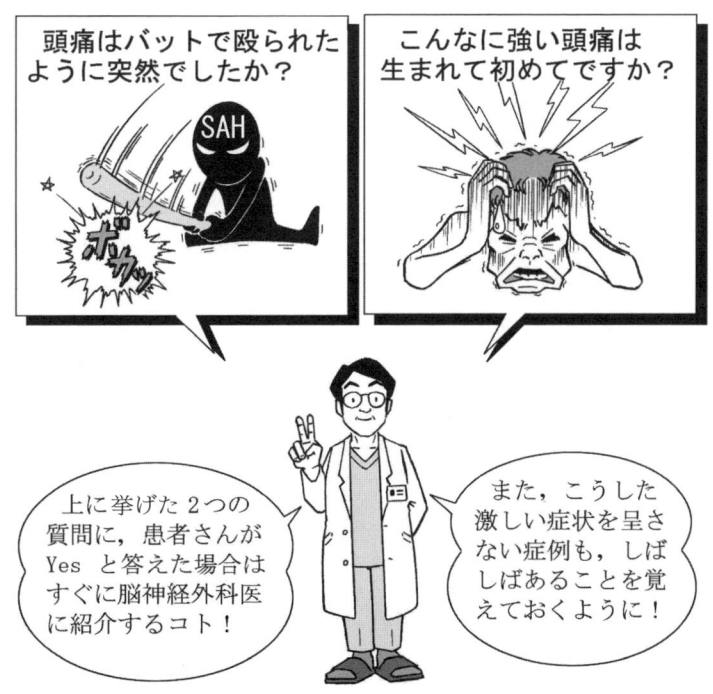

case 2 高血圧性脳症と誤診されるくも膜下出血

救急治療

意識障害

　この症例のように，くも膜下出血が起きたときに，意識が清明であるために見過ごされ，数時間後ないしは数日後に再出血して著明な意識障害をきたしてから，手遅れの状態で初めて脳神経外科医にわたる患者が救急室では少なくない．早く脳神経外科医の手にわたれば良い予後が得られる可能性の高い患者が，最初に診る医師の判断の誤りで予後不良となるのであるから，この疾患の誤診の罪の重さは重大といわざるを得ない．

1 くも膜下出血を見つけるための大切な2つの質問

　頭痛の発症時のことをよく覚えている意識のある患者ならば，筆者は2つの質問をする．
　(1) 頭痛はバットで殴られたように突然でしたか？
　(2) こんなに強い頭痛は生まれて初めてですか？
　この2つの質問に患者がYesと答えたならば筆者は深夜でも，翌朝まで待たずに，脳神経外科医へ紹介すべきだと思う．なぜなら，次の理由による．
　① 脳動脈瘤破裂のくも膜下出血は急死しうる脳血管障害であること
　② 脳動脈瘤の再破裂は1回目の破裂後，24時間以内に多く，とりわけ6時間以内に多いとされていること
　③ 再破裂で意識障害が強くなると，手術の適応外となること
　くも膜下出血の患者でも，出血の直後に一過性の意識消失や全身痙攣をきたす患者がいる．このような患者では逆行性健忘があることが多く，意識消失や痙攣の直前に激しい頭痛が先行したことも覚えていないことがあるため，このような2つの質問で判断してはならない．
　患者は，ゆっくり増強してくる頭痛でも，昨日はなかったのだから今日から「突然」始まったという意味で，「突然」と言うことが多い．しかし，患者の言う「突然」がわれわれ医師の思っている「突然」と微妙に異なることを知り，詳しい医療面接が要求される．高齢者では図2-1のようなものを見せて，頭痛の発症がどちらか指してもらうのも役に立つ．

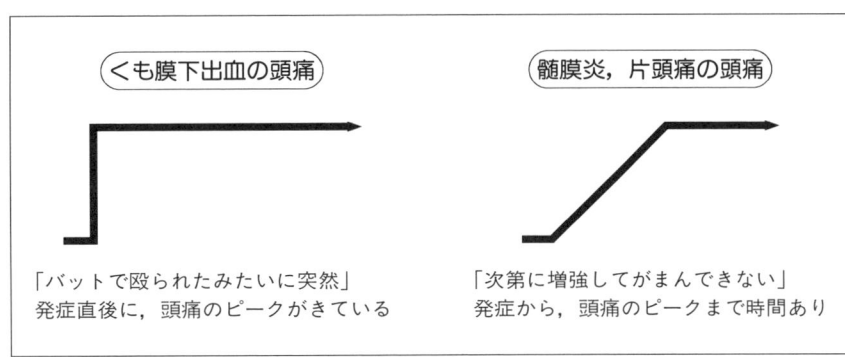

図 2-1　頭痛のピークまでの違い

2 誤診率の高いくも膜下出血

　　くも膜下出血の誤診が多いのは，最初の脳動脈瘤からの出血が少量の場合に歩いて来院する場合があるからである。くも膜下出血の約14％が初診時に誤診されていたという米国の報告では，最も多かった誤診診断名は片頭痛，緊張性頭痛（誤診例中34％）であったという。一度も片頭痛という診断を受けていない中年以降の女性に初めて自分が片頭痛という診断をつけるとき，あるいはすでに片頭痛という診断を受けている患者が「これまでの片頭痛とは違う痛み」という場合には，必ず上籍医と相談して慎重に対処すべきである。

3 CTスキャンでも見逃しうるくも膜下出血がある！

　　最初の脳動脈瘤からの出血量が少ない場合，ヘモグロビンが10 g/dl 以下の貧血がある場合，最初の出血から数日以上経過して受診した場合などには，頭部CTスキャンでもわかりにくいものがある（図2-2）。医療面接で強く疑って施行した頭部CTスキャンではっきりしない場合には，まず頭部CTスキャンを脳神経外科医，神経内科医，放射線科医などに読影してもらうことをするべきである。彼らが間違いなく「くも膜下出血らしい所見が認められない」と言うならば，腰椎穿刺をするべきか，MRI，MRAをするべきかを，脳神経外科医や神経内科医と相談して決めるべきである。腰椎穿刺はくも膜下出血しかわからないこと，脳動脈瘤破裂なら腰椎穿刺のストレスで再破裂させるリスクがあることを考慮すると，これからの日本では，椎骨動脈解離，静脈洞血栓症，下垂体卒中なども検索できることから，MRI，MRAを施行するほうが妥当であろう。

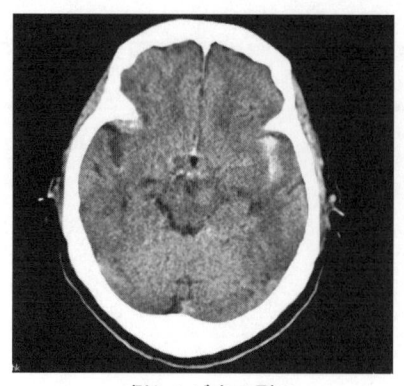
一側シルビウス裂の
高吸収域

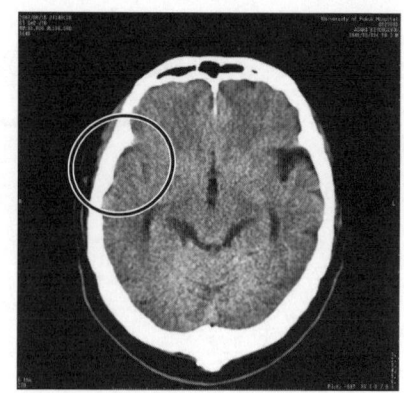
一側シルビウス裂の
等吸収域

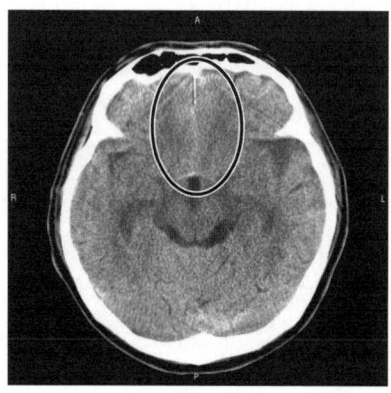
大脳縦裂の
高吸収域

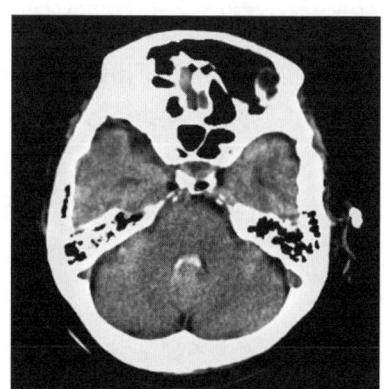
第4脳室内の
高吸収域

図 2-2　見逃しやすいくも膜下出血の CT スキャン

4 急性心筋梗塞と誤診されるくも膜下出血がある！

嘔気を「胸がつらい」と訴えることがあること，くも膜下出血の 90％に心電図異常があることなどから，急性冠症候群と誤診され，研修医の先生が循環器内科医にコンサルテーションする場合がある。必ず初発症状を本人，家族に聴くこと，急性冠症候群にしては血圧が高すぎること，くも膜下出血で急性冠症候群とよく似た心電図変化をきたすことを知っておくことなどが誤診を防ぐポイントとなる。大抵は循環器内科医が心エコーで急性冠症候群を否定してから，軌道修正が始まるが，脳神経外科医にわたるのが遅れるので，再破裂をきたしてトラブルになりやすい。

5 くも膜下出血のトラブル回避に強くなれ！

表 2-1 に，筆者がこれまでに経験したり，見聞きした，くも膜下出血の初期対応におけるトラブルを挙げた。一つ間違うと取り返しがつかない疾患なので，

表 2-1 くも膜下出血のピットフォール

1. 若年者なので SAH を考えない
2. 自力歩行にだまされる
3. 鎮痛剤，片頭痛薬による軽減にだまされる
4. 少量出血の CT スキャンにだまされる
5. ECG 変化，胸部 X 線写真（ARDS）にだまされる
6. SAH →外傷で受診してだまされる
7. 腰椎穿刺直後に再破裂をきたしてトラブルになる
8. 切迫破裂の頭痛にだまされる
9. 脳外科医にわたすまでの血圧コントロールを怠り，再破裂をきたしトラブルになる
10. 死亡診断書（外傷性 vs 脳動脈瘤破裂）でトラブルになる

研修医時代にどういうトラブルが起き得るのかを学んでおくことを勧めたい。

6 熱傷や溺水で運ばれるくも膜下出血がある（case 37 参照）

重症外傷患者では，けがをした理由のほうがもっと重症のことがある。

不自然なけがの仕方，患者がけがをした理由を記憶していない，意識回復後に頭痛を訴える，血圧が高いことなどが特徴である。

[推奨文献]
1) Ducros A, et al：Thunderclap headache. *BMJ* 346：e8557, 2013
2) Swadron SP：Pitfalls in the management of headache in the emergency department. *Emerg Med Clin North Am* 28：127-147, 2010
3) Dubosh NM, et al：Sensitivity of early brain computed tomography to exclude aneurysmal subarachnoid hemorrhage：a systematic review and meta-analysis. *Stroke* 47：750-755, 2016

case 3 突然の精神症状

症　状：意識障害

56歳，男性
既　往　過去に精神科にかかるような病気はなく，現在治療中の病気もない。
病　歴　3日前ガードマンの仕事を終えて深夜に帰宅したらしいが，翌日の朝から，言うことがおかしく，記憶もあいまいで，娘にきた手紙をあけてしまったり，たばことマッチを間違えたりするとのことであった。頭痛も，嘔吐もなく，食事摂取良好。
所　見　会話可能，血圧160/100，脈拍78/分，呼吸28/分，体温36.8℃，自力歩行可能，神経学的左右差なし。
経　過　救急室で診察した研修医は精神病院へ紹介した。精神病院に入院して6日後に意識障害，尿失禁が出現したため，救急室へ紹介されて戻ってきた。

 Q この患者が最初に救急室を受診したときに，考えるべきものは？

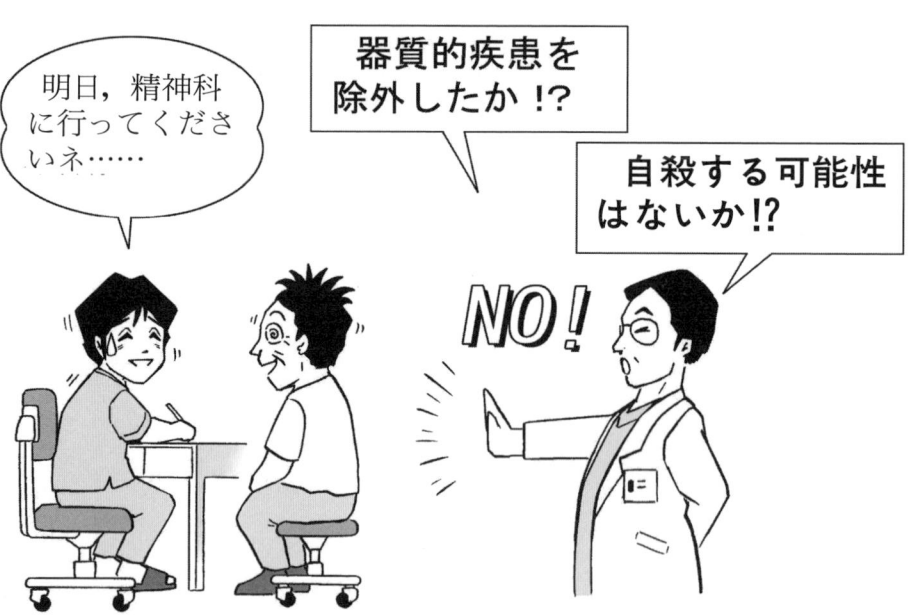

case 3

40歳以後の初めての精神症状や痙攣は器質的なものを考える

救急治療

意識障害

この症例は2回目の救急室受診時には両側に乳頭浮腫があり，頭部CTスキャンで大きな硬膜下血腫が確認され，手術にて翌日には意識清明となった。

1 なぜ救急室に精神症状の患者が来院するのか？

患者の家族が迷っているうちに，症状が悪化して救急室に運ばれてくる患者は少なくない。米国の救急室では常時，精神科の医師ないしは看護師が待機して，精神科の救急患者の診療室を設けている所もある。自殺企図で運ばれた患者は中毒や外傷に対する処置が済んでから，必ず精神科の医師や看護師のチェックを受けて入院か通院かが決定されている。

そういう精神科の専門のスタッフが常時いない救急室で働くわれわれは，
① 救急室から帰した場合，再度，自殺する可能性の高い患者を帰さないこと
② 精神科医に送る前に器質的疾患(organic brain syndrome)を除外することが大事なのである。救急外来にせん(譫)妄や認知症にて来院した場合，この種の患者の扱いに慣れていない医師は十分な医療面接をせずに，「明日，精神科へ行きなさい」という一言でかたづけてしまうことが少なくない。

2 organic brain syndrome

このような精神症状で来院した患者の約15％が器質的疾患（organic brain syndrome），すなわち精神科以外の治療にて改善しうる可能性の高いものであるという報告がある。**表3-1**は主なものである（アンダーラインは頻度の高いもの）。

この種の患者で失敗しないためには，一般的に精神科疾患で問題となるものが40歳以前に発病することから，Any patient over 40 having psychiatric symptoms should be evaluated for organic brain syndrome. **40歳以後の初めての精神症状（や痙攣）は器質的なものを考える**という鉄則を忘れないことである。家族や救急隊員からの電話で「精神症状が出ているから診てほしい」と言われた場合に，精神科疾患のようにみえている器質的疾患（organic brain syndrome）の患者かもしれない，という見方のできる医師や看護師が救急室には必要なのである。これらの患者に腹を立てず，他の救急患者と同じ比重で冷静に診るようにしないと誤診は避けられない。

case 3 救急治療 意識障害

表 3-1 organic brain syndrome

1. 薬剤，中毒
   睡眠薬，精神安定薬，アルコール，レセルピン，メチルドパ，β遮断薬，Ca 拮抗薬，ジギタリス，テオフィリンなど，一酸化炭素中毒，アルコール禁断症候群
2. 感染症
   尿路感染症，その他の敗血症
3. 電解質，代謝，内分泌
   低 Na 血症，高 Ca 血症，尿毒症，肝性脳症，低血糖，糖尿病性ケトアシドーシス，高浸透圧性高血糖症，甲状腺機能亢進症，甲状腺機能低下症
4. 中枢神経
   てんかん，脳血管障害，脳腫瘍，慢性硬膜下血腫，正常圧水頭症，髄膜(脳)炎
5. 呼吸，循環不全（著明な脱水，心不全）
6. ビタミン B_1 欠乏（ウェルニッケ脳症），ビタミン B_{12} 欠乏（悪性貧血），葉酸欠乏

③ organic brain syndrome の見つけ方

以下に挙げる場合は，一見精神科症状にみえても，しっかり器質的疾患を検索してからでないと精神科へ紹介してはならない。つまり，以下のような場合は器質的疾患の可能性が高いのである。

1. 12歳以下，40歳以上
2. 精神科受診歴なし
3. 突然の発症
4. バイタルサインの異常
5. 見当識障害
6. 幻視，幻触覚
7. 失禁，発汗，眼振
8. 糖尿病，心血管疾患の既往
9. 最近の入院歴
10. 最近の投薬変更

④ 器質的疾患を検索する検査群

器質的疾患を疑った場合には，筆者は救急室で以下のような検索を勧めている。

- 胸部 X 線撮影（SpO_2 が低い場合）
- 心電図（脈拍数が少ないか多い場合）
- 血算，血糖，電解質（Na，K，Ca）
- BUN，Cr
- AST，ALT，ALP，LDH，CPK
- TSH（女性の場合は必須）
- NH_3（肝臓疾患の既往や肝硬変の身体所見のあるとき）
- PT（ワーファリンを内服中の場合）
- 頭部 CT スキャン
- 使用中の薬剤（内服，吸入，貼付，点眼）調査
- 血中アルコール濃度
- 尿中薬物スクリーニング（トライエージ）
- 腰椎穿刺（37.8℃以上の場合）

[推奨文献]
1) Wong CL, et al：Does this patient have delirium? Value of bedside instruments. *JAMA* **304**：779-786, 2010
2) Sood TR：Evaluation of the psychiatric patient. *Emerg Med Clin North Am* **27**：669-683, 2009
3) Young J, et al：Diagnosis, prevention, and management of delirium：summary of NICE guidance. *BMJ* **341**：c3704, 2010
4) Greer N, et al：Delirium：Screening, Prevention, and Diagnosis—A Systematic Review of the Evidence. Evidence-based Synthesis Program Reports, 2011 （http://www.ncbi.nlm.nih.gov/books/NBK82554/からダウンロードできる）
5) Zun LC：Pitfalls in the care if the psychiatric patient in the emergency department. *J Emerg Med* **43**：829-835, 2012
6) Frye MA：Clinical practice. Bipolar disorder--a focus on depression. *N Engl J Med* **364**：51-59, 2011

case 4 軽い脳梗塞と思われた認知症と片麻痺

症状

意識障害

88歳，男性

病　歴　2～3カ月前から物忘れがひどく，6日前の朝に寝床からうまく起き上がれずに倒れた。家人は往診した医師に，「左半身に軽い麻痺があるので，軽い脳血栓だと思います。高齢ですし，麻痺も軽いので大きな病院に入院までしなくていいでしょう。毎日往診に来てあげます」と説明され，自宅で経過をみていた。その後大きな変化はなかったが，来院当日に家族が呼んでもまったく返事をしないため，救急車で来院。

所　見　強い痛みに反応して右の上下肢のみ少し動かす程度で，発語はまったくなし。血圧 160/100，脈拍 74/分，呼吸 28/分，体温 37.2℃，瞳孔右が 7 mm，左が 2 mm で，右は対光反射がない。舌根沈下あり。

経　過　気管内挿管後，過換気され，グリセオール® が急速点滴静注されて，脳外科医が呼ばれ，頭部 CT スキャンの後，緊急開頭となった。

Q この患者には何があったと思いますか？

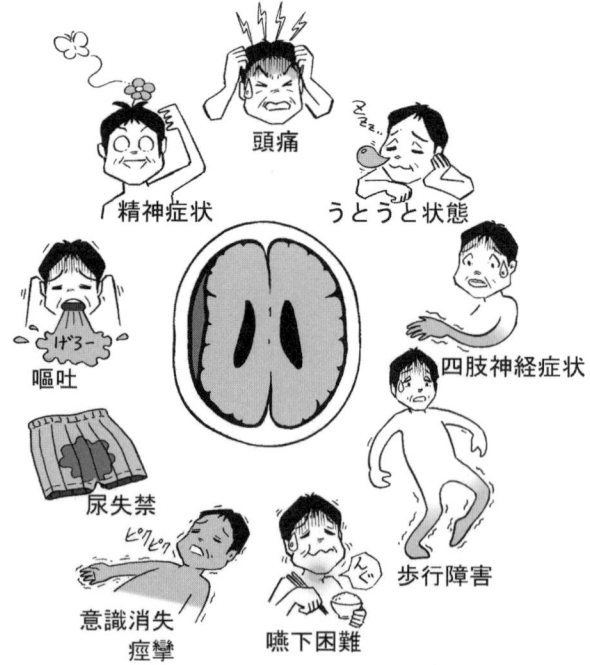

慢性硬膜下血腫の多彩な症状

case 4

脳卒中にみえる患者の落とし穴(1) 軽い脳梗塞と誤診されることの多い慢性硬膜下血腫

救急治療

意識障害

1 高齢,アルコール依存,認知症患者の「軽い脳血栓」は必ず一度頭部CTスキャン

　この症例は2～3カ月以内に家族が気にも止めていないような頭部外傷で慢性硬膜下血腫が生じて，そのための認知症が生じていたのである．そして6日前に，以前からあった慢性硬膜下血腫に再出血が起きて血腫が増大し，左不全麻痺が生じたと思われる．頭部CTスキャンではlow density areaに最近の出血と思われるhigh density areaのまじったものが認められ，著明なmass effectを呈していた（図4-1）．アルコール常習者や高齢者では，家族が気がつかないうちに頭部外傷のために慢性硬膜下血腫になっていることがある．最初に軽い麻痺が出た時点で自宅経過観察とされて，数日後に麻痺が悪化したり，意識障害が出現して救急センターに運ばれてくる慢性硬膜下血腫（の再出血）の患者が少なくないのである．慢性硬膜下血腫は開頭術の中でもとりわけ簡単で，局所麻酔でも可能であり，また脳卒中とは異なり，治療の時期がよければ完全に社会復帰する可能性が高いため，たとえ高齢者でも見逃しが許されない．**case 5，case 6と同様に脳卒中にみえる患者の落とし穴であり，脳梗塞と誤診されることの多い慢性硬膜下血腫**を忘れてはならない．したがって，明らかな神経学的左右差の出現した患者，case 3のように40歳以後に初めて精神症状や認知症が出現した患者では，頭部CTスキャンを必ず一度はやるべきである．脳梗塞と誤診して抗血小板薬や抗凝固薬を投与することが危険なことは言うまでもない．

2 同居家族で発症日時の説明が食い違う「脳血栓」は要注意

　筆者の経験では「いつから具合が悪くなったのか？　一側の上下肢の動きが悪くなったのはいつからか？」という質問に，本当の脳血管障害の場合はどの家族からも同じ答えが返ってくる．しかし，慢性硬膜下血腫の患者の場合は，同居している家族で説明が食い違うことが多く，発症日時がはっきりしないことが多い．

③ 症状が多彩な慢性硬膜下血腫，危険因子が鍵

受診時の症状（表 4-1）は多彩であり，危険因子（表 4-2）に注目し，積極的に疑って頭部 CT スキャンを施行しなくてはならない。

表 4-1 症状

言動がおかしい
四肢神経症状
頭痛
嗜眠傾向
転倒
痙攣
一過性の四肢神経症状
錐体外路徴候
歩行障害
嘔吐
嚥下困難
失禁

表 4-2 危険因子

高齢
転倒
頭部外傷
抗凝固薬，抗血小板薬
出血傾向
アルコール
てんかん
血液透析
低頭蓋内圧（V-P シャント）
慢性硬膜下血腫の既往
急性硬膜下水腫

④ 硬膜下血腫の CT スキャン

硬膜下血腫の CT スキャンは多彩である。受傷直後に搬送される急性硬膜下血腫（図 4-2）は三日月型の高吸収域で，意識障害が進行する場合は緊急手術が必要となる。血腫が低吸収域となる典型的な慢性硬膜下血腫（図 4-3）になるのは受傷後数週間以上経過してからである。約 10％が両側の慢性硬膜下血腫（図 4-4）で受診してくる。これらの慢性硬膜下血腫は症状にもよるが，大抵は緊急手術とはならず，数日以内の手術となることが多い。

読影が難しく要注意なのは，受傷から 2 週間ぐらいの時期で，血腫が脳と同じ density になる亜急性硬膜下血腫（図 4-5）であり，脳梗塞と誤認されることがある。さらに難しいのは脳室の偏位をきたさない両側の亜急性硬膜下血腫（図 4-6）である。脳室が両側から圧迫され，ウサギの耳のようになることが特徴とされている。疑ったら，頭部 CT スキャンの読影に慣れた医師に診てもらうか，造影 CT スキャンや MRI で確かめることを勧めたい。

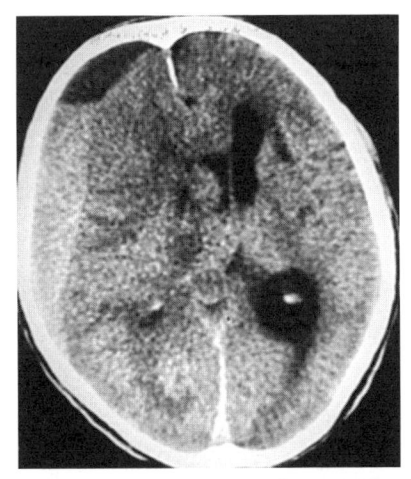

図 4-1 慢性硬膜下血腫の再出血

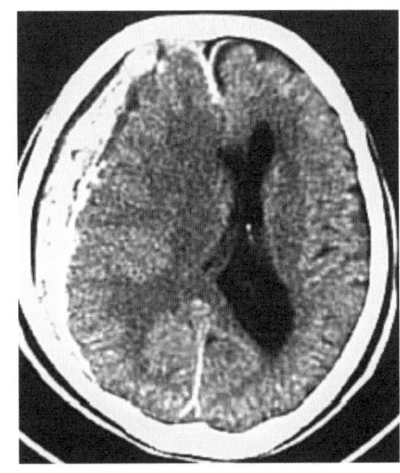

図 4-2 急性硬膜下血腫

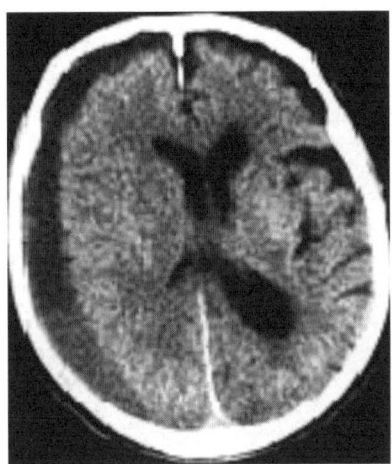

図 4-3 慢性硬膜下血腫

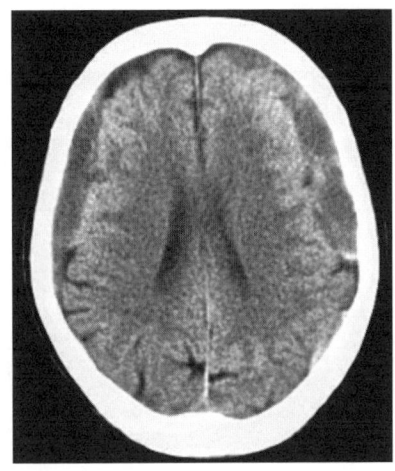

図 4-4 両側の慢性硬膜下血腫

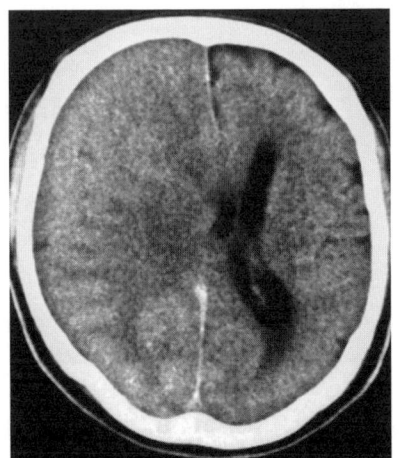

図 4-5 亜急性硬膜下血腫

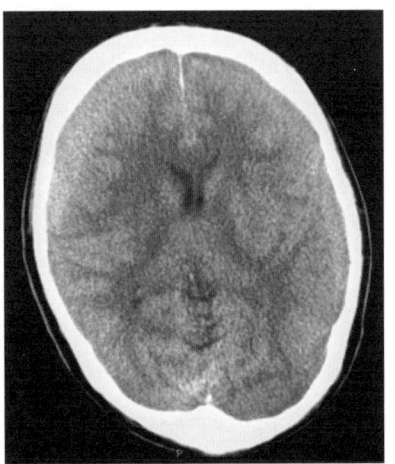

図 4-6 両側の亜急性硬膜下血腫

5 慢性硬膜下血腫のピットフォール

慢性硬膜下血腫のピットフォール

1. 超高齢なので治療適応外と判断する。
2. 軽い脳梗塞と誤認する。
3. 精神科疾患と誤認して紹介する。
4. たまたま見つかった慢性硬膜下血腫が症状の主犯だと誤認する。
5. CT で isodensity（亜急性）の時期に誤認する。
6. CT で両側の場合に誤認する。
7. 頭部外傷で慢性硬膜下血腫出現の可能性の説明をしない。
8. 外傷性急性硬膜下水腫を脳萎縮と誤認して慢性硬膜下血腫への移行を考慮しない（図 4-7 参照）。

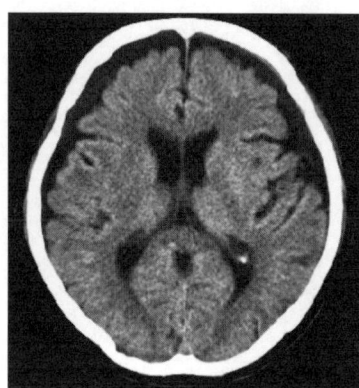 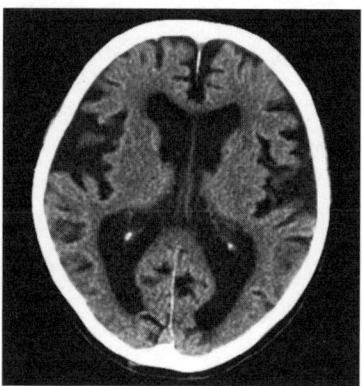

図 4-7　急性硬膜下水腫 vs 脳萎縮
左が急性硬膜下水腫で，右が脳萎縮である。
脳室の拡大の有無が鑑別点

急性硬膜下水腫とは頭部外傷でくも膜の一部が破綻し，脳脊髄液が硬膜下腔に貯留するもので，自然軽快するものが多い。しかし，脳脊髄液の貯留が多いと橋静脈が引っぱられ，慢性硬膜下血腫への移行があるので，フォローアップが必要である。無症状なら数日以内に脳神経外科外来に紹介すればよい。

［推奨文献］
1) Adhiyaman V, et al：Chronic subdural haematoma in the elderly. *Postgrad Med J* 78：71-75, 2002

持続する腹部症状から昏睡へ

case 5

症　状

意識障害

69歳，女性
既　往　8年前から高血圧，糖尿病で降圧薬と経口糖尿病薬を服用中。
病　歴　4日前から，腹痛，悪心，嘔吐，下痢が出現。3日前から，腹痛，下痢は軽快したが，悪心，嘔吐が続き，前日からは水分も摂取できず，一日中寝たきりとなった。その日の朝，家人が呼んでも返事をしないため，救急車を呼んで待っていると，右半身だけ痙攣が起き，1〜2分続いた。
所　見　JCS 200，血圧 70/40，脈拍 120/分，呼吸 28/分，体温 37.6℃，左向きの共同偏視あり，瞳孔不同なし，対光反射あり，痛み刺激で左の上下肢だけ動かす。舌がカラカラに乾燥している。
経　過　当直医は急性胃腸炎による脱水で，脳血栓が起きたと考え，輸液ルート確保，採血の後，頭部CTスキャンを指示した。頭部CTスキャンでは異常なく，「脳血栓」として病棟に入院させた。
検　査　病棟に入院して1時間後に，血液検査の報告があった。
BUN 72, Cr 2.8, Na 146, K 4.1, Cl 106, 血糖 940, 動脈血ガス分析 pH 7.24, $PaCO_2$ 23, HCO_3^- 10

Q この患者では何が起きていたと考えられますか？

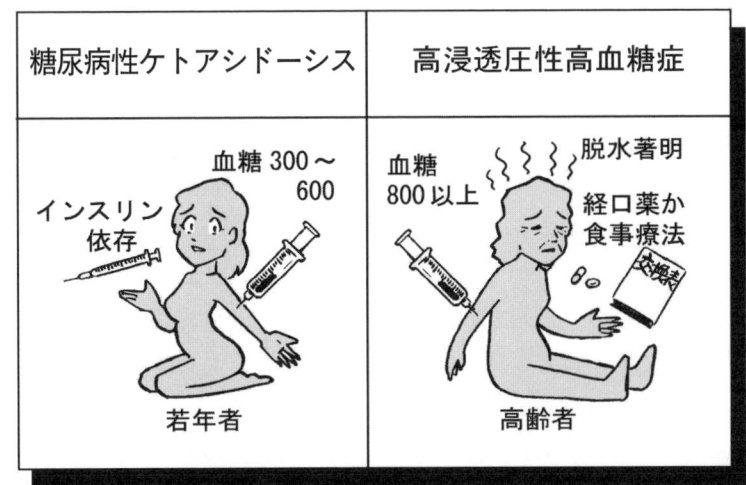

case 5 救急治療 意識障害

脳卒中にみえる患者の落とし穴(2) 神経学的左右差（片麻痺，半身痙攣）があるから頭蓋内器質的病変とは限らない

1 代謝性昏睡の患者でも，神経学的左右差（片麻痺，半身痙攣）の出るものがある

この症例に認められた右半身痙攣，右片麻痺を左脳半球の器質的病変によるものと考えるのは，一般的には妥当と思われる．救急室では神経学的左右差（片麻痺，半身痙攣）を認める意識障害は頭蓋内器質的病変を考えるというのが一般的なルールだからである．しかしながら，例外があり，代謝性昏睡の患者でも，神経学的左右差（片麻痺，半身痙攣）の出るものがあるのである．

ここに挙げた高浸透圧性高血糖症はその代表例であり，この患者の片麻痺は高浸透圧性高血糖症の治療で意識が回復するにつれて数日以内に消失するのが普通である．約15％で痙攣が認められ，そのうち85％が本症例のようにfocal motor typeといわれている．ある報告では，高浸透圧性高血糖症33例中12例が，最初は脳血管障害と診断されていたという．このほかには低血糖昏睡，肝性脳症，尿毒症，ウェルニッケ脳症が神経学的左右差を生ずる代謝性昏睡として有名である．

2 高浸透圧性高血糖症 vs 糖尿病性ケトアシドーシス

この患者は病歴，ショック，舌がカラカラという著明な脱水，BUN，Crの上昇，著明な高血糖から，高浸透圧性高血糖症と診断しうる．鑑別すべきものとして，糖尿病性ケトアシドーシスが挙げられる．

動脈血ガス分析からは $HCO_3^- \times 1.5 + 8 = PaCO_2$ という公式を満たす（$10 \times 1.5 + 8 = 23$）ので純粋の代謝性アシドーシスといえる．しかも Na，Cl，HCO_3^- からアニオンギャップの大きい（$Na - (HCO_3^- + Cl) = 146 - 106 - 10 = 30 > 12$）代謝性アシドーシスという診断が得られるので，糖尿病性ケトアシドーシスも有力である．しかし，糖尿病性ケトアシドーシスでは，もともとインスリンを使用している若い患者に多くみられ，血糖値が600 mg/dl を超えることはないのが普通である．患者が高齢で，経口糖尿病薬で順調だったことや，600 mg/dl をはるかに超える血糖値からは，高浸透圧性高血糖症がふさわしい診断である．それならば，この患者に認められた，アニオンギャップの大きい代謝性アシドーシスは何によるものであろうか？ おそらく，脱水からのショック（血圧 70/40）による乳酸アシドーシスと考えるほうが妥当と思われる．高浸透圧性高血糖症でも 30〜40％に軽度の代謝性アシドーシスが認められるのが普通である．

③ 高浸透圧性高血糖症の治療

1. **脱水の補正**
   - 脱水の程度は糖尿病性ケトアシドーシスよりひどく，6〜8 l の不足といわれている．1/3 はショック状態で入院する．
   - 大量輸液（1,000 ml/時）しても，高血糖による浸透圧利尿での多尿のため，追いつかないことが多い．輸液不足の状態ではインスリンで血糖値を下げると，ショックを助長することになる．

2. **K の補充が治療成功の鍵**
   - 治療の失敗はたいてい K の補充が不十分で，低 K 血症の不整脈死
   - 最初の K 値はあてにならない（提示症例のようにアシデミアで K 不足がマスクされる）．
   - 治療開始 2 時間以内に，尿流出良好なら 10〜20 mEq/時のスピードで最低 24 時間持続的に補充

3. **インスリン**
   - 慌てる必要はない（輸液を十分にするだけでも血糖は下がる）．
   - 少量持続点滴（0.1 U/kg/時）か少量間欠的筋注（5 U 筋注，1 時間ごと）
   - 急激に 250 mg/dl 以下にすると，低 K 血症，低血糖，脳浮腫の危険あり！

4. **合併症**
   - 急性心筋梗塞，脳血栓，下肢血管閉塞，心不全，肺炎
     ［対策］頻繁に下肢動脈触知，心電図チェック，胸部 X 線撮影

5. **誘因の検索と治療**
   - 感染（グラム陰性桿菌肺炎，胆道感染，尿路感染，髄膜炎）
   - 脳血管障害，急性心筋梗塞，消化管出血，急性膵炎
   - 薬剤（利尿薬，グリセオール®，マンニトール，ステロイド，免疫抑制薬，プロプラノロール，抗ヒスタミン薬）
   - ブドウ糖負荷，高カロリー輸液

［推奨文献］
1) Misra S, et al：Diabetic ketoacidosis in adults. *BMJ* **351**：h5660-5667, 2015
2) Corwell B, et al：Current diagnosis and treatment of hyperglycemic emergencies. *Emerg Med Clin North Am* **32**：437-452, 2014
3) Lavoie ME：Management of a patient with diabetic ketoacidosis in the emergency department. *Pediatr Emerg Care* **31**：376-380, 2015
4) Pasquel FJ, et al：Hyperosmolar hyperglycemic state：a historic review of the clinical presentation, diagnosis, and treatment. *Diabetes Care* **37**：3124-3131, 2014

one point study

■代謝性アシドーシスの鑑別

1) アニオンギャップ
   $Na - (HCO_3^- + Cl) = 10〜12$
2) アニオンギャップの増加する代謝性アシドーシスは，I SLUMPED と覚える！

I	Iron, INH	鉄，イソニアジド
S	Salicylate	アスピリン中毒
L	Lactic acidosis	乳酸性アシドーシス（循環不全，呼吸不全）
U	Uremia	尿毒症
M	Methylalcohol	メチルアルコール中毒
P	Paraaldehyde	パラアルデヒド中毒
E	Ethyl alcohol	アルコール中毒
	Ethylene glycol	エチレングリコール中毒
D	Diabetic ketoacidosis	糖尿病性ケトアシドーシス

3) "純粋の"代謝性アシドーシス vs 呼吸性アルカローシスと代謝性アシドーシスの混在型

   "純粋の"代謝性アシドーシスでは $HCO_3^- \times 1.5 + 8 = PaCO_2$ をみたす。もし実際に測定された $PaCO_2$ が $HCO_3^- \times 1.5 + 8$ より少ない場合は代謝性アシドーシスに呼吸性アルカローシスが混ざったものである。呼吸性アルカローシスが混ざっている場合は感染症の存在が強く疑われる。
   糖尿病性ケトアシドーシスや尿毒症では，動脈血ガス分析のデータを見る時，必ずこれをチェックする。もし呼吸性アルカローシスが混ざっている代謝性アシドーシスなら，発熱がなくても感染症探しはしっかりやるとともに，救急外来の時点で抗菌薬はスタートする。

4) アニオンギャップの増加しない代謝性アシドーシスの鑑別
   消化器2つ，泌尿器2つ，薬物2つと覚える！

   消化器2つ：重症下痢，膵瘻
   泌尿器2つ：尿管S状結腸吻合術，尿細管性アシドーシス
   　　　　　（腎後性腎不全，慢性腎盂腎炎）
   薬物2つ：Acetazolamide（ダイアモックス），Ammonium chloride（IVH）

推奨文献

1) Casaletto JJ : Differential diagnosis of metabolic acidosis. *Emerg Med Clin North Am* **23** : 771-787, 2005

case 6

家で倒れているのを発見，片麻痺あり，ショック状態

症　状

意識障害

87歳，女性
既　往　ここ数年，寝たり起きたりの生活。
病　歴　自宅のトイレの前で倒れているのを発見されて来院。
所　見　JCS 30，血圧70/40，脈拍40/分，呼吸26/分，体温36.2℃，明らかに右の上下肢の筋力低下がある。
経　過　担当医は脳梗塞を考えて頭部CTスキャンを指示した。頭部CTスキャンでははっきりした病変は確認できなかったが，発症して数時間だからまだlow density areaが出現していない脳梗塞と診断した。胸部X線撮影，救急血液検査，心電図をチェックしてから内科病棟に入院させるように指示して担当医は救急室から病棟へ行ってしまった。15分後，心電図を見て救急室の看護師が慌ててその医師のPHSをならした。

Q 心電図にどんな異常があったのでしょうか？

「脳梗塞か…」

「血圧，70/40ですネ。」

「頭蓋内病変だけでは，ショックにならないゾ！」

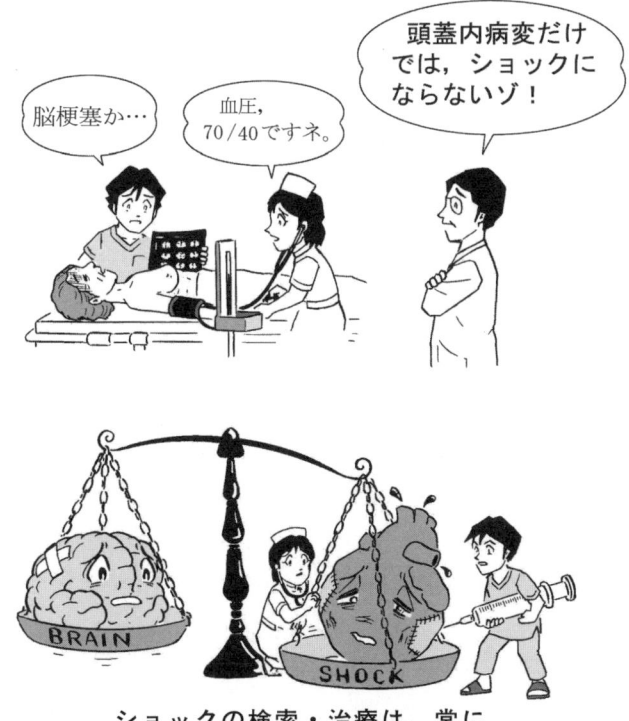

ショックの検索・治療は，常に頭蓋内病変よりも優先する!!

case 6 脳卒中にみえる患者の落とし穴(3)　頭蓋内病変だけではショックにならない

救急治療／意識障害

1 心血管系病変→ショック→脳血流不全→ TIA

　　　症例は心電図で下壁の急性心筋梗塞と完全房室ブロックがあり，体外式ペースメーカを挿入されて，CCU に移された。ペースメーカを挿入して心拍数が 70/分になると，血圧が 130/80 となり，意識は清明となり，右不全麻痺も消失した。つまり完全房室ブロックのためにショックとなり，脳血流が減少して一過性脳虚血発作とよく似た状態で不全麻痺をきたした患者であった。脳梗塞らしい患者でもバイタルサインに異常（徐脈，低血圧）が認められる場合は頭部 CT スキャンの前に心電図チェックが必要なのである。

2 腹部疾患→ショック→脳血流不全→ TIA

　　　十二指腸潰瘍の穿孔による汎発性腹膜炎を起こし，そのためショックになり，意識障害と片麻痺で搬送された症例もある。この患者も，手術の後，ショックの改善に伴い，意識障害，片麻痺とも消失した。

3 大動脈解離→内頸動脈血流不全→ TIA，脳梗塞

　　　新鮮な脳梗塞への t-PA 治療が時間との勝負なので，急ぐあまり，医療面接や身体診察が不十分になり，大動脈解離による意識障害や片麻痺の患者が TIA〜脳梗塞？と誤認されることが少なくなく，誤って t-PA が投与されることも起きている。最初の症状（目撃者から聴く），両上肢の血圧測定，聴診（AR の心雑音），胸部 X 線写真の読影（縦隔拡大，大動脈石灰化の移動）が鍵である。

4 頭蓋内病変だけではショックにならない，ショックはいつも頭蓋内病変より優先！

　　　脳卒中を見慣れた医師や看護師には，意識障害や片麻痺はすぐ見えるが，意外とショックが認識できずに頭部 CT スキャンへと走ってしまうことが多い。case 4，case 5 と同様に脳卒中にみえる患者の落とし穴の 1 つである。case 38 で示す「頭部外傷だけならショックにはならない」のと同様に，非外傷患者でも原則として頭蓋内病変だけならショックにはならないのである（case 13，case 24，case 80 参照）。したがって，この症例のような片麻痺や

意識障害から頭蓋内病変の存在が疑われても，低血圧～ショックの場合は，頭蓋内病変のために血圧低下～ショックになったと考えるよりも，何かの原因で血圧低下～ショックが起こり，そのために脳血流が減少して一過性脳虚血発作や脳梗塞を起こしていると考えてアプローチすべきだと思う。**外傷でも急病でも，ショックはいつでも頭蓋内の損傷や病変より優先させて治療・検索すべきなのである。**

意識障害の患者の原因検索においては収縮期血圧が役に立つという報告がある。**表 6-1** のように，収縮期血圧が高くなればなるほど頭蓋内病変，収縮期血圧が低ければ低いほど頭蓋内以外の病変が見つかるというものである。血圧が低い意識障害患者の検索に頭部 CT スキャンは最初の検査として妥当ではないということである。

表 6-1 意識障害患者の収縮期血圧と原因の関係

（推奨文献 1 より）

［推奨文献］
1) Ikeda M, et al：Using vital signs to diagnose impaired consciousness：cross sectional observation study. *BMJ* **325**：800, 2002

case 7 道路で倒れていた，嘔吐の跡あり

症状：意識障害

56歳，男性

病　歴　道路で倒れていたのを通りがかりの人が見つけて救急車を呼んだ。現場には吐いた跡があったとのことである。

所　見　JCS 300，血圧 150/90，脈拍 112/分，呼吸 32/分，体温 37.2℃，瞳孔は両側とも著明に縮瞳，口から吐物と唾液の混じったものがあふれていて，全身著明な発汗，便尿とも失禁状態，四肢は両側とも弛緩状態，全身の筋肉がピクピク動いている。

経　過　担当医は脳幹（橋部）の高血圧性脳出血を考えて，両鼻カテーテルで3 l/分の酸素投与，輸液ルートを確保しグリセオール®を急速点滴静注しながら頭部CTスキャンを指示した。頭部CTスキャンでは異常が認められず，CT室から救急室に戻り，血液検査の結果を待っているうちに全身痙攣して呼吸停止した。

Q この症例は何が考えられるでしょうか？
最初に到着したときのアプローチはどうすべきでしょうか？

pin point pupils の鑑別診断

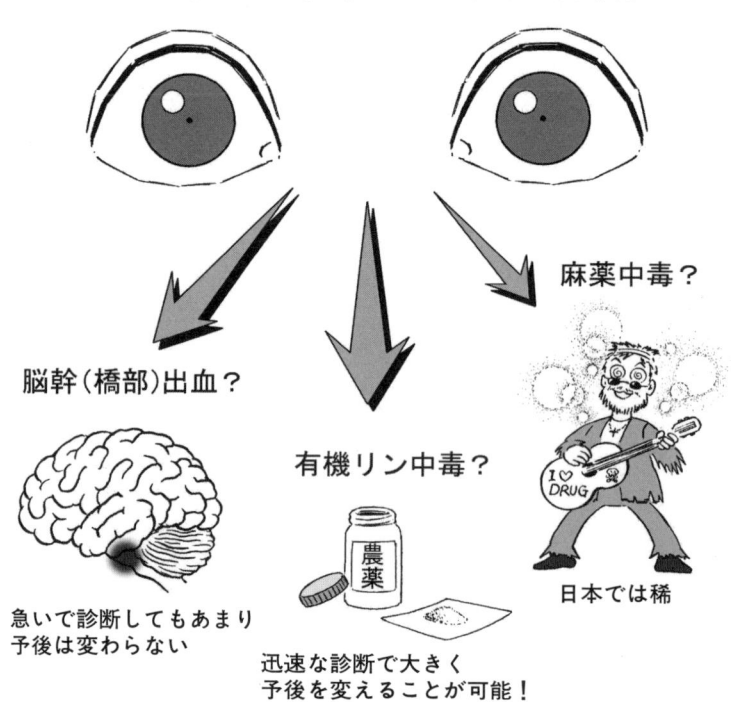

- 脳幹（橋部）出血？
  急いで診断してもあまり予後は変わらない
- 有機リン中毒？
  迅速な診断で大きく予後を変えることが可能！
- 麻薬中毒？
  日本では稀

case 7

高血圧性脳幹（橋部）出血と誤診される有機リン中毒

救急治療

意識障害

1 著明な両側の縮瞳（pin point pupils）の鑑別診断→有機リン中毒が最優先

　救急室で著明な両側の縮瞳（pin point pupils）を見た場合に考えるべきものは，①高血圧性脳幹（橋部）の出血，②有機リン中毒，③麻薬中毒，の3つである。そのうち麻薬中毒は日本では稀なので，実際は橋部出血か有機リン中毒かの鑑別といっても過言ではないと思われる。さらに橋部出血は大きく予後を変えることはできないので，誤嚥を防ぐための気管内挿管による気道確保，胃洗浄，活性炭，パム®（pralidoxime），硫酸アトロピン，レスピレータケアなどで大きく予後を変えることのできる有機リン中毒をまず最初に否定することから始めるべきである。したがって，どちらかわからない場合はCTスキャンではなくて，気道の確保の後，胃洗浄して特有のにおいを持った白く濁った液体が出てこないかどうか見るべきであると思う。さもなければ，予後を変えられない橋部出血の診断のために，CTスキャンをしているうちに，助けられる有機リン中毒の患者が呼吸停止するという最悪の事態を招くのである。

2 有機リン中毒の診断

　この症例は背広，ネクタイ姿で日中の道路で倒れていたため，どう見ても脳卒中のほうが強く疑われたが，かけつけた患者の実弟が机の上に，「あとは頼む」と走り書きが残されてあったと教えてくれたため，自殺とわかったのである。いたずらや殺人の目的で有機リンの混入した牛乳を飲まされた例もあり，本人や周囲の人が服毒を否定しても，pin point pupilsを見た場合は，まず胃洗浄からと覚えておくべきであろう。

　有機リン中毒の症状は以下のように，SLUD BAMと覚える。

> **S**alivation, Sputum, Sweating　唾液，痰，汗分泌亢進
> **L**acrimation　涙の分泌亢進
> **U**rination　尿失禁
> **D**efecation　便失禁
> **B**ronchorrhea, Bradycardia　気道分泌亢進，徐脈
> **A**bdominal cramp　腹痛，嘔吐
> **M**iosis, Muscle fasciculation　縮瞳，筋攣縮

確定診断は血中コリンエステラーゼの著明な低下を確認することである。24時間緊急検査で血中コリンエステラーゼの測定ができない施設では，発見状況，吐物の有機溶剤の臭い，縮瞳などから有機リン中毒が強く疑われる場合に，筆者は硫酸アトロピンを1管静脈注射してみることを勧めたい。硫酸アトロピン1管の静脈注射で，縮瞳がそのままの場合には，血中コリンエステラーゼ値の結果を待たずに，有機リン中毒として，パム®（pralidoxime）の点滴静注，硫酸アトロピンの追加をし始めるべきである。さもないと，翌日のコリンエステラーゼの結果が出る前に呼吸停止する可能性が高い。

③ 有機リン中毒の治療

表7-1にまとめて表示する。

有機リン中毒として治療が始まってから注意すべきことは，硫酸アトロピンの投与で一時的に良好な状態になった場合に，アトロピン中毒を恐れすぎて急速に減量しすぎ，突然，症状がぶり返して呼吸停止することである。この落とし穴にはまらないためには，血中コリンエステラーゼが少なくとも正常の1/3を超えるまでは，アトロピンの減量はICUなどの厳重な監視のできる所以外ではしないことである。

表7-1 有機リン中毒の治療

	症状	血中コリンエステラーゼ	治療
潜在中毒	なし	正常の50％以上	6時間経過観察
軽度中毒	歩行可能 全身倦怠，頭痛 めまい，四肢しびれ 悪心，嘔吐，発汗 唾液過剰分泌 喘鳴，腹痛，下痢	正常の20〜50％	硫酸アトロピン1 mg, iv パム® 1 g, iv
中等度中毒	歩行不能 軽度中毒の症状 全身筋力低下，構語障害 筋攣縮，縮瞳	正常の10〜20％	硫酸アトロピン1〜2 mg, iv 15〜30分ごと，Atropinizatinまで パム® 1 g, iv
重症中毒	意識障害，四肢麻痺 筋攣縮，著明な縮瞳 呼吸促迫，チアノーゼ	正常の10％以下	硫酸アトロピン5 mg, iv, 15〜30分ごと，Atropinizationまで。0.02〜0.08 mg/kg/時で点滴静注も可。 パム® 1〜2 g, iv 改善しないとき，0.5 g/時で点滴静注も可。

(Ann Emerg Med **16**：193-202, 1987 より改変)

［推奨文献］
1) Bawaskar HS, et al：Organophosphorus poisoning in agricultural India--status in 2005. *J Assoc Physicians India* **53**：422-424, 2005

case 8

統合失調症で加療中，痙攣と意識障害

症　状

意識障害

38歳，女性
既　往　3年前から統合失調症で通院中，痙攣は過去に一度もなし。
病　歴　最近，数日落ち着きがなく，変なことばかり言って，いくら言っても精神科の薬を飲もうとせず，診察に行くのもいやだと言って部屋に閉じ込もっていたという。朝食に降りてこないので，母親が午前10時ごろ部屋に行ったら寝ていて，呼んでも起きず，全身痙攣が起きたため，救急車を呼んだ。
所　見　昏睡，血圧130/90，脈拍112/分，呼吸28/分，体温37.2℃，瞳孔左右差なし，対光反射あり，神経学的左右差なし，四肢は弛緩状態，胸腹部異常なし。
経　過　担当医師は輸液ルート確保の後，50％ブドウ糖2A静注したが意識が回復しない。
　　　　薬物中毒を疑い，家族に自宅へ戻って精神科の薬を探して持ってくるように指示し，胃洗浄した。胃洗浄で出てきた液体には特別なにおいや色はなかった。家族は精神科の薬は多く残っているし，他の薬の空箱や空ビンはなかったという。
検　査　頭部CTスキャン：正常，腰椎穿刺：正常
　　　　困って考え込んでいると検査室から最初に採血した血液検査の報告がきた。
　　　　BUN 6，Cr 0.8，Na 116，K 3.1，Cl 84，血糖104という。

Q この患者の痙攣と意識障害の原因は何だと思いますか？
この患者の救急治療は？

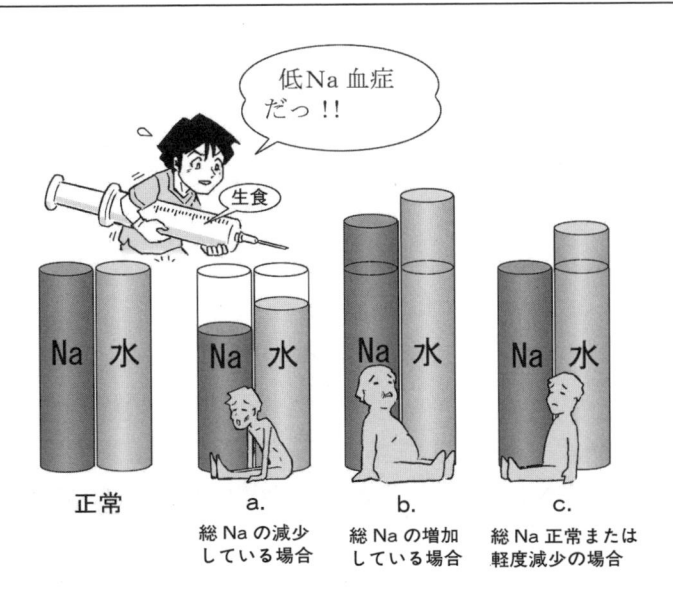

低Na血症だっ!!

生食

正常

a. 総Naの減少している場合

b. 総Naの増加している場合

c. 総Na正常または軽度減少の場合

意識障害 ● 29

case 8 精神科患者の意識障害だから薬物中毒とは限らない

救急治療

意識障害

1 精神科患者の水中毒（低 Na 血症）

　　　　頻度は稀であるが，この症例は低 Na 血症のための意識障害なのである。普通，精神科に通院している患者が意識障害で運ばれたときは，この担当医がしているように，低血糖を否定する鉄則（case 1 参照）を踏んでから，薬物中毒を考えるのが正しいと思う。そして，その後に頭蓋内の器質的疾患や損傷を否定するための CT スキャンや腰椎穿刺もこの時点で妥当なアプローチと思われる。しかし，もし胃洗浄で出てくる液体にそれらしい所見がなく，精神科でもらっている薬が減っていないこと，家族が部屋から薬の空袋や空ビンを発見できないこと，そしてもし過去数日，のどの渇きを訴えて水を大量に飲んでいたという病歴がつかめた場合は，血清 Na を確かめることを忘れてはならない。すなわち，**精神科の患者，特に統合失調症患者が（痙攣と）意識障害で受診してきた場合は薬物中毒とともに低 Na 血症も考えるべき**なのである。

2 低 Na 血症の診断と治療

　　　　「低 Na 血症なら生理食塩水を輸液すればいいだろう」と間違った解釈をしている医師が少なくない。血清 Na の数値は水と Na とのバランスで決まるのであって，以下の3通りがあり，1.以外では生理食塩水の投与は禁忌なのである。

1．総 Na の減少している低 Na 血症

　　循環血液量減少の徴候（頻脈，体位性低血圧，皮膚 turgor の低下），体重減少あり，下痢，嘔吐，利尿剤の投与，副腎不全などがあり，生理食塩水の輸液が適応となる。

2．総 Na の増加している低 Na 血症…希釈性低 Na 血症

　　浮腫，腹水が著明で体重増加がある。

　　心不全，ネフローゼ症候群，肝硬変症などがあり，原疾患の治療および水分の制限が主な治療で，Na（生理食塩水）の投与は禁忌である。

3．総 Na 正常または軽度減少の場合…SIADH，水中毒

　　血圧，BUN は正常で浮腫もない。薬物，悪性腫瘍，肺疾患，中枢神経系疾患などのため ADH の異常な分泌があり，尿中 Na が著明に増加（30 mEq/l 以上）し，尿浸透圧が 100 mOsm/kg 以上になっているのが特徴である。水ま

たは生理食塩水を投与すると，尿中のNaの排泄が著明に増加して低Na血症はさらに悪化する．原疾患の治療と水制限（1,000 ml/日）が治療となる．

3 急性低Na血症 vs 慢性低Na血症

　低Na血症の治療は急性低Na血症と慢性低Na血症とでアプローチを変えるべきだという報告が出ている．すなわち，急性低Na血症とは大量の水を飲んだり，大量の低張液を輸液された場合で，2，3日以内の急激な血清Na値の低下である．この場合は，1時間に1 mEq/l以上のスピードで急速に血清Na値を戻さないと，脳損傷を防げないといわれている．具体的に使用されるのは高張食塩水の持続点滴である．3％の食塩水は市販されていないので，筆者は500 mlの生理食塩水の100 mlを捨て，残りの400 mlに10％食塩水を5 A混注して代用している．治療目標は最初の6時間で血清Na値を125にすることである．

　慢性低Na血症では急速に血清Na値を正常化させようとすると浸透圧性脱髄症候群（osmotic demyelination syndrome）をきたすといわれている．1時間に0.5 mEq/l以上のスピードで血清Na値を上げた際，62％に脳損傷をきたしたという報告がある．

- 症状のある**急性**低Na血症（48時間以内）

　Na値が5 mEq/l上昇したら症状が軽快するのが普通
    - 昏睡，痙攣→3％NaCl, 150 ml, 20分でiv, 1〜3回
    - 頭痛，嘔吐，錯乱→3％NaCl, 1 ml/kg/時, div
- 症状のある**慢性**低Na血症

　Na値が5 mEq/l上昇するのが目標

　24時間で10 mEq/l以上のNa上昇はダメ
    - 昏睡，痙攣→3％NaCl, 150 ml, 20分でiv, 1〜2回
    - 頭痛，嘔吐，錯乱→3％NaCl, 150 ml, 20分でiv, 1回だけ
- 無症状の慢性低Na血症

　ERで緊急の治療はしない

4 統合失調症患者の水中毒

　統合失調症の患者の中には，普段から水を多めに飲んでいて，軽度の慢性低Na血症状態の場合がある．この患者が普段以上に大量の水を飲んで水中毒で搬送される際，慢性低Na血症に急性低Na血症が重なった状態といえる．この場合の高張食塩水による緊急治療のゴールは，正常値ではなく，患者の普段の血清Na値にすべきである．

[推奨文献]
1) Verbalis J, et al : Diagnosis, evaluation, and treatment of hyponatremia : expert panel recommendations. *Am J Med* **126** : S1-42, 2013
2) Spasovski G, et al : Clinical practice guideline on diagnosis and treatment of hyponatremia. *Am J Med* **170** : G1-47, 2014

one point study

■電解質異常の救急治療の 3 原則

1．電解質異常と体液不足（血圧低下）が両方ある場合には，体液補充を優先させる

低 Na 血症や高 Na 血症などの電解質異常がある場合でも，体重減少，血圧低下などの体液不足がある場合には，まずリンゲル液や生理食塩水などで体液補充を優先させ，血圧（循環状態）が安定した時点で，低 Na 血症や高 Na 血症が持続しているならば，輸液の内容を考える．筆者の経験では血圧が安定するくらいにリンゲル液や生理食塩水が補充されると，低 Na 血症も高 Na 血症も改善していることが多い．

2．電解質異常が症状を出している（患者を危険にさらしている）場合に治療する

例えば血清 Na が 108 mEq/*l* でも患者が意識清明でなんら苦痛を示していないなら，少なくとも緊急治療の対象ではない．しかし，血清 Na が 126 mEq/*l* でも患者が頭痛，嘔吐を呈しているなら，その低 Na 血症は治療しなくてはならない．

同様に，血清 K が 6.8 mEq/*l* でも，心電図変化をきたしていないなら治療の対象にする必要はないが，血清 K が 5.9 mEq/*l* でも心電図で P 波が消失し，尖った T 波で，徐脈なら，緊急治療の対象となる．前者はゆっくり起きたものであり，後者は急激に起きたのである．

3．正常値から異常値になったスピードに合わせて戻す

数時間で上がった（下がった）異常値は数時間で，数日で上がった（下がった）異常値は数日で，数カ月で上がった（下がった）異常値は数カ月で戻すべきである．数カ月かかった異常値を，数時間で戻すと必ず危険なことが起きると覚えておく．

進行性乳癌患者の意識障害

case **9**

症　状

意識障害

52歳，女性
既　往　2年前に進行性乳癌の手術。
　　　　4カ月前に転移による癌性肋膜炎のため肋膜癒着術を受けて通院中。
病　歴　過去数週間，頑固な便秘，多飲，多尿の傾向が出現，次第に全身状態が悪化し，意識障害も出現し，午後6時に運ばれてきた。
所　見　JCS 100，血圧130/90，脈拍112/分，呼吸32/分，体温37.9℃，瞳孔は左右差なく対光反射もある。四肢は，強い痛みの刺激で左右差なく動かす。口の中はカラカラに乾燥している。
経　過　担当の研修医は輸液路を確保して，50％ブドウ糖2Aを静注したが意識レベルは改善なく，脳転移を疑って頭部CTスキャンを施行。頭部CTスキャンで異常を見い出せず，さらに施行したMRIでも異常がなく，困って神経内科医にコンサルテーションした。
検　査　頭部CTスキャン：脳転移なし，腰椎穿刺：正常
　　　　胸部X線撮影：右上肺野に肺炎の疑われる陰影あり。
　　　　動脈血ガス分析：意識障害を説明しうるほどの異常はなかった。
　　　　BUN 46，Cr 2.8，Na 147，K 4.6，Cl 106，血糖102

Q この患者の意識障害の原因は何を考えるべきでしょう？

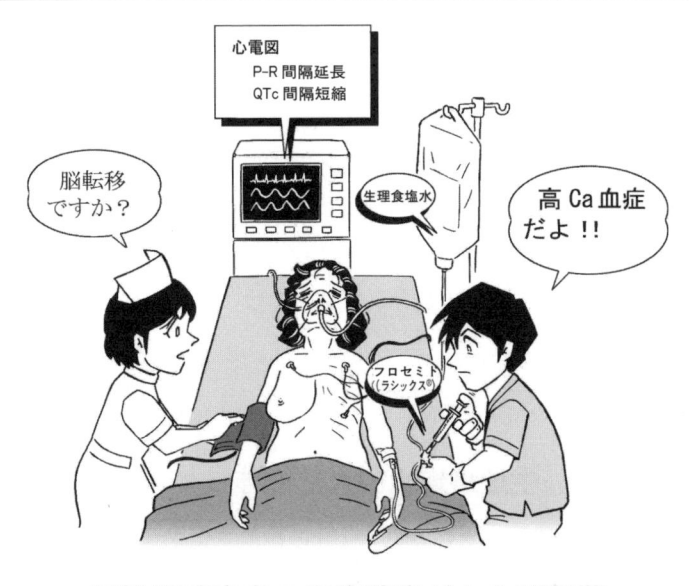

心電図
　P-R間隔延長
　QTc間隔短縮

脳転移ですか？

生理食塩水

高Ca血症だよ!!

フロセミド（ラシックス®）

悪性腫瘍患者の意識障害だから脳転移とは限らない!!

case 9 救急治療 意識障害

悪性腫瘍患者の意識障害だから脳転移，とは限らない

　この症例は救急室に呼ばれた神経内科医が，血液検査結果でCa 18 mg/dlを見つけて，進行性乳癌に伴う高Ca血症による意識障害と診断された。

① 高Ca血症

　一般的には高Ca血症をきたすような悪性腫瘍の患者は予後不良なので，積極的な治療をすべきではないという意見もあるが，例外が3つある。多発性骨髄腫，悪性リンパ腫，そしてこの症例のような乳癌で高Ca血症をきたした患者であり，高Ca血症の治療と悪性腫瘍自体の治療をすることで，かなりの期間良い状態ですごすことができるようになるのであきらめてはならない。高Ca血症を引き起こす悪性腫瘍は「胸2つ，血液2つ，泌尿器2つと覚える」ことを勧めたい。すなわち，肺癌と乳癌，悪性リンパ腫と多発性骨髄腫，腎癌と前立腺癌である。

② 高Ca値と心電図

　血清Ca値がかえってくるまで時間がかかる状況の場合には，この症例のようにまず考えられる意識障害をすべて否定しながら，高Ca血症でみられる心電図でのP-R間隔の延長およびQTc間隔*の短縮が認められないかを検討すべきである。しかし残念なことに，これらの特徴的な心電図変化は血清Caが16 mg/dlを超えてからしか出現しないともいわれている。

　一般的には高Ca血症が12 mg/dlくらいならあまり慌てる必要はないが，14 mg/dlを超えている場合は急死がありうるため救急治療が必要とされている。しかし，血清Ca値は血清蛋白値でも影響を受けるために，血清Ca値と症状や緊急度が必ずしも比例しないことがあるので注意が必要である。異常値（血清Ca値）だけを見て治療するのではなく，患者の症状を見て治療すべきである。

* $QTc = Q\text{-}T/\sqrt{R\text{-}R}$ （0.42〜0.46 sec）

③ 高Ca血症の治療→生理食塩水の大量投与

　治療は脱水の補正と尿からのCaの排泄を促進するために生理食塩水の大量投与が一般的である。

リンゲル液にはカルシウムが含まれているので避ける。必ず生理食塩水を使用する。具体的には，生理食塩水を200〜400 ml/時ぐらいで開始し，尿量200 ml/時を目標とする。腹部超音波で下大静脈の太さをみながら輸液過剰にも気をつける。

以前は生理食塩水と共にフロセミドの投与も推奨されていたが，最近ではフロセミドの効果はエビデンスがなく，他の電解質異常もきたしやすくなるという報告もある。したがって，フロセミドは生理食塩水の大量投与で体液が過剰ぎみになったときにだけ使用する。

4 悪性腫瘍に伴う高Ca血症の治療

次のような内容が推奨されている。

> ❶ 生理食塩水
>   ・生理食塩水を2〜4 l を24時間で
> ❷ カルシトニン
>   ・40単位/im，12時間ごと，3日間
> ❸ 再吸収の抑制
>   ・パミドロン（アレディア®）：60〜90 mg/iv，4時間ごと
>   ・ゾレドロン酸水（ゾメタ®）：4 mg/iv，15分以上かけて
>   ※ゾメタ®は骨メタに対する症状を和らげる（QOLの向上）
> ❹ ステロイド（グルココルチコイド）投与
>   ・ヒドロコルチゾン 200〜300 mg/iv，3日間
> ❺ 血液透析：腎不全があるとき

one point study

■ Oncologic Emergency

1. Metabolic（代謝系）
   ① 高Ca血症（多発性骨髄腫，肺癌，乳癌，腎癌）→生理食塩水＋ループ利尿薬
   ② SIADH（肺癌）→水制限，ループ利尿剤
   ③ 腫瘍崩壊（融解）症候群（治療開始後5日以内）→輸液＋アロプリノール＋尿酸オキシダーゼ

2. Hematologic（血液系）
   ① 有熱性好中球減少症（Febirile neutropenia）
   ② 高粘稠症候群（Waldenström's macroglobulinemia，多発性骨髄腫，白血病）

3. Structural（筋・骨格系）
   ① 上大静脈症候群（肺癌，悪性リンパ腫，悪性縦隔腫瘍）
      →化学療法，放射線治療，静脈内ステント留置
   ② 硬膜外からの脊髄圧迫（腎癌，前立腺癌，乳癌，肺癌）
      →ステロイド，放射線治療，手術
   ③ 悪性心嚢液貯留（乳癌，肺癌，白血病，悪性リンパ腫，悪性黒色腫）
      →心嚢穿刺，心嚢開窓術，心膜硬化療法

4. Side effects of chemotherapy（化学療法の副作用）
   ① 化学療法薬剤の血管外漏出
   ② 消化管に対する副作用

2 めまい・失神・痙攣

case 10 めまい，嘔吐から昏睡へ

case 11 回転性めまい，嘔吐で受診，頭部 CT スキャン正常

case 12 後頸部痛が先行した回転性めまい

case 13 「めまいで動けない」と受診した高血圧治療中の患者

case 14 突然気を失った

case 15 特発性てんかんの治療中の痙攣発作

case 10 めまい，嘔吐から昏睡へ

症状

めまい・
失神・痙攣

68歳，女性
既　往　数年来，高血圧を指摘されていたが，加療していない。
病　歴　午前2時にトイレの前で倒れ込み「ぐるぐる回る」と言って嘔吐した。救急車で近くの病院に運ばれた。「意識もいいし，麻痺もないので内耳性めまいという病気でしょう」といわれ，入院経過観察となった。
入院後もめまい，嘔吐が続くのでメイロン® 40 mL 静注，プリンペラン® 1A 静注したが軽快せず，ジアゼパム（セルシン®）10 mg の静注後は眠っているようだった。
午前7時に看護師が瞳孔不同に気づき，午前8時に救急センターに転送された。
所　見　JCS 200，血圧 190/110，脈拍 66/分，呼吸 32/分，体温 37.5℃，両側瞳孔散大，対光反射なし，痛み刺激で除脳硬直の肢位となる。

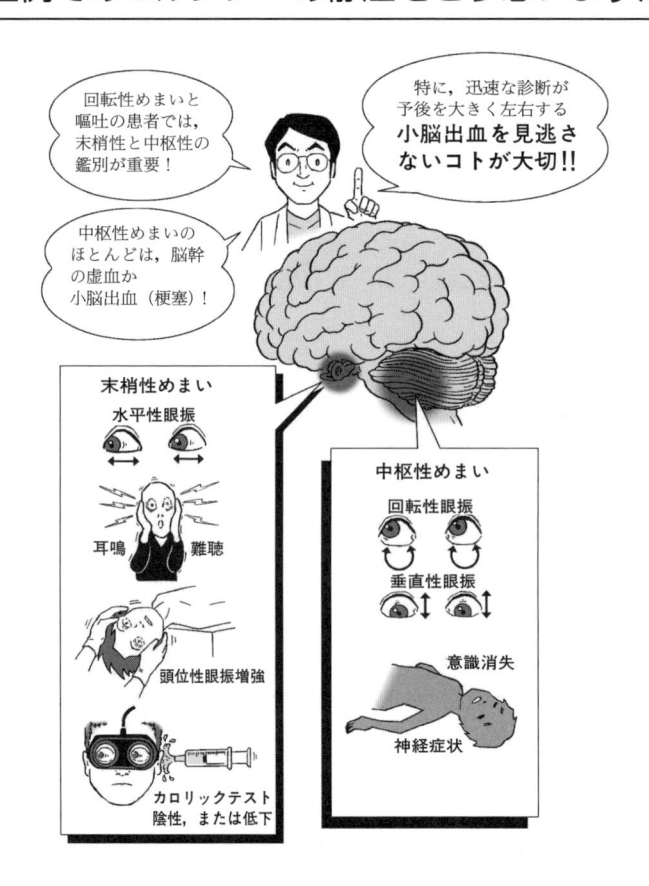

Q この患者はどんな疾患が考えられるでしょうか？
この症例でのセルシン®の静注をどう思いますか？

回転性めまいと嘔吐の患者では，末梢性と中枢性の鑑別が重要！

特に，迅速な診断が予後を大きく左右する**小脳出血を見逃さないコトが大切!!**

中枢性めまいのほとんどは，脳幹の虚血か小脳出血（梗塞）！

末梢性めまい
- 水平性眼振
- 耳鳴　難聴
- 頭位性眼振増強
- カロリックテスト陰性，または低下

中枢性めまい
- 回転性眼振
- 垂直性眼振
- 意識消失
- 神経症状

内耳性めまいと誤診される小脳出血

case 10

救急治療

めまい・失神・痙攣

1 突然の回転性めまいと嘔吐→怖いのは小脳出血

　　　突然の回転性めまいと嘔吐で救急室を受診する患者はとても多いが，これらの患者は大多数が末梢性（内耳性）めまいであり，この症例にされたような処置で（というよりも，おそらく自然に）数日以内に落ち着くものである．これらの患者を扱う際に大事なことは，内耳性めまいの患者に紛れて，時々来院する中枢性めまいの患者を見逃さないことである．救急室に突然の発症で受診する中枢性めまいのうち，小脳出血は迅速に対応すれば生命の危険から患者を救うことができるため，当直医にとって見逃しが許されないものである．言い換えると，突然の回転性めまいと嘔吐の患者では小脳出血さえ見逃さなければ，診断がしっかりつけられなくても大失敗することはないのである．

2 末梢性めまい vs 中枢性めまい

　　　末梢性めまいと中枢性めまいの鑑別点を表10-1に示す．

　　　しかし，実際にはこれらの患者は苦痛が強く，診察にも応じてくれないことも多い．また，自分の神経学的診察に自信が持てないことも多いため，筆者は，以下の場合は深夜でも，朝まで待たずにCTスキャンをすべきと考えている．

表 10-1　末梢性めまいと中枢性めまいの鑑別

	末梢性めまい	中枢性めまい
眼振	水平性 （回転性）	（水平性） 回転性 垂直性
耳鳴，難聴	伴う	稀
頭位との関係	著明に増強	軽度変化
カロリックテスト	陰性または低下	正常
意識消失	なし	伴うことあり
神経症状	稀	伴う

■頭部CTスキャンの適応

❶ 高血圧がある場合

❷ はっきりした頭痛，後頸部痛を訴える場合

❸ 高齢者の初めてのめまい，嘔吐の場合

❹ 途中からコーヒー残渣様吐物に変わるほどの激しい嘔吐を伴う場合（case 34 参照）

❺ 中枢性か末梢性か，どちらか鑑別しきれなくて迷う場合

めまい・失神・痙攣● 39

3 小脳出血の手術適応

- ❶ 血腫が直径 3 cm 以上で脳幹を圧迫する場合→血腫除去術
- ❷ 血腫が第 4 脳室に穿破 ┐
- ❸ 血腫が第 4 脳室を圧迫 ┘ して急性水頭症をきたす場合→脳室外ドレナージ

　小脳出血は血腫が 3 cm 以下の小さなものでは保存的療法できりぬけられるが，3 cm 以上の大きなものでは第 4 脳室を圧迫して急性水頭症をきたしたり，脳幹を圧迫して意識障害や脳神経症状をきたすため深夜でも緊急手術の適応である．また，血腫が小さくても第 4 脳室に穿破している場合（図 10-1）には急性水頭症のために緊急脳室ドレナージの適応になりうるため，コンサルテーションを躊躇してはならない．経過観察していて意識障害の出現に気づいてから，脳外科医に連絡（〜転送）しても手遅れになる可能性が高いため，小脳出血を見つけたら，即，脳外科医にコンサルテーションすべきと思われる．特に，発症後 1〜2 時間以内の CT スキャンで血腫が小さいからと安心していると，血腫が増大して手遅れになる可能性があるため要注意である．また，広範な小脳梗塞も，遅れて出現する浮腫のために脳幹の圧迫や急性水頭症をきたして，減圧手術の適応となることもあるので，早目に脳神経外科にコンサルテーションすべき脳血管障害である．

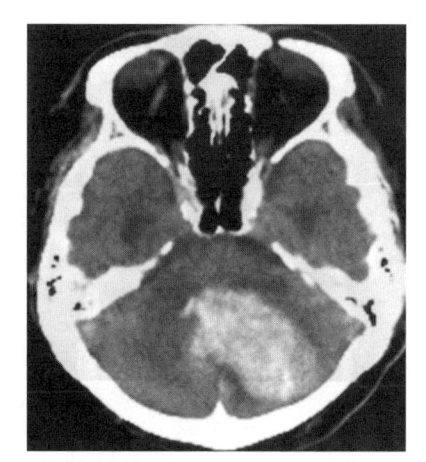

図 10-1　高血圧性小脳出血
小脳出血が第 4 脳室に穿破して，水頭症が起きている

4 ジアゼパムの投与

　ジアゼパムなど意識レベルに影響する薬剤は，末梢性めまいや安全な病気と自信のある場合は患者の苦痛をとる適切な処置といえるが，意識レベルの follow-up の必要な患者や激しく嘔吐する患者には，頭蓋内の病変の進行がわからなくなったり，誤嚥の可能性が高くなるため避けるべきである．

5 「主訴；めまい」の患者へのアプローチ

　救急室で「主訴；めまい」の患者の対応はかなり熟練した医師でも難しい．case 13 の図に示すように，患者のいう「めまい」が 3 群のどれに当たるかをよく聴くことから始める．

このうち「vertigo；ぐるぐる回るめまい」の場合は，一部の薬剤（テトラサイクリン系抗菌薬，フェニトインなど）の副作用を除くと，耳鼻咽喉科か脳神経領域なので，頸部より上に集中して検索すればよく，対応が比較的容易になる。この場合は高血圧と嘔吐を伴っていることが多く，迅速な小脳出血の否定のために頭部 CT スキャンが重要である。

　次に「pre-syncope；気が遠くなるような，立ちくらみのひどいものみたいなめまい」は心血管性急病と起立性低血圧が危険なもので，大抵は血圧が低いことが多く，頸部より下に原因があり，アプローチがまったく異なる。case 6 で解説したように，血圧が低い患者の場合に病変が頭蓋内ではないと考えるべきである。心血管性急病は致死的な不整脈，心筋梗塞，大動脈解離，肺塞栓症などがあり得るために，頭部 CT スキャンに走ると無駄な時間になるだけでなく，患者を危険にさらすことになる。起立性低血圧によるめまいは圧倒的に消化管出血が多いが，稀には腹部大動脈瘤破裂，肝癌の破裂，異所性妊娠破裂などがある。

　Vertigo とも pre-syncope ともいえない「はっきりしないふらつき感」の場合には，すべてを考えて検索せざるを得ないことになるが，筆者は血圧が高いか低いかを参考にして，どこから検索するかを決めている。

［推奨文献］
1) Post RE, et al：Dizziness：a diagnostic approach. *Am Fam Physician* 82：361-368, 2010
2) 城倉　健：めまい診療を難しいと感じるのは効率的なアプローチを知らないからだ．レジデントノート 10：367-375, 2008
3) Ponka D, et al：Top 10 differential diagnoses in family medicine：Vertigo and dizziness. *Can Fam Physician* 53：1959, 2007

case 11 回転性めまい，嘔吐で受診，頭部 CT スキャン正常

症状

めまい・
失神・痙攣

68 歳，男性
既　往　高血圧，糖尿病
病　歴　座位で仕事中，突然，回転性めまいと嘔吐が出現して，救急車で搬送される。
　　　　頭痛なし。
所　見　意識清明，血圧 170/100，脈拍 92/分，呼吸 20/分，体温 36.2℃
　　　　複視なし，構語障害なし，眼振はっきりしない，顔面，四肢には筋力，感覚とも左右差なく正常。
検　査　頭部 CT スキャンで異常なし。
経　過　一過性前庭機能障害の疑いで内科病棟に入院したが，めまい，嘔吐が軽快せず，4 日後に意識障害が出現した。

Q 何が考えられるのでしょう？
入院時の対応で足りなかったことは何でしょう？

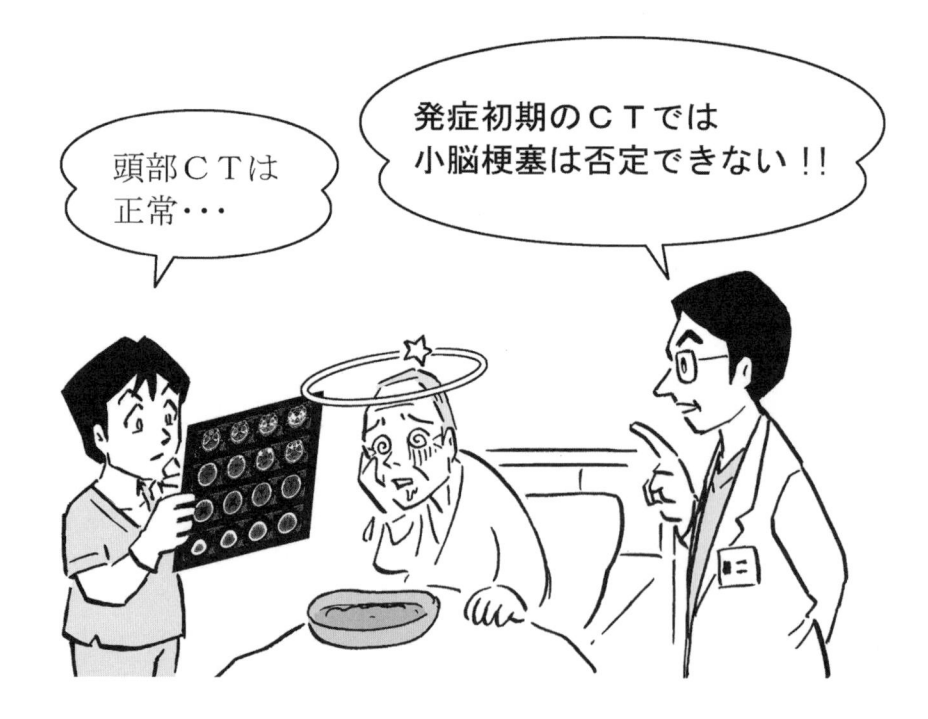

頭部ＣＴは正常・・・

発症初期のＣＴでは小脳梗塞は否定できない！！

回転性めまい，初診時に神経内科医さえもだまされる脳梗塞あり！

case 11

救急治療

めまい・失神・痙攣

1 発症早期の頭部 CT スキャンでは小脳梗塞は否定できない

　　　　　　　　この症例は意識障害が出現してからの頭部 CT スキャン（図 11-1）で小脳梗塞が確認され，小脳梗塞に伴う浮腫による圧迫で，第 4 脳室が潰されて急性水頭症をきたしていた。緊急脳室外ドレナージの適応であった。小脳梗塞では回転性めまいに加えて，梗塞になった部位に関連して四肢，体幹の運動失調，上下肢の運動麻痺，感覚障害，視機能異常（複視や視野異常），脳神経麻痺（眼球運動麻痺，顔や口周囲のしびれ，嚥下困難，難聴）などの神経症状が合併する。しかし，梗塞の範囲が前庭神経系近傍に限られるような場合には，回転性めまい以外の症状がわかりにくく，耳鼻咽喉科領域の回転性めまいと診断されてしまうことがある。

　　　本症例のように，高血圧，糖尿病という脳血管障害の危険因子を持った患者が，生まれて初めての「回転性めまい」で受診したら，まず頭部 CT スキャンで小脳出血を否定するべきであり，一気に頭部 CT スキャンを施行しているのは正しいアプローチである。しかし，発症 6 時間以内の頭部 CT スキャンでは，出血は否定できるが梗塞は否定できない。小脳出血が否定できた時点で一安心はできるが，小脳梗塞，脳幹梗塞（橋外側梗塞，延髄内側症候群など）が否定できていないと考えるべきである。疑いが強ければ，頭部 MRI を施行するか，時間を遅らせて再度頭部 CT スキャンをするか，神経内科医にコンサル

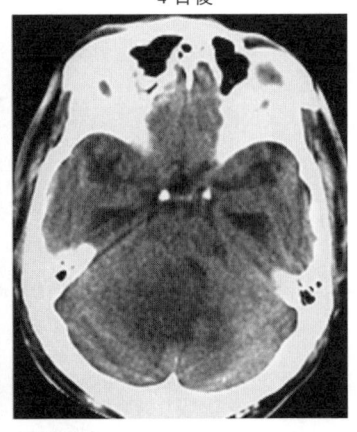

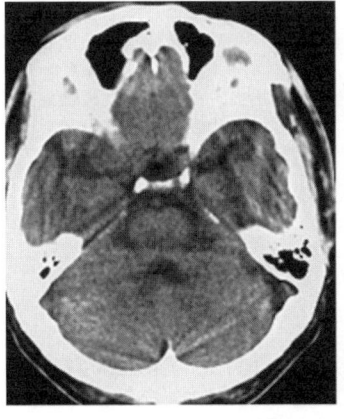

発症 2 時間後　　　　　　　　　4 日後

図 11-1　小脳梗塞
発症 2 時間後には認められなかった低吸収域が小脳に出現し脳幹，第 4 脳室を圧迫して急性水頭症を呈している

テーションするかを決める必要がある。

2 小脳梗塞は脳神経外科へコンサルテーション！

脳幹梗塞は早期に診断ができても対処は限られるが，小脳梗塞はこの症例のように病変が大きいと，梗塞病変の浮腫による圧迫のために急性水頭症をきたして緊急脳室外ドレナージが必要となるため，神経内科よりもまず脳神経外科医へのコンサルテーションが原則である。

3 脳神経専門領域か耳鼻咽喉科領域か？

回転性めまいに間違いないなら表11-1に示すような鑑別診断（太字の疾患はより緊急性が高いもの）となり，90％は耳鼻咽喉科領域の疾患であるが，初診の時点で神経内科医さえも脳梗塞を「耳鼻咽喉科領域のめまい」と判定するくらい鑑別が難しい患者がいる。中森は，通常のMRIだけで異常が認められない場合でも，脳血管障害によるめまいを否定できたことにはならないため，頭部MRIのdiffusion imageまで含めたfull sequenceと，頭頸部MRA，頸部血管エコー（CCA，ICA，VA）までの検索が必要だと強調している（推奨文献参照）。

耳鼻咽喉科へのコンサルテーションは難聴（突発性難聴，メニエール病）がなければ急ぐ必要はないであろう。最初の一日は脳神経領域の疾患を否定する時間に充てるべきである。脳血管障害の危険因子を持った患者の初めての回転性めまいは，脳神経領域の専門病棟に入院させ，脳神経領域の疾患が否定できてから耳鼻咽喉科へ転科転棟すべきと考える。

表 11-1　回転性めまいの鑑別診断

1. 頭痛を伴う場合	**小脳出血，くも膜下出血，椎骨動脈解離** 片頭痛性めまい
2. 聴覚障害を伴う場合	**橋外側梗塞，神経血管圧迫症候群** メニエール病，突発性難聴
3. 随伴症状がない場合	**小脳出血，小脳梗塞，延髄外側梗塞，一過性脳虚血発作，多発性硬化症，神経ベーチェット病，ウェルニッケ脳症，神経血管圧迫症候群** BPPV，前庭神経炎，前庭性てんかん 頸性めまい，鎖骨下動脈盗血症候群
4. 頭部外傷後の場合	内耳振盪

［推奨文献］
1) 中森知毅：小脳脳幹病変のめまいの特徴．箕輪良行（編）：もう怖くない めまいの診かた，帰し方－致死的疾患の見逃しを防ぎ，一歩進んだ診断と治療を行うために．救急・ERノート レジデントノート別冊．pp 118-128, 2011

後頸部痛が先行した回転性めまい

case 12
症　状

めまい・
失神・痙攣

33歳，男性
既　往　特記すべきことなし
病　歴　今朝，起きたらやや右寄りの後頸部痛があり，自家用車で救急室を受診。めまい，嘔吐なし。昨夜はいつもどおり野球の練習後に寝たという。
所　見　意識清明，血圧 130/80，脈拍 82/分，呼吸 16/分，体温 36.8℃
　　　　複視なし，構語障害なし，眼振はっきりしない，顔面，四肢には筋力，感覚とも左右差なく正常。
検　査　頸椎X線撮影，頭部CTスキャンで異常なし。
経　過　「寝違いによる痛み」という診断で鎮痛薬を処方されて帰宅となったが，3日後に回転性めまい，構語障害が出現して別の病院を受診し，小脳梗塞と診断される。

Q 脳梗塞の原因は何が考えられるのでしょう？
　　 最初の受診時の対応で足らなかったことは何でしょう？

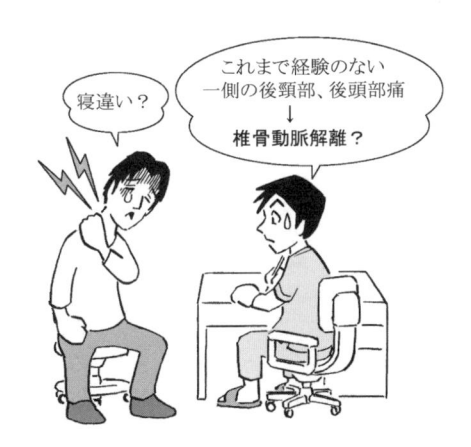

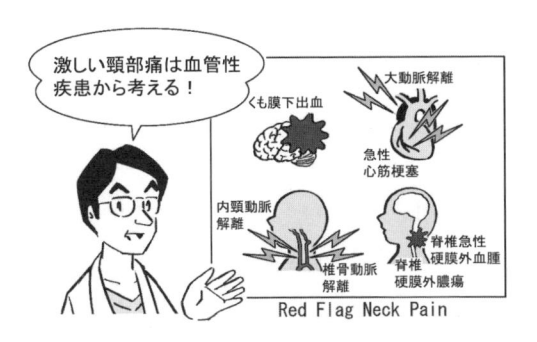

- 寝違い？
- これまで経験のない一側の後頸部，後頭部痛 → 椎骨動脈解離？

激しい頸部痛は血管性疾患から考える！

Red Flag Neck Pain：くも膜下出血，大動脈解離，急性心筋梗塞，内頸動脈解離，椎骨動脈解離，脊椎硬膜外膿瘍，脊椎急性硬膜外血腫

case 12 救急治療

めまい・失神・痙攣

これまで経験のない一側の後頸部，後頭部痛は椎骨動脈解離を考える！

1 椎骨動脈解離，頸動脈解離

椎骨動脈解離が日本人に多く，頭蓋内の椎骨動脈に多いのに対して，頸動脈解離は欧米人に多く，頭蓋外の頸動脈に起こることが多いとされている。稀な疾患であるが，見逃すと**脳梗塞**，**くも膜下出血**により重篤な状態に陥る恐れがある。大動脈解離と異なり，頸部動脈解離の発症のピークは若年者にも多く，その70％は20〜40歳台である。重症鈍的外傷に起きることが多いが，咳，排便，性交渉，スポーツなどの日常動作やカイロプラクティック手技などの軽微な外傷後の発症も少なくない。頸部動脈解離の16％がカイロプラクティック手技後に生じているという報告もある。他に，片頭痛，高血圧，喫煙，膠原病，血管炎なども危険因子とされている。

2 椎骨動脈解離

提示した症例は初診時に椎骨動脈の解離が起きていて，数日後にそれに伴い椎骨脳底動脈領域に脳梗塞が起きたのである。椎骨動脈の内膜と中膜との間の解離によって内膜側が狭窄して小脳・脳幹部梗塞をきたす**虚血型**と，中膜と外膜との間の解離によって外膜側が拡大し，これが破れてくも膜下出血をきたす**出血型**の**二つのタイプ**がある。欧米人より日本人に多く，一般的にスポーツ中など比較的軽微な頭頸部の外傷で起きる若年者と，高血圧・動脈硬化が原因で起きる中高齢者との二つのタイプがある。解離から脳血管障害発症までは1日〜2週間である。

3 決め手は「これまでに経験のない後頸部痛，後頭部痛」

椎骨動脈の解離を疑う決め手は，これまでに経験のない後頸部痛，後頭部痛（図12-1）である。報告では，椎骨動脈解離の患者では，後頭部痛だけが50％，後頸部痛だけが15％，両方訴える者が19％とされている。

初期には頭部CTスキャンでは異常がつかまらず，頭部MRIや頭頸部MRAまで行わなくてならない。頭部MRIと頭頸部MRAでも椎骨動脈解離の急性期変化を指摘するのは，かなり読影力のある専門医でなくては難しいものであり，熟練者への対診が必要である。

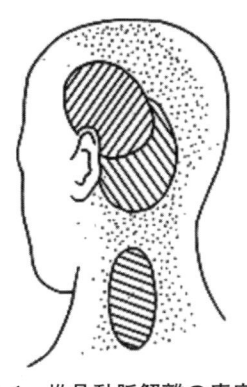

図12-1　椎骨動脈解離の疼痛部位

4 Red Flag Neck Pain

　救急室に受診する頸部痛の患者の鑑別診断は容易ではない。**表12-1**に頸部痛を主訴に受診した患者で，絶対に見逃してはならない疾患（Red Flag Neck Pain）を挙げた。アスピリンやワーファリン内服中の突然の頸部痛は脊椎急性硬膜外血腫を，糖尿病患者の発熱と頸部痛は脊椎急性硬膜外膿瘍を考えて，積極的に頸部のCTスキャンやMRIを考慮すべきである。

表12-1　Red Flag Neck Pain

激しい頸部痛は血管性疾患から考える
❶ くも膜下出血 　数日経過したSAHが頸部痛で受診する
❷ 急性心筋梗塞（AMI），大動脈解離 　女性のAMIが「主訴；頸部痛，ひどい肩凝り」で受診する
❸ 内頸動脈解離，椎骨動脈解離 　一側の激しい頸部痛，頭痛で受診し，後日，脳梗塞，SAH
❹ 脊椎急性硬膜外血腫 　アスピリン，ワーファリン，出血傾向
❺ 脊椎硬膜外膿瘍 　糖尿病＋頸部痛＋発熱は要注意！

［推奨文献］
1) Kobayashi H, et al：Extracranial and intracranial vertebral artery dissections：a comparison of clinical findings. *J Neurol Sci* **362**：244-250, 2016
2) Thomas LC, et al：Risk factors and clinical presentation of cervical arterial dissection：preliminary results of a prospective case-control study. *J Orthop Sports Phys Ther* **45**：503-511, 2015

case 13

「めまいで動けない」と受診した高血圧治療中の患者

症状

めまい・
失神・痙攣

69歳，女性
既　往　高血圧で降圧薬を不規則に内服
病　歴　「めまい」のためにトイレの前で動けなくなっているところを，帰宅した家人が見つけて救急車を要請した。
所　見　意識清明，血圧86/62，脈拍72/分，呼吸20/分，体温35.8℃
　　　　複視なし，構語障害なし，眼振はっきりしない，顔面，四肢には筋力，感覚とも左右差なく正常。
検　査　頭部CTスキャン
経　過　研修医は小脳～脳幹梗塞を疑い，神経内科医にコンサルテーションして，頭部MRIまで施行したが著変は認められなかったので，「内耳疾患によるめまい」と診断した。頭部MRIからERに戻って10分後にショック状態となって，再度，本人から話を聴くと，「トイレで排便中に胸と背中の痛みが最初にあった」と言う。胸部CTスキャン（図）を施行すると，スタンフォードA型の大動脈解離で，心嚢に破れ込んで心タンポナーデをきたしていた。

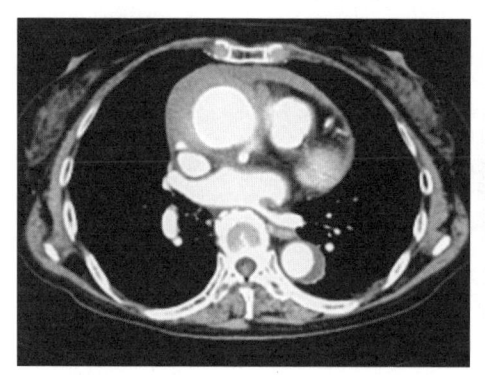

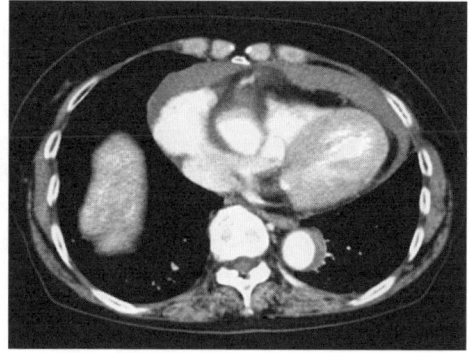

Q 担当した研修医の対応で足らなかったことは何でしょう？

case 13
症　状

めまい・失神・痙攣

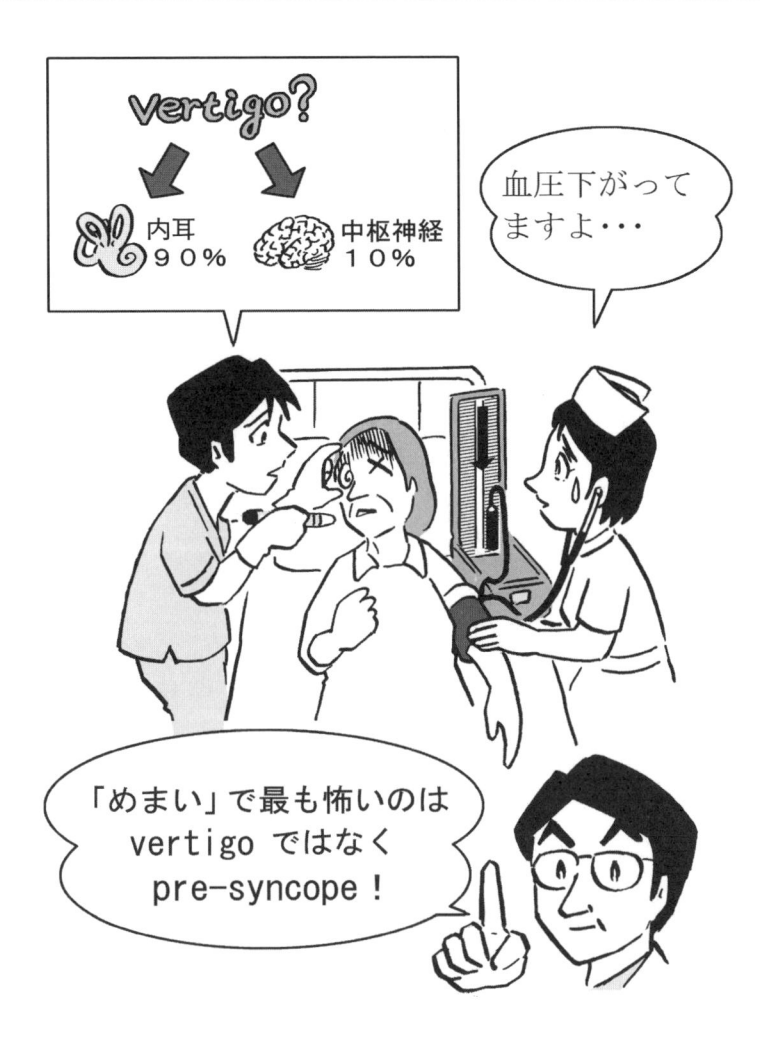

vertigo?
内耳 90%　中枢神経 10%

血圧下がってますよ…

「めまい」で最も怖いのは vertigo ではなく pre-syncope！

case 13 救急治療

「めまい」で最も怖いのは vertigo ではなく，pre-syncope！

めまい・失神・痙攣

1 pre-syncope

図 13-1 で示したように，主訴「めまい」「ふらつき」では，3 群に分けて考えるとわかりやすい。「ぐるぐる回る」とか「景色が一方向に流れていく」という場合には，vertigo と解釈してよい。Vertigo なら 90％は内耳疾患で，残りが中枢神経疾患である。特に血圧が高い患者や生まれて初めて高齢者が vertigo を訴えて受診したのなら，中枢神経疾患から考えるべきである。

同じ主訴「めまい」「ふらつき」でも，「立ちくらみみたい」とか「血の気が引いていく感じ」という場合には pre-syncope，すなわち syncope 一歩手前，前失神であり，ほとんどが頸部から下の疾患であり，中枢神経の検索は無駄であるばかりか，患者を危険にさらすことになる。多くの pre-syncope では普段より血圧が低下している。

もし，vertigo か pre-syncope か区別がつかない「めまい」なら，すべてを考慮して検索順位を決める難しい作業となる。62 頁の one point study も参考にしてほしい．

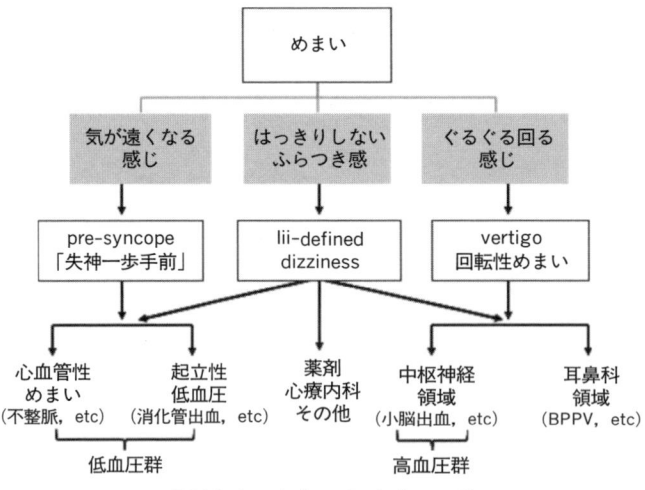

```
                    めまい
        ┌─────────────┼─────────────┐
   気が遠くなる    はっきりしない    ぐるぐる回る
      感じ         ふらつき感         感じ
        │             │               │
   pre-syncope    Ill-defined       vertigo
  「失神一歩手前」   dizziness      回転性めまい
    ┌───┴───┐        │         ┌──────┴──────┐
  心血管性  起立性    薬剤     中枢神経      耳鼻科
   めまい  低血圧   心療内科    領域         領域
  (不整脈, (消化管出血, その他  (小脳出血,    (BPPV, etc)
    etc)    etc)                etc)
    └───┬───┘                   └──────┬──────┘
      低血圧群                        高血圧群
```

図 13-1 めまいのアプローチ

2 pre-syncope の鑑別は syncope の鑑別と同じ

Pre-syncope に間違いなければ，鑑別診断は syncope の鑑別診断と同じである。表 13-1 に示すように，大きく 3 群に分けて考えると覚えやすい。まず，

最も危険な心血管性疾患から考えるようにする。心血管性疾患では，不整脈，器質的心疾患，その他の疾患を考慮する。救急室では心電図で不整脈を否定し，心臓超音波検査で器質的心疾患を否定し，胸部造影CTスキャンでその他の疾患（大動脈解離，肺塞栓，原発性肺高血圧症など）を否定する。不整脈では52頁のone point studyに示すような「不整脈で急死しうる先天性3羽ガラス」（WPW症候群，Brugada症候群，先天性QT延長症候群）の心電図を覚えておく。次に起立性低血圧をきたす内出血，ひどい脱水，薬剤を考える。これらが否定できたら，生命に危険がない神経介在性疾患を考える。

表13-1　pre-syncope，syncopeの鑑別診断

1. 心血管性
   不整脈（頻脈型，徐脈型，先天性）
   心疾患（弁膜症，心筋症，粘液腫，急性心筋梗塞）
   その他（大動脈解離，肺塞栓症，原発性肺高血圧症）
2. 起立性低血圧
   消化管出血，肝癌破裂，大動脈瘤破裂，異所性妊娠破裂，薬剤
3. 神経介在性
   血管迷走神経反射
   状況性（咳，嚥下，嘔吐，排便，排尿，髪をといているとき）
   頸動脈洞刺激性

③ 大動脈解離の診断

大動脈解離は症状が多彩なために初期診断が難しい。誤診が致命的になるため医事紛争になりやすい。研修医のうちに非典型的な大動脈解離の受診に強くなっておく必要がある。case 71の表71-1に大動脈解離の初期診断のピットフォールを挙げる。

④ 研修医の先生だけで「患者が一度も言われていない診断」はつけない！

患者がこれまでに一度も言われたことがない診断をつける際には，極端に慎重であるべきである。case 60の表60-3に挙げたように，研修医の先生が「生まれて初めて…の診断をつける」場合には必ず上籍医，専門医に確認をとるべきである。提示した症例も生まれて初めての「内耳性めまい」と診断されてしまった。これまでに同様のめまいで「内耳性めまい」の診断を受けていたなら，今回のアプローチでもよいが，生まれて初めての場合であること，高血圧の患者が低血圧で運ばれていることから，中枢神経疾患や内耳疾患は後回しにして，血圧を低下させるpre-syncopeの鑑別をするべきであった。

5 排便中，排便直後に発症した患者は重篤な疾患を考える

長く救急室で働いてきた経験から，排便中や排便直後の救急搬送患者は重篤な疾患が見つかることが多いと思う。case 60 の表 60-2 のように考えて積極的に検索することを勧めたい。

[推奨文献]
1) Wittels K : Aortic emeregencies. *Emerg Med Clin North Am* 29：789-800, 2011
2) American college of emergency physicians clinical policies subcommittee（writing committee）on thracic aortic dissection : Clinical policy : critical issues in the evaluation and management of adult patients with suspected acute nontraumatic thoracic aortic dissection. *Ann Emerg Med* 65：32-42, 2015

one point study

■不整脈で急死しうる先天性3羽ガラス

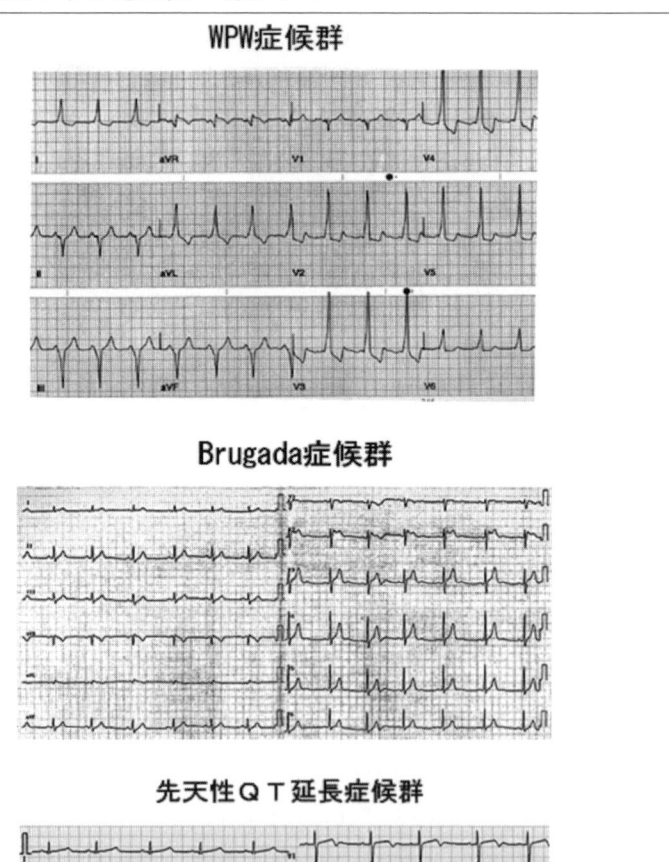

WPW症候群

Brugada症候群

先天性QT延長症候群

case 14

突然気を失った

症状

めまい・失神・痙攣

62歳，男性

既　往　高血圧（放置），ヘビースモーカー

病　歴　午前4時ごろ，胸の重苦しさで目が覚め，妻を起こしたが，数分後に気を失ったらしく，後は覚えていないが，気がついたら救急車内だったという。妻の話では，起こされて，胸をさすってあげていたら，意識がなくなり，数十秒の全身痙攣が起きたので，慌てて救急車を呼んだという。全身痙攣は生まれて初めてとのこと。

所　見　血圧96/68，脈拍66/分（整），呼吸16/分，体温35.9℃，診察ではかなりの肥満以外に異常なし。

経　過　担当した研修医は，頭蓋内病変を疑い，頭部CTスキャンを撮影して異常がないため，夜明けまで救急室観察ベッドで待機させ，神経内科医外来に受診させた。神経内科医はMRI，脳波の検索のために入院とした。翌朝午前5時ごろに再び全身痙攣が起きた。

Q　何を疑うべきだと思いますか？

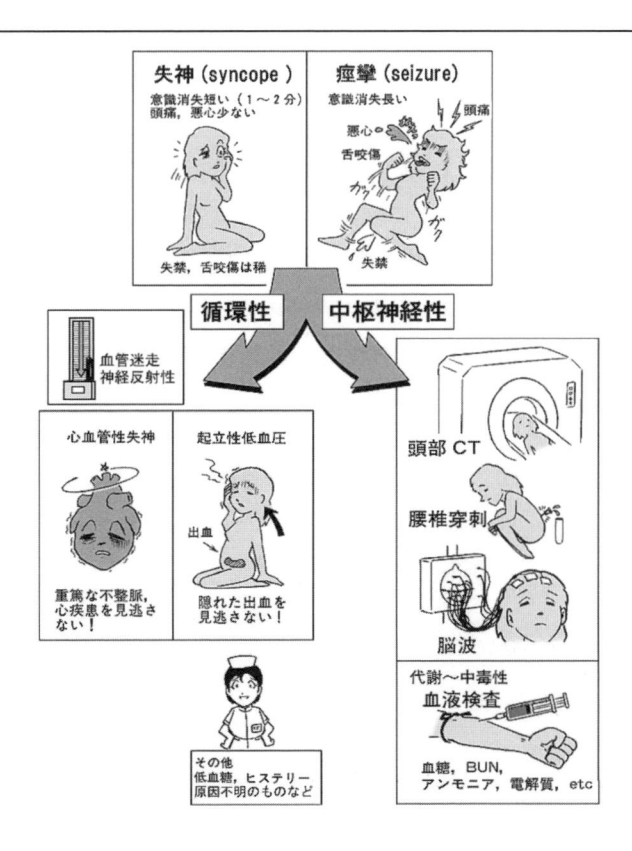

case 14 「めまい (pre-syncope)，失神，意識障害，痙攣」は3群に分ける！

救急治療

めまい・失神・痙攣

救急室には「倒れた」という主訴で，「めまい (pre-syncope)，失神，意識障害，痙攣」の患者が受診する。筆者はまず循環性，中枢神経性，代謝〜中毒性の3群に分けて考えるようにしている。表14-1 に示すような詳細な医療面接とバイタルサイン，身体所見を使って，ある程度絞り込んでから，検索を開始する。なぜかと言うと，循環性は急変しやすい疾患もあるので，中枢神経性や代謝〜中毒性と誤認すると，取り返しのつかない結末になるからである。まずこの3群の違いを理解することが必要である。

表 14-1 主訴「倒れた」における医療面接

❶ 何をしているとき？（臥位？ 座位？ 立位？）
❷ 倒れる直前，どこか具合が悪いと言わなかったか？
❸ どういうふうに倒れたか？
❹ 倒れたとき，どこかぶつけなかったか？
❺ 倒れた直後，どんな体位にされていたか？
❻ どれくらいしてから意識が戻ったか？
❼ 意識不明の間，ぐったりしていた？ 身体を硬くしていた？
　　　　　　　　　ひきつけしていたか？ 口から泡を出していた？
❽ 過去に同様な発作がなかったか？

1 循環性

脳には問題はなく，なんらかの理由で脳全体の血流が減少したために起きる事象で，表 14-2 のように脳血流の減少の程度によって，めまい (presyncope) から全身痙攣（心肺停止一歩手前）までさまざまである。

表 14-2 脳血流減少による症状

脳血流の減少の程度が進行するにつれて
症状が重くなる

めまい (pre-syncope)
↓
失神 (syncope　立位保持が不可能になる意識障害，数分で完全回復)
↓
一過性意識障害（数分以上の意識障害だが，自然に回復）
↓
意識障害＋片麻痺（数分以上の意識障害で，片麻痺も出現　case 6 参照）
↓
意識障害＋全身痙攣（数分以上の意識障害で，全身痙攣も出現）

脳だけでなく，身体全体の循環も低下しているため，現場ではとても血圧が低く，救急室に到着したときの血圧も低めのはずである．意識を失くす直前に患者がどんな症状を訴えたかも大きな決め手になる．

① 心血管性：頻度としては少ないが見逃すと致命的なので**表 14-3** のような場合にはこれから考える．例：重篤な不整脈，急性冠症候群，心筋症，大動脈狭窄症，大動脈解離，肺塞栓，原発性肺高血圧症

② 起立性低血圧性：心血管性の次に考える．例：出血（消化管出血，腹部大動脈瘤破裂，異所性妊娠破裂，肝癌破裂）

③ 神経介在性：最も多く予後良好だが，心血管性と起立性低血圧によるものが否定できてから考える．例：血管迷走神経反射性，状況性（咳，嚥下，嘔吐，排尿，排便），頸動脈刺激性

この群での身体所見は，頸部静脈の怒張の有無，血圧の左右差，呼吸音の左右差，AR の雑音の有無，腹部触診，直腸診，下肢の腫脹の有無などが重要である．検索は，心電図，血液検査（心筋マーカー，血算，BUN，Cr，血清 K，d-Dimer），心エコー，腹部エコー，大腿静脈エコー，胸部腹部 CT スキャンなどが候補となる．

表 14-3 心血管性の「めまい，失神，意識障害，痙攣」を疑う場合

1．中年以降，特に高齢者に初めて起きた
2．急死の家族歴がある
3．臥位で起きた
4．運動中や運動の直後に起きた
5．胸痛，背部痛，動悸，呼吸苦の後に起きた
6．5 秒以下の前駆症状の後に起きた
7．心電図で心房細動，脚ブロックなどがある場合

2 中枢神経性

特発性てんかんの 1 つである数秒の欠神発作から，痙攣重積のように意識障害が遷延するものまで多岐にわたる．これらは救急室到着時には血圧は高めであり，項部硬直の有無，神経学的左右差の有無などが身体診察では重要となる．①はすでに診断がついている場合が多いので，医療面接でうまく聞き出せば診断は容易である．②は頭部 CT スキャンや MRI の画像診断，腰椎穿刺による脳脊髄液検査が決め手となる．

①特発性てんかん

②症候性てんかん：髄膜脳炎，脳動静脈奇形，脳腫瘍，脳卒中，脳卒中後遺症，脳損傷後遺症

③ 代謝〜中毒性

医療面接，身体所見と血液検査で診断がつくものである。

低血糖，高浸透圧性高血糖症，尿毒症，肝性脳症，低 Na 血症，高 Ca 血症，薬物中毒，薬物（アルコール含む）禁断痙攣，熱性痙攣

④ バイタルサインからのアプローチ

救急室での現実的なアプローチとして，上記の3群の違いを理解したうえで，医療面接をしながら，バイタルサインを絞り込みに使えるのではないかと考えている。case 6 では，意識障害の原因を考えるときに，血圧が高いときに頭蓋内，血圧が低いときは頭蓋内以外の原因を検索するべきと解説したが，図14-1 に示すように意識障害だけでなく，「めまい，失神，痙攣」の鑑別にも拡大して，血圧が使えるのではないかと思うのである。血圧が高い場合には中枢神経疾患狙いでよいが，血圧が低ければ，循環性や代謝〜中毒性疾患から考える。筆者は呼吸数にも注目している。意識障害の患者で呼吸数が減少している場合は大抵，中枢神経を抑制するタイプ（眠剤）の薬物中毒である。

このように考えれば，提示した症例は，意識障害・痙攣の前，妻に「胸が重苦しい」と訴えていること，虚血性心疾患の危険因子（高血圧，喫煙歴）があること，臥床したまま意識障害，痙攣が起きていること，来院時に血圧が低めであることなどから，最初から中枢性疾患は考えずに（頭部 CT スキャンは後回しにして），循環性疾患から検索できた可能性がある。神経内科より循環器内科に紹介することができたはずである。症例は神経内科入院後の2回目の痙攣時に運よく心電図が記録され（図14-2），異形狭心症の発作中に完全房室ブロックが起きて，全身痙攣（アダムス・ストークス症候群）をきたしたと診断

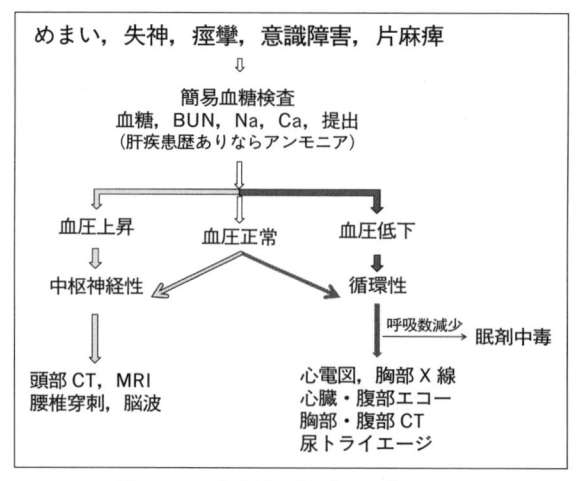

図 14-1 血圧を用いたアプローチ

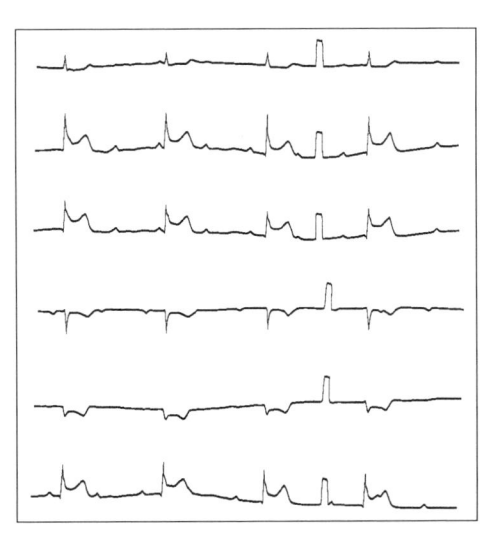

図14-2 心電図

された。
　このように，最初にどの科の医師にコンサルテーションするかで運命が変わる患者がいる．最初に診る研修医が患者の運命を握っていることを認識すべきである．

[推奨文献]
1) Costantino G, et al：Syncope clinical management in the emergency department：a consensus from the first international workshop on syncope risk stratification on the emergency department. *Eur Heart J* 2015；advance access published online August 4, 2015 at：http://www.ncbi.nlm.nih.gov/pubmed/26204970

case 15 特発性てんかんの治療中の痙攣発作

症状

めまい・失神・痙攣

23歳，男性
既　往　特発性てんかんで通院中。
病　歴　深夜に痙攣発作を起こして運ばれてきた。
所　見　JCS 300，血圧 160/100，脈拍 96/分，呼吸 26/分，体温 37.2℃，瞳孔不同なし，神経学的左右差なし。
経　過　意識が戻らないまま，再度全身痙攣を起こしたのでセルシン® 10 mg を静注した。カルテが出てきて外来でデパケン® が内服で投与されていることがわかり，フェニトインの点滴静注が行われた。その後患者は痙攣もなくなり，いつもどおり救急室で意識の回復を待って帰宅予定であったがなかなか意識が戻らず，来院してから約4時間後に瞳孔不同が出現。頭部CTスキャンにて頭蓋内血腫が確認された（図15-1 参照）。

Q 失敗の原因はどこにあると思いますか？

痙攣重積

ジアゼパム

ジアゼパムの効果持続は15〜20分程度

アレビアチン®　フェノバール®

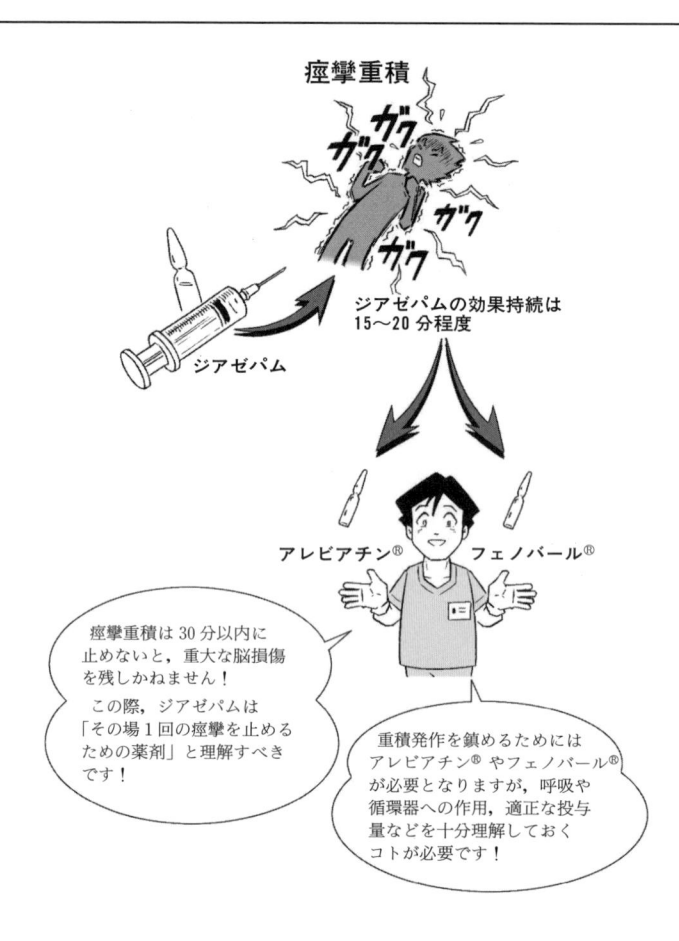

痙攣重積は30分以内に止めないと，重大な脳損傷を残しかねません！
この際，ジアゼパムは「その場1回の痙攣を止めるための薬剤」と理解すべきです！

重積発作を鎮めるためにはアレビアチン® やフェノバール® が必要となりますが，呼吸や循環器への作用，適正な投与量などを十分理解しておくコトが必要です！

痙攣重積は30分以内に止めるべし！

case 15
救急治療

めまい・失神・痙攣

1 痙攣重積の診断

1回の痙攣が20分以上持続する場合と，意識が戻らないまま2回以上痙攣を繰り返す場合を痙攣重積といい，最近の報告では痙攣重積は30分以内に止めるべきであり，さもなければ**重大な脳損傷を残しかねない**としている。

2 痙攣重積のマネジメント

ジアゼパムの静注は15～20分で効果がなくなるため，目前の1回の痙攣を止めるだけの薬剤と理解しておくべきである。痙攣を繰り返す重積の患者に痙攣ごとにジアゼパムの静注を繰り返すだけの治療で時間を浪費してはならない。痙攣重積と判断したら，研修医の先生は以下の3つをする。

❶ 酸素投与，心電図モニター，輸液路を確保（採血）する。
　低血糖，高血糖がないことを簡易血糖測定キットで確認する。
アルコール依存や低栄養状態が疑われたら，ビタミンB_1の100 mgの静注をする。
❷ 目前で痙攣した際にジアゼパムを投与しながら，フェニトイン（またはフォスフェニトイン）の点滴静注を開始する。
❸ 上籍医の応援を要請する。

最近の痙攣重積の推奨（61頁のone point study参照）では，ジアゼパムは5 mg静注を4回（総量20 mg）まで行い，痙攣が止まっても，止まらなくてもフェニトイン（またはフォスフェニトイン）の20 mg/kgの点滴静注開始とされている。よく，フェニトイン1管（250 mg）が投与されて終わっていることが多いが，本来，フェニトインを内服していた患者でない場合には，250 mgだけのフェニトインが重積の治療になっていることは考えにくい。フェニトインの投与は以下の3つを守る。

a．ジアゼパムとは別の輸液路から投与する。同じ輸液路から両方投与すると静脈炎が起きやすい。
b．生理食塩水，または注射用蒸留水で薄めて点滴静注する。ブドウ糖と一緒になると沈殿する。
c．20 mg/kgの点滴静注では，呼吸抑制，血圧低下，不整脈の副作用があり

うるのでモニターしながら50 mg/分以上かけるスピードで行う。

フェニトインの投与でも痙攣が続く場合には，ミダゾラム（0.2 mg/kg静注後，0.05〜2.0 mg/kg/時で持続点滴），フェノバール®（5〜15 mg/kg静注後，0.5〜10 mg/kg/時で持続点滴），プロポフォール（3〜5 mg/kg静注後，1〜15 mg/kg/時で持続点滴）のいずれかの投与が推奨されている。これらの薬剤では呼吸抑制が強く出る可能性が高いので，気管挿管は必須である。

③ 痙攣重積の原因検索

痙攣重積の場合には表15-1のように抗痙攣薬服用の中止や不規則な服用，アルコール，脳血管障害，薬物中毒，頭部外傷，髄膜（脳）炎などの重積の原因を必ず考えながら，痙攣の治療と原因の検索の両方を同時進行で進めるべきなのである。

表15-1　痙攣重積の原因

1．抗痙攣薬の中止
2．中枢神経（脳血管障害，頭蓋内血腫，脳腫瘍，髄膜脳炎，脳膿瘍，血管炎）
3．代謝性疾患（低血糖，低Na血症，低Ca血症，低Mg血症）
4．中毒（アルコール禁断，コカイン，三環系抗うつ剤，抗コリン作動薬，急性イソニアジド中毒）
5．子癇

④ 痙攣して倒れたときの外傷の可能性を忘れるな！

提示した症例は最初に痙攣が起きて倒れたときに頭部を強打し，脳内血腫が生じていた（図15-1）のを，痙攣重積のための意識障害と見誤ったのである。頻繁に痙攣発作で来院する患者の場合，「いつものてんかんの患者」として安易に診てしまうことが多いので，倒れたときの外傷の有無についての詳しい医療面接と頭皮の診察を忘れがちになる。この症例のような頭部外傷以外に，痙攣発作時には脊椎圧迫骨折，肩関節脱臼などが起こりうる。

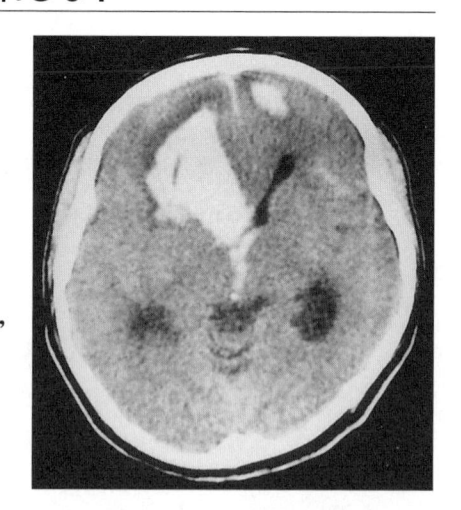

図15-1　外傷性脳内血腫
右前頭葉に大きな血腫が認められる

［推奨文献］
1) Shearer P, et al：Generalized convulsive status epilepticus in adults and children：treatment guidelines and protocols. *Emerg Med Clin North Am* **29**：51-64, 2011
2) American college of emergency physicians clinical policies subcommittee (writing committee) on seizures. clinical policy：critical issues in the evaluation and management of adult patients presenting to the emergency department with seizures. *Ann Emerg Med* **63**：437-447, 2014

one point study

■痙攣重積のアプローチ

ジアゼパム（セルシン®, ホリゾン®）
5 mg 静注を痙攣が止まるまで，
あるいは総量 20 mg まで。
↓
痙攣が止まっても，止まらなくても
フェニトインまたはフォスフェニトイン（20 mg/kg）※
↓
痙攣が止まらなければ，
気管挿管，神経内科コンサルテーション
原因検索（頭部 CT スキャン，腰椎穿刺）
↓
① ミダゾラム（0.2 mg/kg 静注後，0.05〜2.0 mg/kg/時で持続点滴）
② ペントバルビタール（5〜15 mg/kg 静注後，0.5〜10 mg/kg/時で持続点滴）
③ プロポフォール（3〜5 mg/kg 静注後，1〜15 mg/kg/時で持続点滴）
のいずれかを開始する。

※フェニトインまたはフォスフェニトイン（20 mg/kg）
・静脈炎が起きやすいため，ジアゼパムとは別の輸液路から投与する。
・ブドウ糖と混ぜると沈殿するので，生理食塩水か蒸留水で希釈する。
・投与速度が速すぎると低血圧，不整脈，呼吸抑制あり。心電図モニターを見ながら，50 mg/分以下のスピードを守る。

(Shearer P, et al：Generalized convulsive status epilepticus in adults and children：treatment guidelines and protocols. *Emerg Med Clin North Am* **29**：51-64, 2011 より改変)

case 15

救急治療

めまい・失神・痙攣

one point study

■めまいの鑑別診断

　めまい，失神，一過性意識障害，全身痙攣，片麻痺，持続性意識障害の鑑別診断は幅が広すぎて，なかなか把握できないはずである．研修医の先生方がその多岐にわたる鑑別診断に慣れる手助けに，下図を用意した．それぞれの患者で診断がついた際に，下図のどの位置にいた患者か振り返ってみるとよい．

　研修医の先生方の弱点は，めまい，失神，一過性意識障害，全身痙攣，片麻痺，持続性意識障害の患者の場合に，常に中枢神経疾患から考える癖がついていることである．血圧が低い場合には中枢神経疾患以外の原因で血圧低下をきたし，その結果，脳血流の低下によってめまい，失神，一過性意識障害，全身痙攣，片麻痺，持続性意識障害が起きている可能性が高いと考えるべきである．最初に中枢神経系疾患の検索を開始するか，心血管系疾患の検索をするかは，血圧で決定すれば大きな間違いが防げる．

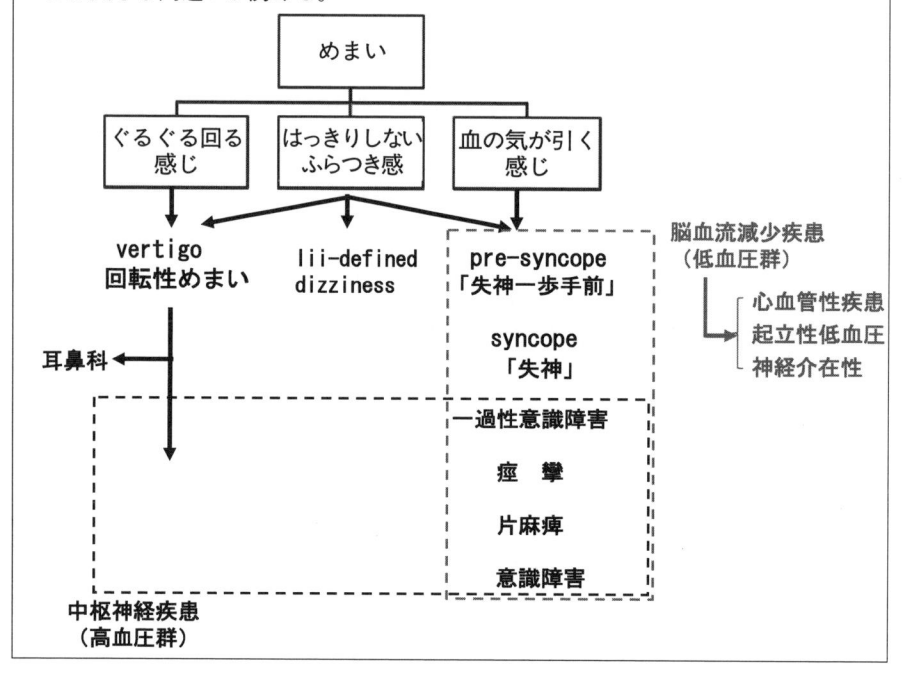

```
                        ┌──────────┐
                        │  めまい   │
                        └──────────┘
              ┌────────────┼────────────┐
    ┌─────────┐   ┌──────────────┐   ┌─────────┐
    │ぐるぐる回る│   │はっきりしない │   │血の気が引く│
    │  感じ    │   │ ふらつき感    │   │  感じ    │
    └─────────┘   └──────────────┘   └─────────┘
         ↓              ↓                ↓
      vertigo      Iii-defined       pre-syncope      脳血流減少疾患
     回転性めまい    dizziness      「失神一歩手前」      （低血圧群）

                                     syncope         ┌ 心血管性疾患
   耳鼻科 ←                          「失神」        ─┤ 起立性低血圧
                                                    └ 神経介在性
                                   一過性意識障害
                                      痙  攣
                                      片麻痺
                                     意識障害

    中枢神経疾患
    （高血圧群）
```

3 呼吸・循環

case 16　前胸部絞扼感（過去3回軽い発作あり）

case 17　前胸部痛，ただし心電図異常なし

case 18　気管支喘息重積

case 19　気管支喘息治療中，呼吸困難増強

case 20　高齢者の wheezing dyspnea

case 21　主訴「咳止めがほしい」から呼吸不全へ

case 22　喘鳴を伴った呼吸困難

case 23　嘔吐中の胸痛，心窩部痛

case 16 前胸部絞扼感（過去3回軽い発作あり）

症状：呼吸・循環

62歳，男性

既　往　数年前から高血圧。治療はしていない。喫煙1日20本40年。

病　歴　午前5時，トイレの帰りに突然前胸部に絞扼感が出現して苦しみ，約30分後救急室に到着した。病院到着時には症状はほとんど消失していた。悪心，嘔吐はなく冷汗もなかった。結局，絞扼感は約15〜20分続いたことになる。2週間ぐらい前から同様の軽い発作が10分ぐらい，体動時に3回あったが，休んでいるとすぐ治るため，病院には行かなかったという。今回の発作は過去の3回より強く，そして長かったが，もうよくなったとのことであった。

所　見　意識清明，血圧160/90，脈拍96/分（整），呼吸24/分，体温36.4℃

検　査　心電図では洞調律でST-T波の変化は認められず。

経　過　担当医は狭心症と診断して，「夜が明けたら，この病院の内科外来の心臓の専門医に受診するように」とアドバイスして帰した。約1時間後に，患者は激しい前胸部絞扼感で救急室に戻ってきたが，到着直後，心肺停止（心室細動）となる。5回の電気ショックで洞調律に戻り，心電図でV_1〜V_4にはっきりしたSTの上昇が認められ，その後Q波も出現し急性前壁中隔心筋梗塞と診断された。

Q 最初に受診したときの担当医師の判断をどう思いますか？

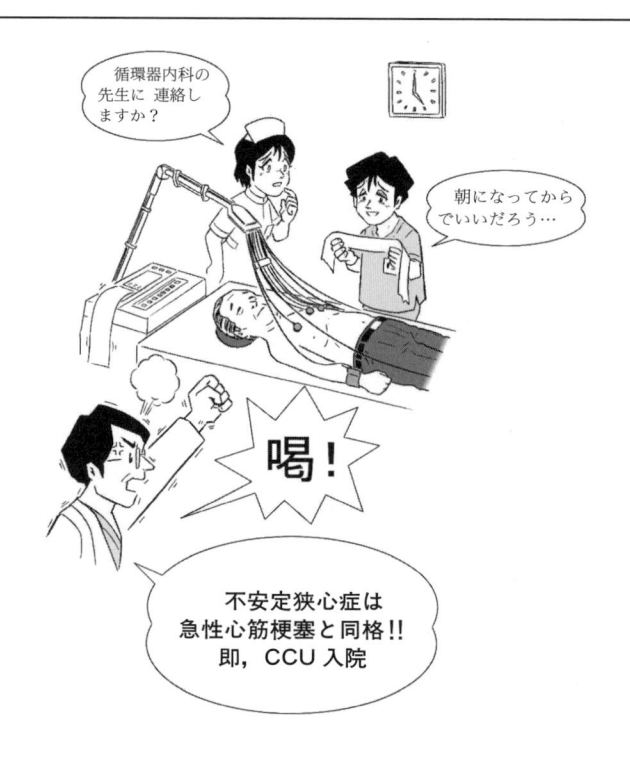

循環器内科の先生に連絡しますか？

朝になってからでいいだろう…

喝！

不安定狭心症は急性心筋梗塞と同格!! 即，CCU入院

Risk factor のある胸痛患者は循環器内科医への相談なしに帰すな

case 16

救急治療

呼吸・循環

　この担当医師というのは筆者で，医者になって2カ月目ごろだったと思う。1年目研修医として働き始める最初の1週間にオリエンテーションがあり，そのとき確かに risk factor のある胸痛患者は1年目研修医だけで帰してはならないと強く説明があったのに，それを守らなかったため失敗したのである。午前5時という時間に内科の医師を起こすのがおっくうで，2～3時間して夜が明けたら始まる内科外来の医師がうまくやってくれるだろうという安易な気持ちがあったのである。急性冠症候群の怖さが実感としてわかっていなかった時代の失敗である。先輩から良いアドバイスをもらっているのにそれが生かせないことが，その頃よくあったのを覚えている。

1 不安定狭心症は急性心筋梗塞と同格，全部 CCU 入院

　狭心症は表 16-1 のように分類される。
　これらのうち，stable effort angina を除いたあとのすべてを不安定狭心症と呼び，近い将来に急性心筋梗塞が起こる可能性が高いことと急死がありうることから CCU に入院の適応なのである。自然経過では発症して3カ月以内に不安定狭心症 360 例のうち 41％が心筋梗塞となり，16％が死亡したという報告もあり，間違って救急室から帰してしまった場合の罪は重いといわざるを得ない。提示した症例は，明らかに worsening effort angina に属するため，救急室から帰すことは絶対許されない患者であった。
　このように狭心症の患者では，心電図よりも胸痛発作の医療面接のほうが患者の緊急度の判定には重要なのである。ちなみに，不安定狭心症 81 例の発作時の心電図で一過性のT波の逆転や ST の低下の認められたものが 48 例，一過性の ST の上昇の認められたものが 5 例，そして有意の変化の認められなかったものがなんと 21 例もあったという報告もある。

表 16-1　狭心症の分類

❶労作性狭心症は以下の3つに分けられる
　(1) stable effort angina………1カ月以上前からある狭心症
　(2) de novo effort angina……過去1カ月以内から初めて出現してきた狭心症
　(3) worsening effort angina…同じ運動量で発作の頻度，程度，持続時間が突然悪化した狭心症
❷安静狭心症
　安静狭心症のうち発作時に ST が上昇するものを異型狭心症と呼ぶ

2 不安定狭心症の対応

　不安定狭心症を含む急性冠症候群が疑われる場合は，即，循環器科専門医に相談すべきである。循環器専門医がいない施設では，可能な限り，冠動脈造影が可能な施設に転送すべきである。転送できない事情がある場合や，循環器科専門医にバトンタッチまで時間がかかる場合には，以下のような治療が推奨されている。

1. ベッド上安静，心電図モニター，酸素投与（SpO_2；90％以上を維持）
2. 胸痛が寛解しないか，不安が強い場合は塩酸モルヒネを静注する。
3. アスピリン（162〜325 mg）を咀嚼服用させる（アスピリン禁忌患者はチクロピジン）。
4. アスピリン投与下で，ヘパリンの静脈内投与を行う。
5. 硝酸薬，β遮断薬を投与する（β遮断薬が投与できない場合は，ベラパミルまたはジルチアゼムなどのカルシウム拮抗薬）。
6. 安静時の心拍数 70/分未満，収縮期血圧 140 mmHg 未満を目標として管理する。
7. 心筋虚血の増悪因子を加療する。

3 急性冠症候群の診断

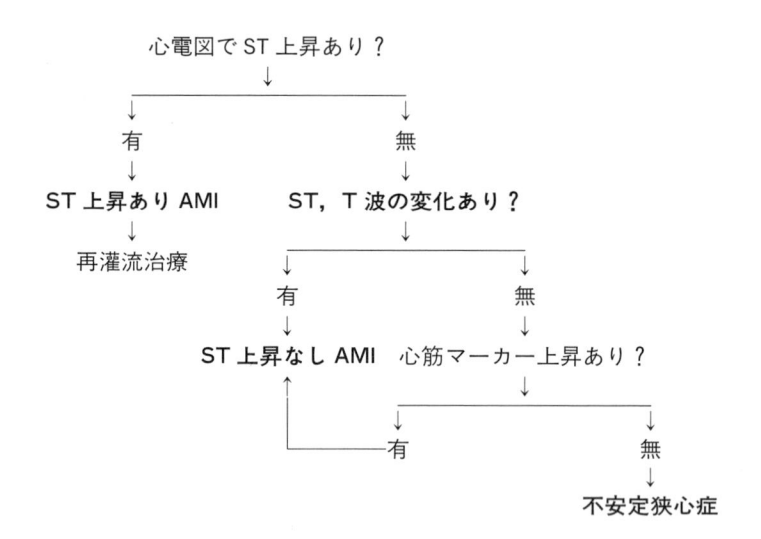

```
              心電図でST上昇あり？
              ↓         ↓
              有         無
              ↓          ↓
         ST上昇ありAMI   ST，T波の変化あり？
              ↓          ↓         ↓
           再灌流治療     有         無
                         ↓          ↓
                    ST上昇なしAMI  心筋マーカー上昇あり？
                         ↓          ↓        ↓
                         └──有       無
                                     ↓
                                  不安定狭心症
```

［推奨文献］
1) Yiadom MY：Emergency department treatment of acute coronary syndromes. *Emerg Med Clin North Am* **29**：699-710, 2011

case 17

前胸部痛，ただし心電図異常なし

症　状

呼吸・循環

76歳，男性
既　往　10年前から，高血圧と糖尿病で内服加療中。
病　歴　ナイターのゲートボール中に前胸部のしめつけられる感じを訴えて，救急車で救急外来に運ばれた。午後8時ごろ，到着したときには胸痛はほとんど治まっていたが，本人の話では約30分ぐらいは持続していたとのことであった。また，胸痛が持続している際に嘔吐が1回あり，冷汗もあった。
所　見　意識清明，血圧150/99，脈拍92/分（整），呼吸24/分，体温36.8℃，胸部聴診では異常なし。
検　査　心電図（図17-1A），V_2，V_3のT波が少し尖っていてやや高い以外には，Q波もSTの上昇も認められなかった。白血球数：正常，トロポニンT：陰性，CPK-MB：正常。
経　過　狭心症の診断で一般病棟に入院した。その後，患者は胸痛も訴えず順調に思えたが，翌朝9時，心電図（図17-1B），V_1〜V_4までQSパターンでSTが上昇，CPK-MB：900。CCUへ移される途中で心室細動となり心肺停止した。

Q 来院時の心電図，心筋マーカーに心筋梗塞に合う異常が出ていないのをどう考えますか？

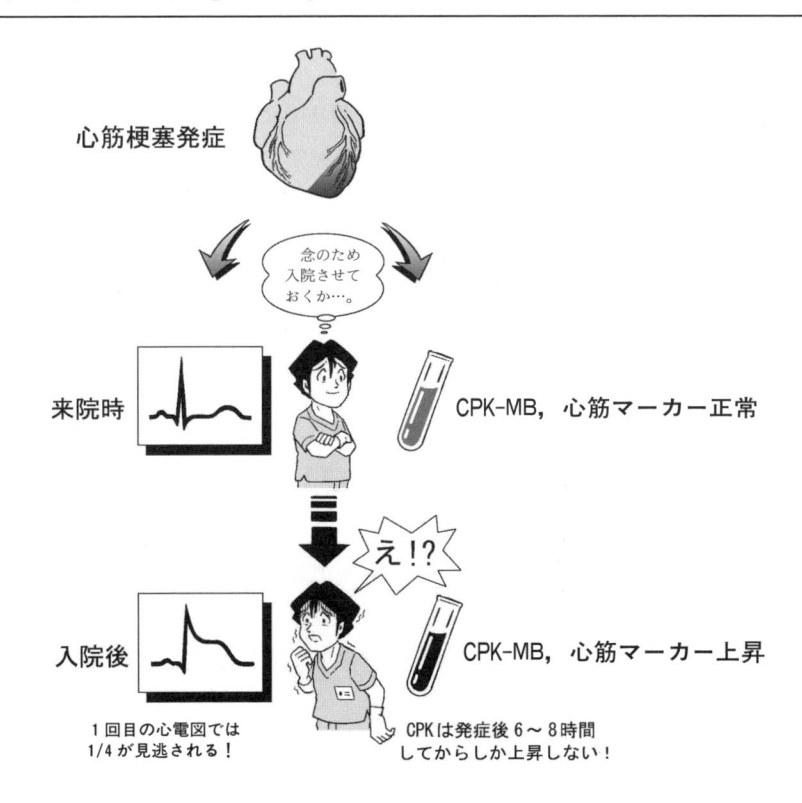

心筋梗塞発症

念のため入院させておくか…。

来院時　　CPK-MB，心筋マーカー正常

え!?

入院後　　CPK-MB，心筋マーカー上昇

1回目の心電図では1/4が見逃される！

CPKは発症後6〜8時間してからしか上昇しない！

case 17　1回の心筋マーカー，心電図のみで急性心筋梗塞を否定するな！

救急治療

呼吸・循環

　危険因子を持った胸痛患者では，来院直後の心電図やトロポニンT，H-FABP，CPK-MBで急性心筋梗塞の証拠が認められない場合にも，できるだけ早く循環器内科医にコンサルテーションすべきである。

① 米国の救急室での医事紛争（敗訴金額）第1位は急性心筋梗塞の診断ミス

　過去30年以上にわたって，米国の救急室での医事紛争（敗訴金額）第1位は急性心筋梗塞の診断ミスである。米国の訓練された救急室専門医が，なぜ，急性心筋梗塞の診断で間違えるのだろうか。それは急性心筋梗塞の診断が難しいからである。

❶ 主訴「胸痛」だけに注目すると1/4は見逃される。

　胸痛を訴えず，放散痛（左右の肩〜上肢，咽頭痛〜頸部痛，背部痛，心窩部痛）を主訴に受診する患者が少なくないのである。「ひどい肩凝り」「奥歯が痛い」「身体全体がつらい」などという主訴で，救急室の待合室に長く待たされてしまう患者もいる。高齢者，女性，糖尿病，心不全，脳卒中の既往などが，胸痛を主訴としない急性心筋梗塞の危険因子とされている。最も注意すべきは「胃が痛い」という主訴である。日本は消化器の検索が早いので，腹部超音波や内視鏡検査が行われ，検査中に心肺停止することがある。

❷ 来院直後の心電図だけに注目すると1/4は見逃される。

　発症直後に受診すると，心電図変化が完成していない場合があり，約1/4は循環器専門医がみても急性心筋梗塞と診断できないという報告がある。

　本症例の来院時の心電図（図17-1 A）でV_2，V_3のT波が高いのは，急性心筋梗塞の超急性期に認められるhyperacute T wave changeと呼ばれる有名なものであり，経過を追ううちに，遅れて典型的なSTの上昇（図17-1 B）が出現するのである。

❸ 来院直後の心筋マーカーだけに注目すると約1/2は診断できない。

　トロポニンT，H-FABP，CPK-MBは発症後3〜5時間してからしか上昇してこないので，発症早期に受診した患者には役に立たないのである。

　筆者は急性冠症候群の危険因子を持っているかどうかを重要視すべきと考えている。もし危険因子を持っている患者が，臍から顎までの，どの部位でも不快感〜痛みを訴えてきた場合には，まず急性冠症候群を疑うことからスタート

し，できるだけ循環器専門医による評価をお願いすることにしている．早目のコンサルテーション（転送）での空振りを恐れる必要はない．なぜなら，診断が容易になる時期では循環器専門医は腕が振るえないのだから．

case 17
救急治療

呼吸・循環

心電図 A

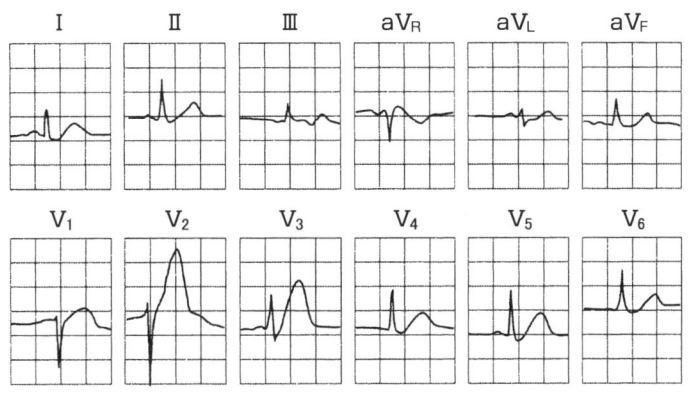

来院時の心電図：V_2，V_3 で高い T 波が認められる
（急性心筋梗塞初期の hyperacute T wave）

心電図 B

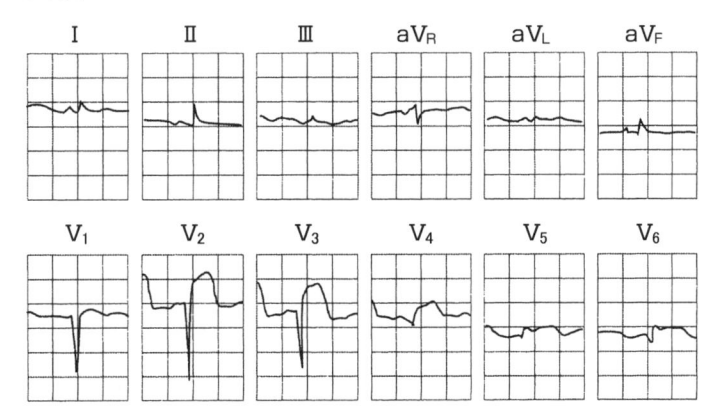

翌日朝 9 時の心電図：V_2〜V_6 に ST 上昇，Q 波が出現して急性心筋梗塞とわかる

図 17-1 急性心筋梗塞の心電図

2 危険因子＋胸痛なのに，心電図で急性冠症候群らしくない場合

筆者は救急室での危険因子を持った胸痛患者は，急性冠症候群→大動脈解離→肺塞栓→食道破裂という順番に考えることにしている．

① 急性冠症候群→心電図，心筋マーカー，心エコー
② 大動脈解離→血圧左右差，AR の雑音，胸部 X 線写真，d-Dimer，胸部 CT
③ 肺塞栓→下肢の浮腫，大腿静脈エコー，心エコー，d-Dimer，胸部 CT
④ 特発性食道破裂→胸部 X 線写真，胸部 CT（胸水，気胸，縦隔気腫）

［推奨文献］
1) Fanaroff AC, et al：Does this patient with chest pain have acute coronary syndrome? The rational clinical examination systematic review. *JAMA* **314**：1955-1965, 2015
2) Thygesen K, et al：Third universal definition of myocardial infarction. *Circulation* **126**：2020-2035, 2012

気管支喘息重積

case 18
症　状
呼吸・循環

26歳，男性

既　往　気管支喘息でサルブタモール（ベネトリン®）とプレドニゾロン10 mgを隔日に服用して通院中。

病　歴　2日前から鼻水，咽頭痛が出現し，その日の夕方から気管支喘息の発作が出現して午後7時に救急室を受診し，ベネトリン® 0.5 mlの吸入で軽快し帰宅した。翌日午前5時，再度 wheezing dyspnea にて来院し，同じ治療で軽快して帰宅。しかし家に着くころには wheezing が出現し，wheezing dyspnea は続いていた。その翌日の昼11時に救急車で運ばれてきた。

所　見　座位になり，全身チアノーゼ，著明な発汗がある。JCS 30，血圧150/90，脈拍126/分，呼吸32/分，SpO_2 82，体温37.4℃，気管の偏位なし，皮下気腫は触れず，聴診で wheezing に左右差はない。

経　過　両鼻カテーテルで酸素5 l/分を開始，ベネトリン® 0.5 ml の吸入，ネオフィリン® 250 mg 静脈注射，ソル・メドロール® 125 mg 静脈注射をしたが，まったく効果なし。
　　　　ネオフィリン®の点滴静注を開始，ソル・メドロール® 500 mg を追加したが軽快せず。

検　査　動脈血ガス分析；pH 7.18，$PaCO_2$ 51，PaO_2 52，HCO_3^- 24（酸素5 l/分）
　　　　救急室から ICU に入院することになった。

case 18

症状 — 呼吸・循環

Q この患者の気管支喘息重積への移行を防ぐ手だてはなかったのでしょうか？

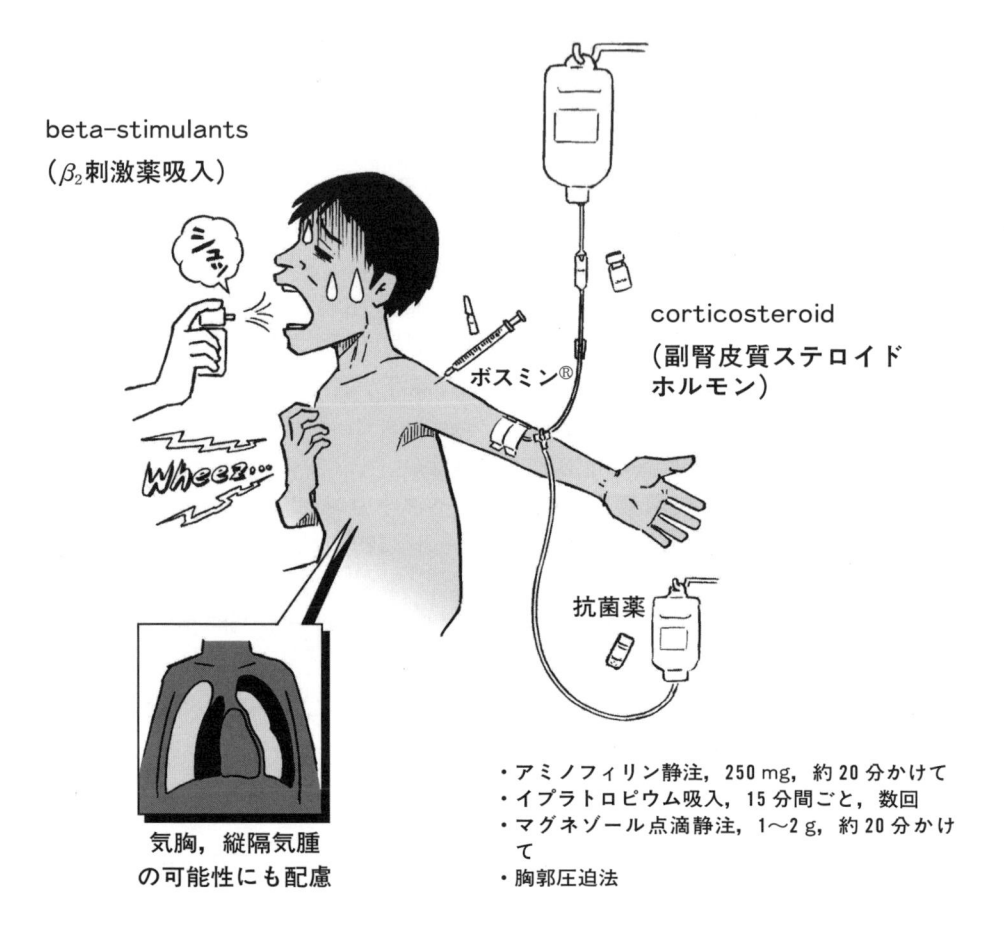

beta-stimulants
（β₂刺激薬吸入）

corticosteroid
（副腎皮質ステロイドホルモン）

ボスミン®

抗菌薬

気胸，縦隔気腫の可能性にも配慮

・アミノフィリン静注，250 mg，約20分かけて
・イプラトロピウム吸入，15分間ごと，数回
・マグネゾール点滴静注，1〜2 g，約20分かけて
・胸郭圧迫法

case 18 救急治療

気管支喘息重積は，前日に診た医師の責任

呼吸・循環

1 気管支喘息の患者から重積の候補をいかに選び出すか？

筆者の経験では，気管支喘息重積患者で救急センターに運ばれた患者は過去24〜48時間以内に1〜2回は近医や救急室に受診していることが多い。その受診の際に，重積になり得る候補を適切に選んで強力な治療で重積にならないようにすることが大事なことだと思う。筆者は**表 18-1**のような患者が24時間以内に2回救急室を受診した場合には重積に至る候補と考え，入院を考慮する。

表 18-1 気管支喘息のハイリスク群

1. high risk age（60歳以上，10歳代後半〜20歳代前半）
2. 過去に集中治療（レスピレータケア）の経験あり
3. 過去の発作中に失神や痙攣があった患者
4. 現在ステロイド投与中か最近ステロイドが中止された患者
5. 過去1週間以内にも救急外来受診歴あり
6. 過去1年以内に入院歴あり
7. 向精神薬使用
8. β_2刺激吸入薬の使い過ぎ（2本以上/月）
9. 自己管理不良（poor adherence）
10. 救急車で搬送された場合

2 気管支喘息の救急室でのアプローチ

以下に筆者のアプローチを述べてみる。

① 患者に「今日の発作は軽い，中ぐらい，ひどい？」と訊ねる。患者自身の判断は大抵正確である。患者が「今日のはひどい」と言う場合は，要注意である。必ず，SpO_2モニター，酸素投与，気道確保ができる部屋のストレッチャーにする。

② β_2刺激吸入薬から開始するが，15分間隔で2回目が終わって「楽になった」と言わない患者は，副腎皮質ステロイドホルモン（ソル・メドロール® 125 mg 静注）の投与をして，入院候補と考える。その後に，軽快して帰宅することになっても，必ず経口ステロイドを増量して（プレドニン® 30 mg，4日間）処方する。提示した症例は，2回目の救急室受診時に少なくとも，経口ステロイドの増量処方を行うべきであった。

かつてよく行われていたアミノフィリンの静注は，今ではエビデンスがはっきりしないということで，あまり用いられなくなった。**筆者は患者が強く希望する場合だけ行っている。**

2～3回のβ₂刺激吸入薬，ステロイドホルモンの静注でも軽快しない場合には入院適応であるが，以下の③，④を考慮する。

③ 発熱や黄色痰があり，痰のグラム染色で1種類の菌が有意に多く認められる場合は，細菌感染が合併していると考え，必ず抗生剤を治療に加えること。痰のグラム染色でグラム陽性の双球菌（*Streptococcus pneumoniae*）が優位ならペニシリン，グラム陰性の球桿菌（インフルエンザ桿菌）が優位ならアンピシリン（アンピシリン耐性のインフルエンザ桿菌の多い施設ならセフォチアム，セファマンドール，セフォタキシムなど）を投与する。白血球は多く見えるが菌があまり見えないときは，すでに抗生剤で治療されているか，マイコプラズマの感染か，気管支喘息自体での黄色痰で細菌感染症ではない場合などを考慮する。感染症があるとわかって副腎皮質ステロイドホルモンの投与を控えたり，量を減らしたりするのはかえって危険と考える。

④ 気胸（呼吸音の左右差）や縦隔気腫（頸部に皮下気腫触知）の可能性にいつも気を配るべきである。

その他では，この症例のように座位で汗をかいている場合，呼吸困難の増悪に伴いwheezingが弱くなってきた場合は重症の発作と判断すべきで，呼吸管理が必要となることが多いので要注意である。発作で眠れない患者にフェノバール®を筋注したり，低酸素血症で暴れる患者にセルシン®を静注したりするのは呼吸管理を覚悟で行うべきである（case 85 参照）。

3 アスピリン喘息の特徴と治療

アスピリン喘息は**表 18-2** のような特徴がある。喘息発作の対応では以下の3つを覚えておくとよい。

表 18-2　アスピリン喘息の特徴

① 女性（男：女＝1：2）
② NSAIDsで喘息発作誘発歴
③ 鼻茸，副鼻腔炎の既往
④ 強い嗅覚低下
⑤ ミント，練歯磨き，香辛料で悪化歴あり

① ステロイド剤の急速静注は禁忌

- コハク酸エステル型ステロイド（サクシゾン®，ソル・コーテフ®，ソル・メドロール®，水溶性プレドニン）は絶対禁忌
- リン酸エステル型（水溶性ハイドロコートン®，リンデロン®，デカドロン®）が望ましいが，添加物が入っているため，1時間以上かけてゆっくり投与するのが望ましい。

② ビソルボン®の吸入は禁忌
③ NSAIDsの誤使用による喘息発作の第一選択はボスミン®，内服ステロイド剤

［推奨文献］
1) Suau SJ, et al：Management of acute exacerbation of asthma and chronic obstructive pulmonary disease in the emergency department. *Emerg Med Clin North Am* **34**：15-37, 2016
2) Buchheit KM, et al：Update on the management of aspirin-exacerbated respiratory disease. *Allergy Asthma Immunol Res* 8：298-304, 2016

case 19 気管支喘息治療中，呼吸困難増強

症状：呼吸・循環

23歳，男性
既　往　気管支喘息で通院中。
病　歴　前日の夕方から軽いwheezingと咳が出現していたが，明け方からwheezingが強くなり，午前6時に救急車で来院した。
所　見　意識清明，血圧130/90，脈拍120/分（整），呼吸24/分，SpO_2 89，体温37.1℃，座位で少し汗をかいているがチアノーゼはない。聴診器なしでwheezingが聞かれる。頸部気管の偏位や呼吸音の左右差，皮下気腫など緊張性気胸を思わせる所見はない。
経　過　当直医は両鼻カテーテルで2l/分の酸素を投与しながら，サルブタモール（ベネトリン®）0.2mlの吸入を3回したが軽快せず。ソル・メドロール® 125mgの側注もし，アミノフィリン（ネオフィリン®）1A（250mg）を静注，ネオフィリン®の点滴静注を開始したが軽快せず，内科一般病棟に入院した。
検　査　胸部X線撮影：肺の過膨張以外には肺炎や気胸は認められなかった。動脈血ガス分析は pH 7.41，$PaCO_2$ 42，PaO_2 58，HCO_3^- 27（酸素2l/分），約2時間後にチアノーゼと意識障害が出現してICUへ移され，レスピレータケアとなった。

Q この患者の入院直前の動脈血ガス分析をどう思いますか？

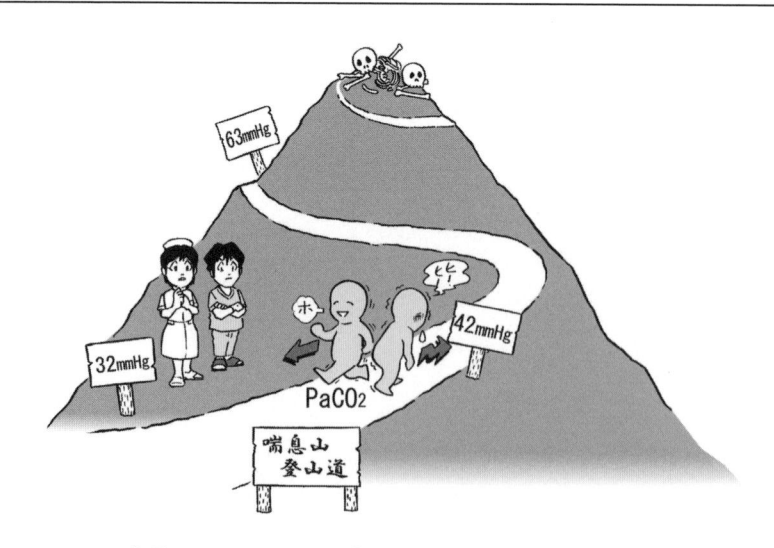

危険な $PaCO_2$ 42 と安全な $PaCO_2$ 42 の
見極めが大切！

PaCO₂ 42 Torr は正常か？

case
19

救急治療

呼吸・循環

　座位で汗をかいていることから中等度以上の気管支喘息の患者と判断して，酸素を投与，ベネトリン® の吸入，ソル・メドロール® の投与，ネオフィリン® の投与，さらにネオフィリン® の点滴静注，それでも軽快しないので肺炎や気胸を捜すべく胸部 X 線撮影，呼吸不全の判定のために動脈血ガス分析と，この研修医の救急室でのマネジメントは見事である．

　しかし，残念なことに動脈血ガス分析の解釈でミスを犯しているといわざるを得ない．この患者は救急室から，内科病棟ではなく，直接 ICU に入るべき危険な患者であったと思われる．問題は動脈血ガス分析の $PaCO_2$ 42 の解釈である．

1 危険な PaCO₂ 42 Torr

　値そのものは確かに正常値の 35〜45 の範囲で，正常と解釈してしまうかもしれないが，この患者の $PaCO_2$ 42 はかなり危険な数字である．気管支喘息の患者では，軽い発作の場合，$PaCO_2$ は過換気のために低下して 30〜35 ぐらいが普通である．発作が中等〜重症になって患者が疲れてきてはじめて，低下した $PaCO_2$ は上がり始めるのであり，最初 30 前後に低下していた $PaCO_2$ が，もし呼吸困難が軽快してきて 40 くらいになったのなら，その場合の $PaCO_2$ 40 は正常といえるが，もし呼吸困難が変わらないままで $PaCO_2$ が 40 になってきたのなら，この患者は疲れてきて，今後はどんどん換気が低下し $PaCO_2$ はうなぎのぼりとなる可能性が高い．

　つまり，$PaCO_2$ 32 が 63 となる途中の 42 であり（**表 19-1 症例 A**），非常に危険な 42 なのである．その時点で薬剤の治療の効果が出てきて軽快する傾向が認められていなければ，ベッドサイドから離れず患者をよく観察し，時間をおいてもう一度動脈血ガス分析してみるべきである．それで $PaCO_2$ が低下してきていれば，内科一般病棟に入院することは危険ではないと思う．しかし，$PaCO_2$ が変わらないか，少しでも上昇傾向ならば，この患者は数時間以内に人工呼吸器に頼ることになる可能性が高いと判断し，十分な監視ができ，いつでも気管内挿管や人工呼吸器の治療ができる病棟に入院させるべきである．

2 安全な PaCO₂ 42 Torr

逆に来院時の動脈血ガス分析で $PaCO_2$ が 58 で（表 19-1 症例 B），治療しているうちに呼吸困難が軽快し 42 となった場合の $PaCO_2$ 42 は当然，良くなった安全な値といえる。つまり，数字の解釈はあくまでも患者の状態や経過で決まるのであり，値そのものだけで判断してはならないのである。いきなり救急室に運び込まれる患者は，良くなりつつある途中で到着する患者もいれば，悪くなりつつある途中で到着する患者もいる。検査の値はあくまでも，良くなりつつある過程や悪くなりつつある過程のあるワンポイントのもので，そのいずれかの見極めは医療面接や観察，同じ検査の再チェックなどから医師が行うのである。

表 19-1　$PaCO_2$ の値の推移と危険度

症例 A（危険な $PaCO_2$ 42）			症例 B（安全な $PaCO_2$ 42）		
8 時	10 時	11 時	8 時	10 時	11 時
$PaCO_2$ 32 →	42 →	63	$PaCO_2$ 58 →	42 →	38

3 重症気管支喘息を考えるサイン

① 発汗，チアノーゼ
② 起座呼吸
③ 会話不可能
④ 失神～意識障害
⑤ 呼吸補助筋の使用
⑥ 呼吸数＞30/分
⑦ 脈拍数＞120/分
⑧ 奇脈
⑨ 1 時間の加療で改善を認めない場合
⑩ 気胸，縦隔気腫の存在
⑪ silent chest（wheezing の減弱）

[推奨文献]
1) Newth CJ, et al：Fatal and near-fatal asthma in children：the critical care perspective. *J Paediatr* **161**：214-221, 2012
2) Rubin BK, et al：Beyond the guidelines：fatal and near-fatal asthma. *Paediatr Respir Rev* **13**：106-111, 2012

高齢者の wheezing dyspnea

case 20
症　状

呼吸・循環

76歳，男性

既　往　数年前から高血圧といわれていたが治療はしていない。坂道を歩くと息切れのため何度も休む。2年前にも「風邪」の後ゼーゼーして，近医で「喘息」といわれて治療してもらった。喫煙歴1日20本60年。

病　歴　4, 5日前から「風邪ぎみ」で咳込んでいたが，次第に体動時の息切れが出現し，前日からは仰向けに寝ると呼吸が苦しくなるため，夜も座位で眠るようになった。当日は座位でも呼吸困難がひどく，ゼーゼーと苦しむようになったため救急車で来院した。

所　見　血圧170/100，脈拍124/分（不整），呼吸32/分，SpO_2 82，体温37.3℃，チアノーゼあり。頸静脈怒張あり。両側に wheezing が聴取され，その音が大きくて心音がよくわからない。両側下背部に crackles を聴取，3横指肝腫大あり，下腿〜足背に浮腫あり。

経　過　担当した医師は輸液ルートを確保し，酸素を両鼻カテーテルで $2l$/分投与開始，モルヒネ0.5ml 皮下注の指示をした。

Q このような患者へのモルヒネの投与をどう思いますか？

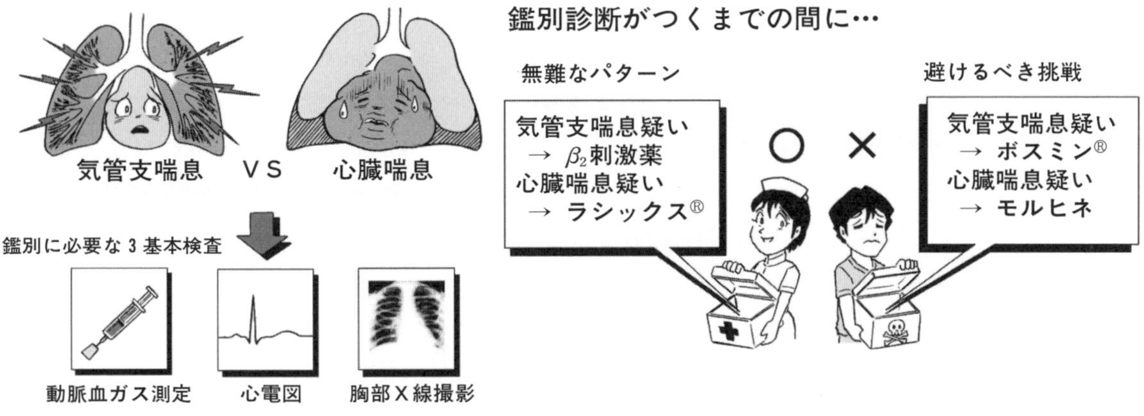

気管支喘息　VS　心臓喘息

鑑別に必要な3基本検査
動脈血ガス測定　心電図　胸部X線撮影

鑑別診断がつくまでの間に…

無難なパターン
気管支喘息疑い
→ $β_2$刺激薬
心臓喘息疑い
→ ラシックス®

○　×

避けるべき挑戦
気管支喘息疑い
→ ボスミン®
心臓喘息疑い
→ モルヒネ

case 20 気管支喘息 vs 心臓喘息

救急治療

呼吸・循環

1 高齢者の wheezing dyspnea & 起座呼吸（orthopnea）

　高齢者，高血圧歴，喫煙歴，普段から坂道で息切れ，以前にもゼーゼーして医者に「喘息」といわれたことがあり，wheezing と起座呼吸を伴った呼吸困難で来院し，wheezing のみならず下背部に crackles も聴取，頸静脈怒張，肝腫大，下腿〜足背に浮腫があるという患者は，内科医師にとって最も挑戦的な救急患者である．すなわち，これだけそろうと高血圧性動脈硬化性心疾患による左心不全での肺鬱血（心臓喘息）なのか，それとも慢性閉塞性肺疾患に肺炎を併発して気管支痙攣と肺性心（右心不全）を伴っているものか，鑑別を要求されるのである．簡単に言い換えると，心臓でゼーゼーしているのか肺でゼーゼーしているのか，というわけである．提示した症例は医療面接でも診察所見でも，どちらとも言い難い患者であり，肺塞栓症も否定できない．

2 決定打が出るまでは，モルヒネ，ボスミン® は禁忌

　このような症例で筆者は輸液ルート確保と同時に，もし患者が意識も悪くなくチアノーゼも強くない場合は，酸素を投与する前に動脈血ガス分析をし，酸素を両鼻カテーテル 2 l/分で開始して心電図，胸部 X 線撮影をする．動脈血ガス分析の結果で $PaCO_2$，HCO_3^- の上昇があり，慢性閉塞性肺疾患の可能性が高ければ酸素は O_2sat（酸素飽和度）が 88〜90％ぐらいを目標に（CO_2 ナルコーシスにしないように）慎重に増減する．もし $PaCO_2$，HCO_3^- の減少がみられるなら左心不全の可能性が大なので，マスクに変えて 10〜15 l/分の大量の酸素投与にする．病歴，診察でどちらかという決定打が出ない場合でも，①動脈血ガス分析，②心電図，③胸部 X 線撮影（図 20-1，図 20-2 参照）の 3 つで，かなり心臓か肺かに絞ることができる．どんなに良い設備の病院でも，この 3 つがそろうまでに 20 分はかかると思うので，もし患者の状態が差し迫っている場合は，これらの検査をしながら，なんらかの薬剤の挑戦が必要と思われる．こういう場合は，左心不全を強く疑うならフロセミド（ラシックス®）1 A の静注，気管支痙攣を強く疑うなら β_2 刺激薬の吸入であろう．気管支痙攣を強く疑うからボスミン® とか，心臓喘息を強く疑うからモルヒネ，という挑戦はするべきではない．ボスミン® が左心不全に投与された場合，あるいはモルヒネが気管支痙攣状態の患者に投与された場合にどれだけ患者を悪化さ

せるかを考えれば，この種の患者でどちらとも確信がないときにはこれらの薬剤の指示は絶対禁忌といわざるを得ない。

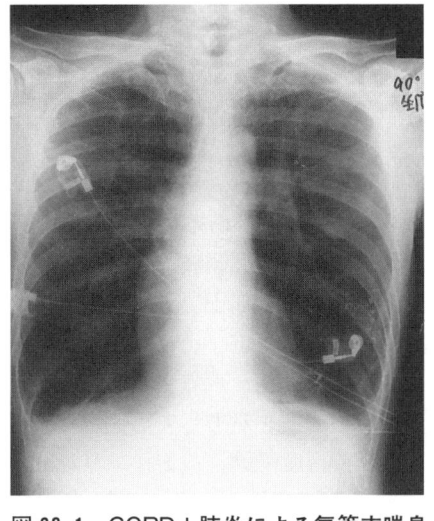

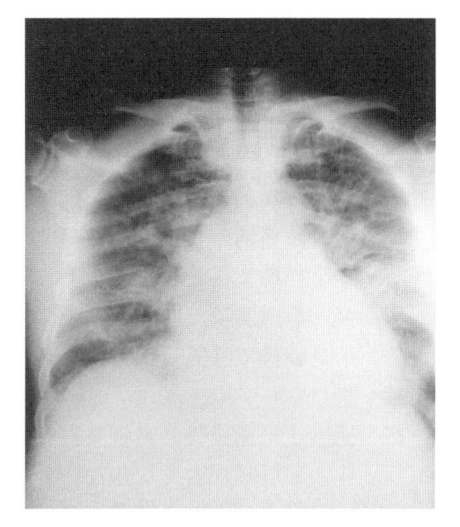

図 20-1　COPD＋肺炎による気管支喘息

図 20-2　左心不全による心臓喘息

気管支喘息と心臓喘息の鑑別

	COPD＋肺炎による気管支喘息	左心不全による心臓喘息
動脈血ガス分析	$PaCO_2\uparrow$，$HCO_3^-\uparrow$	$PaCO_2\downarrow$*，$HCO_3^-\downarrow$
心電図	右室肥大，肺性 P 波	左室肥大
胸部 X 線撮影	心陰影小，肺鬱血像なし 過膨張肺	心陰影拡大，肺鬱血

*（末期には↑）

③ パルスオキシメータの利用

　低酸素血症の時間を長引かせず，かつ CO_2 ナルコーシスを減らすために，筆者はパルスオキシメータの数字を見ながら，図 20-3 のように酸素投与をしている。

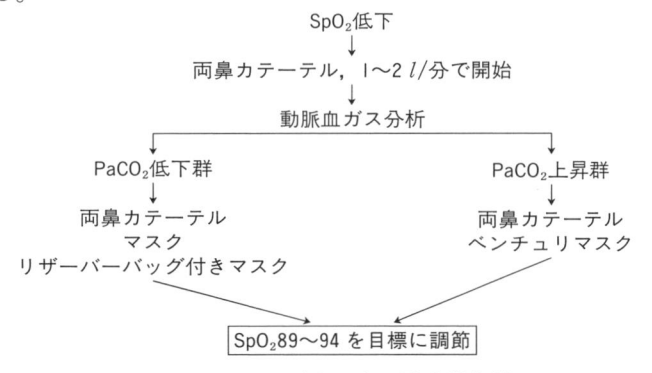

```
                    SpO₂低下
                       ↓
            両鼻カテーテル，1～2 l/分で開始
                       ↓
                  動脈血ガス分析
              ↙                    ↘
      PaCO₂低下群                PaCO₂上昇群
           ↓                          ↓
      両鼻カテーテル              両鼻カテーテル
         マスク                  ベンチュリマスク
   リザーバーバッグ付きマスク
              ↘                    ↙
            SpO₂89～94 を目標に調節
```

図 20-3　呼吸不全の酸素投与法

[推奨文献]
1) Pang PS：Acute heart failure syndromes：initial management. *Emerg Med Clin North Am* **29**：675-688, 2011

case 21 主訴「咳止めがほしい」から呼吸不全へ

症状／呼吸・循環

69歳，男性
既　往　3年前に不安定狭心症でCABG（冠動脈バイパス術）を受けている。
病　歴　数日前から夜中に咳込んで眠れないので，「咳止めがほしい」と週末の日中に救急室を受診した。くしゃみ，鼻水，鼻閉，咽頭痛，発熱なし。
所　見　意識清明，血圧 180/100，脈拍 96/分，呼吸 20/分，SpO_2 95，体温 36.8℃
　　　　聴診で呼吸音正常，心音は整，心雑音なし。
検　査　なし。
経　過　上気道炎後の気管支炎として，鎮咳去痰薬を処方して帰宅させるも，翌日の夜も「咳がよくならない」という主訴で再度受診。コデインリン酸を処方して帰宅させた。2日後に呼吸困難で救急車で搬送された。搬送直後の胸部X線写真を図に示す。

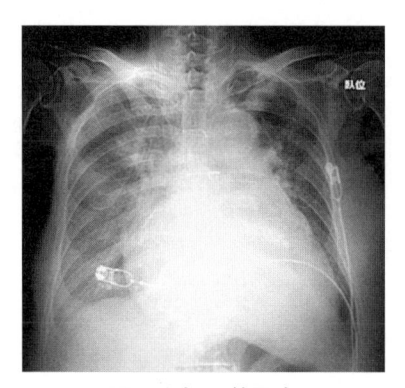

図　胸部X線写真

Q 何が考えられるのでしょう？
初診の時点での対応で足らなかったことは何でしょう？

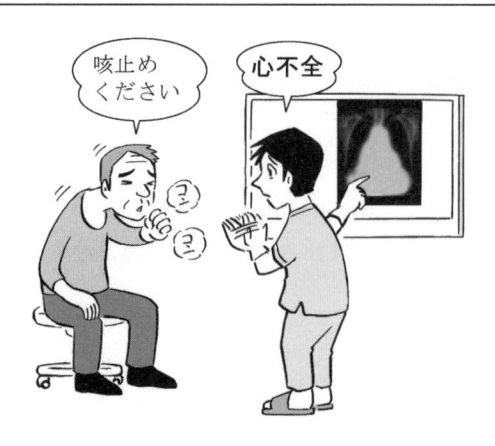

主訴「咳」で左心不全が受診する！

case 21

救急治療

呼吸・循環

1 咳だけで上気道炎の診断はありえない

　　　　上気道炎はくしゃみ，鼻水，鼻閉，咽頭痛，発熱があって，咳もあるのである。この症例のように最初から咳だけという場合は，上気道炎の診断は禁物である。本症例は左心不全のために肺鬱血が起き，そのために夜間臥床すると咳の発作で起きていたのである。発作性夜間呼吸困難の軽度のものだったと思われる。こういう症例が日中には意外と症状が軽微で，元気そうにみえ，診察をしっかりしないと，左心不全による咳だと見抜けないものである。咳だけ，しかも夜間に，ということから，単なる上気道炎ではないと考えられれば慎重になれるはずである。

2 左心不全は緊急，右心不全は準救急

　　　　症状を聴いたり，診察したりするときに，左心不全と右心不全とを区別しながら行うようにすることを勧めたい（表21-1参照）。左心不全は僧房弁狭窄症，大動脈閉鎖不全，急性心筋梗塞などのような左心室のポンプ機能に問題が起きて，肺鬱血が主体の症状となる。そのために，左心不全の程度によって，咳，労作時呼吸苦，夜間発作性呼吸困難，起座呼吸，安静時呼吸苦とひどくなっていく。診察では3音，肺基底部でのcracklesやwheezingが聴取される。右心不全は慢性肺塞栓症，肺疾患による肺高血圧症などにより，右心室のポンプ機能に問題が起き，浮腫，鬱血肝，全身静脈拡張が主な症状である。診察では頸静脈の怒張，肝腫大，腹水，下肢浮腫が認められる。右心不全の最も多い原因は左心不全であり，その時には両心不全が起きていることになる。左心不全だけだった患者に，右心不全が加わると，肺鬱血がいくぶん軽減し，呼吸困難が軽減するため，患者はよくなったと錯覚するが，心臓疾患の病期としては進行したことになる。

表 21-1　右心不全と左心不全の徴候の区別

右心不全	左心不全
頸静脈怒張	咳嗽，呼吸困難
胸水	泡沫状喀痰
肝腫大，腹水	wheezing and/or crackles
下肢浮腫	胸水

③ 肺性心と心性肺

　肺疾患のために肺高血圧症が起きて，さらに右心不全が起きることを肺性心と呼ぶ。一方，左心不全のために肺鬱血が起き，気管支粘膜に浮腫が起きると，気道の過敏性が高まり，容易に気管支痙攣が起きることが知られており，これを「心性肺」と呼ぶ専門家がいる。提示した患者の「咳」も心性肺の初期の症状と解釈できる。

　この左心不全による気管支痙攣が，夜間に受診してくると，まるで気管支喘息のようにみえる。聴診によってwheezingを確認して，β刺激薬の吸入を施行すると，wheezingが消失するため，「気管支喘息」と診断して帰してしまう。このような救急室受診を数回繰り返すうちに，ある夜に左心不全が完成して肺水腫となって，呼吸困難，起座呼吸，泡沫状喀痰を喀出しながら救急車で搬送される。β刺激薬の吸入が効いたからといって気管支喘息とは限らないのである。「心性肺」，すなわち左心不全による気管支痙攣（心臓喘息）も初期にはβ刺激薬による吸入が効くことをよく経験する。

　ローレンス・ティアニーもその著書で，45歳以上の患者が初めてwheezingで受診した場合には，気管支喘息発作もありうるが，左心不全の可能性を考えるべきだと指摘している。

[推奨文献]
1) ローレンス・ティアニー（著），松村正巳（訳）：ティアニー先生のベスト・パール2　気管支喘息．医学書院，p 35，2012
2) Martindale JL, et al：Diagnosing acute heart failure in the emergency department：a systematic review and meta-analysis. *Acad Emerg Med* 23：223-242, 2016

case 22

喘鳴を伴った呼吸困難

症　状

呼吸・
循環

32歳，男性
既　往　特になし。
病　歴　前日からの咽頭痛と発熱で近医を受診し「扁桃腺炎」と診断され，食事が摂れないため11時ごろに入院した。その日の午後になって，声が出ない，息ができないとゼーゼーと音をたて，苦しくて仰向けになれないと座位になり，よだれをたらしていたとのことである。午後4時ごろ，意識がおかしいと救急センターに転送された。到着時，心肺停止しており，気管内挿管しようとしたが，喉頭蓋が著明に腫大していてうまくできない。

Q 心肺蘇生で気管内挿管が不可能であったが，その時の気道確保の方法は？

stridor
上気道狭窄
吸気時

声門浮腫
上気道異物，腫瘍
急性喉頭蓋炎
クループ症候群（6カ月〜3歳）
咽頭後壁膿瘍（2歳以下）

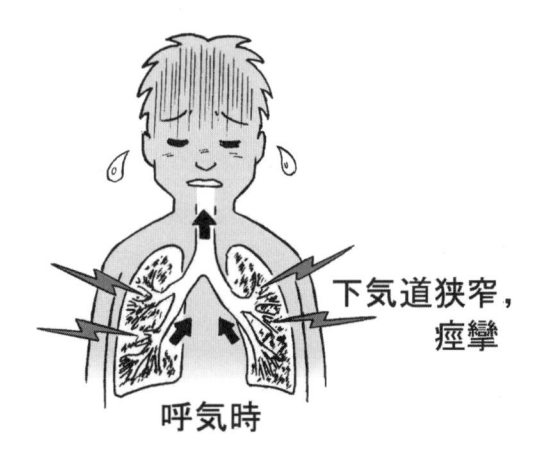

wheezing
下気道狭窄，痙攣
呼気時

気管支喘息
喘息様気管支炎（1歳半以下）
COPD＋下気道感染
左心不全（心臓喘息）
ARDS，肺塞栓
気管内異物，腫瘍

case 22　stridor か？　wheezing か？

救急治療

呼吸・循環

1 stridor vs wheezing

　　Stridor と wheezing を区別できないと「喘鳴がある」という受け止め方しかできず，この症例のような失敗につながる。残念なことに適切な日本語の訳がないので，stridor, wheezing とそのまま用いるが，この症例は stridor の患者だったのである。

　　Stridor は吸気時のみに，しかも 20 m ぐらい離れていても聞こえる大きなグロテスク（monophonic）な音であり，これがある場合は上気道に 70 ％以上の狭窄があるので，患者は窒息の危険があると考えるべきである。救急室では小児の LTB（喉頭・気管・気管支炎，仮性クループ）の際に聞かれる音と覚えておけばよい。Wheezing は呼気時が主であるが，吸気呼気ともに聴かれることも多く，数 m 以内でなら聴診器なしで聞けるものから，聴診器でしか聴けないものまである（polyphonic and musical）音で，これがある場合は下気道に狭窄や痙攣があると考えるべきである。救急室では気管支喘息の患者で聴かれる音と覚えておけばよい。

2 stridor →上気道狭窄→窒息の危険あり

　　提示した症例は心肺蘇生に反応せず死亡し，剖検にて咽頭部の感染（膿瘍形成）が波及して急性喉頭蓋炎を起こして窒息したと診断された。この症例にみられた症状（高熱，強い嚥下痛，座位でよだれをたらす，stridor あり）は急性喉頭蓋炎の典型的なものである。喉頭蓋の細菌感染（インフルエンザ桿菌が多い）により，2～3日の経過で喉頭蓋が腫脹して，窒息をきたしうる。疑ったら頸部側面の X 線撮影や喉頭ファイバースコープをして，喉頭蓋の腫脹の有無をみる。小児では腫脹が確認されたら，手術室で耳鼻科医がいつでも気管切開のできる態勢で，熟練した麻酔科医が経鼻挿管を試みる。

　　この症例のような，成人の急性喉頭蓋炎の報告例が増えているので注意を要する。咽頭痛と発熱で来院する多くの「上気道炎」患者の中で，高熱で，強い嚥下痛（激しい痛みのため唾液も飲み込めない）を訴え，こもったような声に変わっている患者は要注意であり，頸部側面（軟部組織）の X 線撮影をすべきである（図 22-1）。ローレンス・ティアニーもその著書で，「強い喉頭痛を訴えるのに咽頭の所見が正常な場合に急性喉頭蓋炎を考える」ようアドバイスしている。

正常人　　　　　　　急性喉頭蓋炎

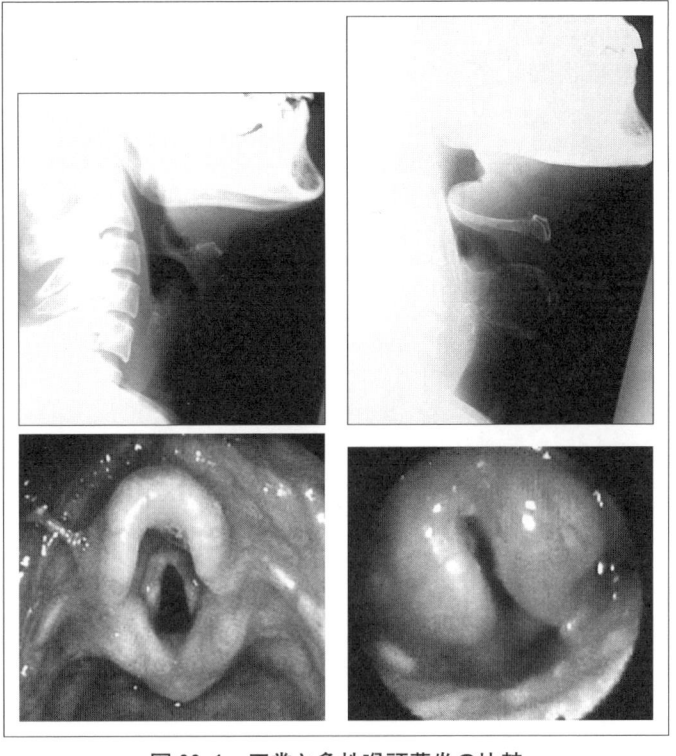

図 22-1　正常と急性喉頭蓋炎の比較

3 stridor が出ていたら緊急気道確保

　Stridor が出ていたら，上籍医や気道確保に熟練した医師をコールしなくてはならない．心肺停止，ないしはそれに近い状態でない限り，決して，一人で挑戦してはならない．わが国における急性喉頭蓋炎の医事紛争は，ほとんどが気道確保にとりかかってからのトラブルで発生している．

　気道確保のために半座位から臥位にしたとたんに，あるいは気道確保のために鎮静薬を投与したとたんに窒息することで，大慌ての対応を迫られることが多いため一人で挑戦してはならない．筆者は一人は輪状甲状切開ができる態勢で，もう一人が気管支ファイバーを用いた経鼻挿管に挑戦するというやり方をする．

4 窒息に陥ったなら，複数医師で手分けして以下の3つを同時に挑戦！

① バッグマスク人工呼吸で補助換気（窒息なのに意外と肺に空気が送れる）
② 経口気管挿管（わざとスタイレットを3cm程度挿管チューブの先から出して，まずスタイレットを気管に押し込み，その後に助手にチューブを滑り込ませるよう頼む．もし心肺停止しているなら，介助者に胸を心マッサー

ジのように押してもらうと，腫脹した喉頭蓋の一部から気泡が出てくるので，そこを狙ってスタイレットを入れるとよい）

③ 輪状甲状切開

［推奨文献］
1) ローレンス・ティアニー（著），松村正巳（訳）：ティアニー先生のベスト・パール 2 喉頭蓋炎．医学書院，p 87, 2012
2) Alcaide ML, et al：Pharyngitits and epiglottitis. *Infect Dis Clin North Am* **21**：449-469, 2007
3) Isakson M, et al：Acute epiglottitis：epidemiology and *Streptococcus pneumoniae* serotype distribution in adults. *J Laryngol Otol* **125**：390-393, 2011

嘔吐中の胸痛，心窩部痛

case **23**

症　状

呼吸・循環

63歳，男性
既　往　大酒家
病　歴　飲酒後，気分不良となり，1時間前に嘔吐中，突然激しい胸痛，心窩部痛を訴えて，救急車で搬送される。
所　見　意識清明，苦悶状，血圧170/100，脈拍106/分，呼吸24/分，体温36.8℃，SpO_2 98（酸素マスクで8ℓ/分），頸静脈の怒張なし，聴診で呼吸音の左右差なし，心音は整，心雑音なし，前胸部で心音と呼吸音に同調して強弱するcracklesを聴取。
検　査　心電図；洞性頻脈のみ，胸部X線撮影（図）
経　過　研修医は自然気胸を疑って胸部X線写真をみたが，気胸の所見はなかったため，上籍医にコンサルテーションした。

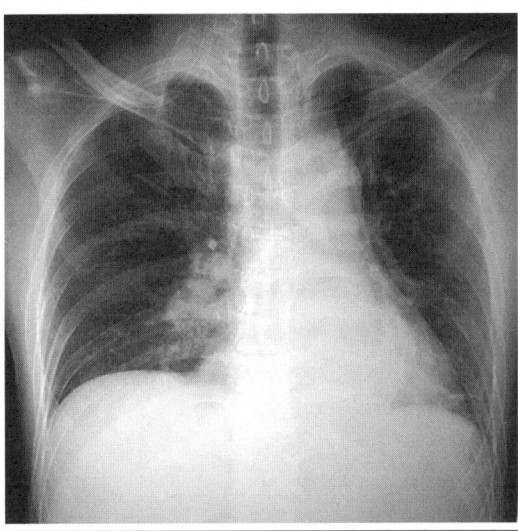

case 23

救急治療

呼吸・循環

> Q この患者では何を考えるべきなのでしょう？

激しい胸痛

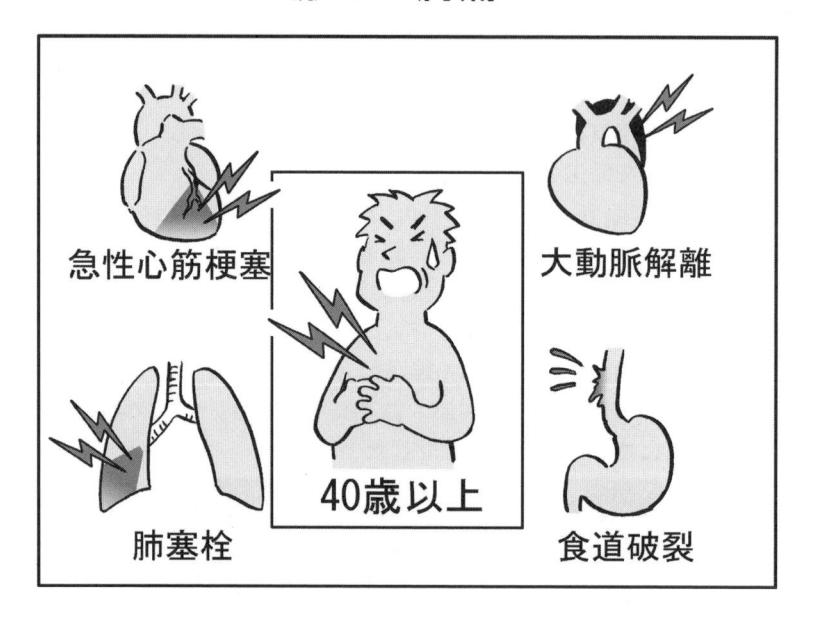

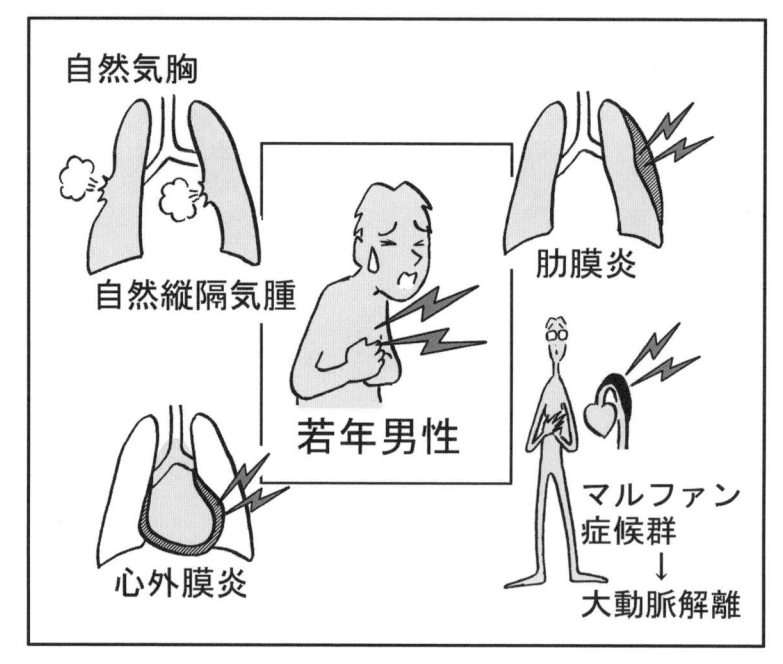

40歳以上
- 急性心筋梗塞
- 大動脈解離
- 肺塞栓
- 食道破裂

若年男性
- 自然気胸
- 自然縦隔気腫
- 肋膜炎
- 心外膜炎
- マルファン症候群 → 大動脈解離

急性心筋梗塞→大動脈解離→肺塞栓→食道破裂の順に考える

case 23

救急治療

呼吸・循環

　40歳以上の激しい胸痛は，急性心筋梗塞→大動脈解離→肺塞栓→食道破裂の順に考えるべきであるが，「アルコール歴のある初老期の男性が飲酒，嘔吐中に突然の胸痛」で搬送された場合には，特発性食道破裂を考えるのが救急室の鉄則である。

1 特発性食道破裂

　特発性食道破裂は，緊急手術が遅れると細菌性縦隔洞炎を起こして予後不良となるので，疑ったら深夜でも画像診断し，消化器外科医コンサルテーションをしなくてはならない。提示例の前胸部で心音と呼吸音に同調して強弱するcracklesは，縦隔気腫に特徴的とされるHamman's crunchである。図23-1は提示例の胸部CTスキャンである。特発性食道破裂では縦隔気腫，胸水，気胸などが特徴的だが，本例では縦隔気腫と両側の胸水が認められている。

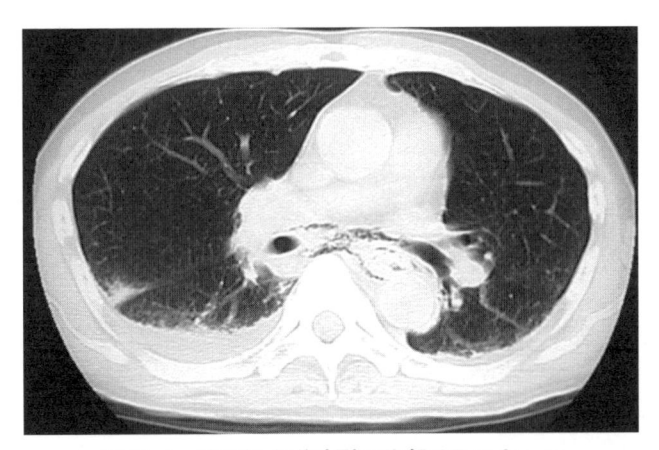

図23-1　特発性食道破裂の胸部CTスキャン

2 若い男性の胸痛

　提示例と異なり，若い男性の胸痛では，特徴的な体型や家族歴でマルファン症候群があれば大動脈解離から考えるべきであるが，そうでなければ，自然気胸，自然縦隔気腫，肋膜炎，心外膜炎の順に考えるようにする。
　発熱がなければ自然気胸と自然縦隔気腫を考え，発熱がある場合には肋膜炎，心外膜炎を考える。自然気胸を疑った場合は呼吸音の左右差，自然縦隔気腫を

疑ったら前頸部の皮下気腫，Hamman's crunch，心外膜炎を疑ったら心膜摩擦音，肋膜炎を疑ったら肋膜摩擦音を探す。胸部 X 線写真を見ても気胸が確認できない場合には，自然縦隔気腫を疑い，胸部 X 線写真で両方とも認められない場合は，側面の後部に少量の胸水がないか注意して見る。少量でも胸水が確認できれば肋膜炎が最有力候補である。胸部 X 線写真で気胸，縦隔気腫，肋膜炎を示唆する所見が認められなければ，心外膜炎を疑って心電図，心エコーを施行する。

3 自然縦隔気腫の診断

この疾患は注意していると救急室で診断がつく症例が少なくない（**表 23-1** 参照）。まず，胸痛発症時に胸腔内圧が上昇することをしていなかったかを聴くべきである。大声を張り上げる応援団，管楽器の演奏中などが候補となる。胸痛以外に前頸部痛，嗄声，嚥下痛なども出現することがある。

自然縦隔気腫を疑ったら，前頸部や鎖骨上窩に皮下気腫が触れないか注意して触診する。筆者の経験では甲状軟骨と胸骨の間で皮下気腫が一番よく触れるように思う。次に縦隔気腫に特徴的とされる Hamman's crunch が聴かれないか，注意して心音の聴診をする。心音と呼吸音の両方に影響を受けている crackles に近い音である。この疾患の約半数の患者で聴診できるといわれている。もちろん，特発性食道破裂や胸部外傷による気管や気管支の損傷による縦隔気腫においても聴かれる。

胸部 X 線写真では，特徴的な縦隔から頸部に線状の気腫像を探すべきである。慣れないと難しいが，線状の気腫像は縦隔から頸部にかけて，特に胸部や頸部の側面写真で認めやすい。**図 23-2** の自然縦隔気腫の胸部 X 線写真でも左の腋窩に皮下気腫が認められている。自然縦隔気腫を疑ったら胸部の正面，側面だけでなく，頸部の正面，側面の撮影を指示するべきである。

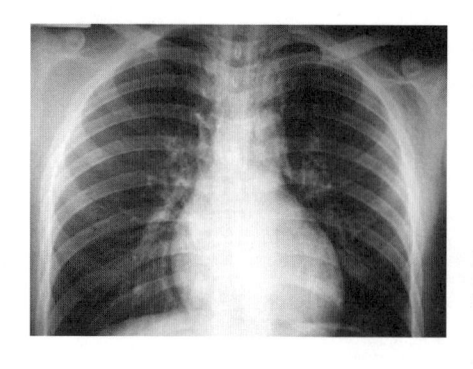

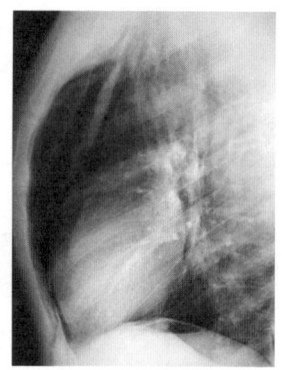

図 23-2　自然縦隔気腫の胸部 X 線写真

④ 自然縦隔気腫の治療

　自然縦隔気腫の気腫は肺胞の隔壁が破綻して肺胞の空気が間質を経由して縦隔や前頸部まで及ぶとされているが，あくまで推定である．外傷などによる気管や気管支の損傷では緊張性縦隔気腫の報告もあるが，自然縦隔気腫の場合には1，2週間で自然軽快するのが普通であり，力むような動作をしないようアドバイスし，鎮痛剤程度で救急室から帰し，数日以内の呼吸器内科外来での再評価，フォローアップとしてよい．この疾患を知らないと，気管，気管支損傷や食道損傷を疑い入院させて，胸部CTスキャン，気管支鏡，上部消化管内視鏡検査などをすることになり，患者によけいな負担を強いることになる．

⑤ 自然縦隔気腫と特発性食道破裂の鑑別

表23-1　縦隔気腫の鑑別

	自然縦隔気腫	特発性食道破裂
年齢	若年成人男性	中高年男性
受診	自家用車	救急車
発症	バルサルバ	飲酒中の嘔吐
疼痛	軽い	ひどい
画像	縦隔気腫 皮下気腫（頸部〜腋窩）	縦隔気腫 胸水，気胸
対処	通院，対症療法	緊急手術

［推奨文献］
1) Mangili A：Gastric and esophageal emergencies. *Emerg Med Clin North Am* **29**：273-291, 2011

4 ショック・乏尿

case 24　突然の激しい腹痛が持続，やがて意識障害も出現

case 25　上腹部痛の持続，微熱でショックに陥る

case 26　蜂に刺されてショック状態

case 27　激しい嘔吐による脱水と乏尿

case 24 突然の激しい腹痛が持続，やがて意識障害も出現

症　状

ショック・
乏尿

58歳，男性
既　往　何年か前に慢性肝炎で入院歴あり。
病　歴　会議中に突然激しい腹痛を訴えて席を立ち，20分ぐらいソファーに横になっていたが軽快せず，意識までおかしくなってきたため，発症してから約2時間後に救急センターに運ばれてきた。
所　見　JCS 30，血圧 70/50，脈拍 120/分，呼吸 32/分，体温 35.8℃
経　過　担当医は輸液ルートを確保しラクテック 500® と両鼻カテーテルで 3 l/分の酸素を開始し，意識障害を検索すべきと考えて頭部CTスキャンを指示した。頭部CTスキャンは正常で，CT室から救急室に戻ると血圧が50/触診，脈拍130/分となっていた。エホチール®（塩酸エチレフリン）1Aを側注して，血圧が90/60となり意識もやや改善したため，ラクテック®中にエホチール®3Aを混注して点滴し続けた。
検　査　心電図：洞性頻脈，胸腹部X線撮影：正常，血液検査：血算，BUN，Na，K，血糖では正常，患者は落ち着いていた（？）ので「原因不明のショック」という診断で入院した。

Q この担当医の救急室でのアプローチはこれでよいでしょうか？
昇圧薬エホチール® の投与をどう思いますか？
この患者はどういう疾患が考えられるでしょう？

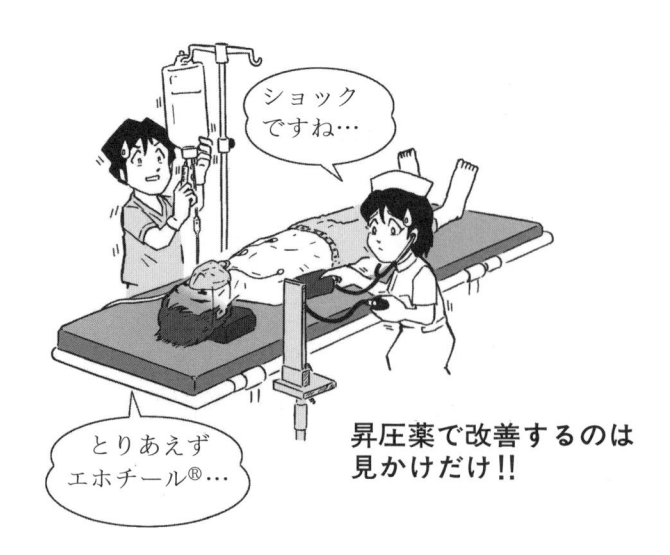

ショックですね…

とりあえずエホチール®…

昇圧薬で改善するのは見かけだけ!!

ショックの見かけだけをよくする昇圧薬

case 24

救急治療

ショック・乏尿

　入院後エホチール®入りのラクテック®をラクテック®だけの点滴に変えるとすぐに血圧が60/触診に低下したため，再度エホチール®入りのラクテック®が開始され，以後翌朝まで血圧は90〜100/60〜70 mmHgに維持されたが尿はまったく出なかった。翌朝，腹部が膨隆しており，顔色が悪いことに気づき，担当医は腹部外科医にコンサルテーションした。

　腹部エコー，腹部CTスキャン（図24-1）で肝癌の破裂による腹腔内出血と診断された。この担当医のアプローチとして以下のような問題点が挙げられると思われる。

① 病歴で腹痛が先行しているのを無視して，意識障害のほうに目を奪われ，いきなり頭部CTスキャンを指示していること。外傷患者でも（case 38参照），非外傷患者でも（case 6参照），ショックと意識障害や片麻痺が同時にある場合は，ショックの原因検索と治療を優先させるべきである。この鉄則を守らないと，CT室で心肺停止したり，大事な時間を無駄にしてしまったりする。

② 最初の血算で貧血がなかったことからまったく出血性ショックを否定してしまったこと（case 72参照）と，腹部X線写真で腹腔内液体貯留のサインであるparacolic gutterの拡大（flank stripeと腸管のガス像との距離で正常は4 mm以内）を見逃したこと。外傷以外での腹腔内出血として大動脈瘤破裂，異所性妊娠破裂，肝癌破裂などがある。

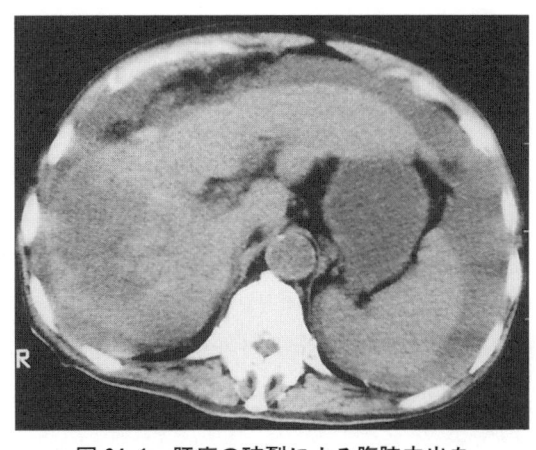

図24-1　肝癌の破裂による腹腔内出血

③ショックの原因を検索する時間をかせぐために，一時的になら許される昇圧薬投与を，それで患者の状態が改善した（？）と判断し，ショックの治療として一晩も続けてしまったこと．確かに心原性ショックや敗血症性ショックでは昇圧薬が治療薬になり得るが，輸液量が十分であることが大前提であり，ショックの治療目標は血圧を維持することにではなく，尿が出るくらいの循環に置かれるべきであり，この症例のように尿が出ないまま血圧がいいからとそのまま使うやり方は，急性腎不全を作ってしまう．

④ショックの原因がわからないまま，誰にも相談せず一晩自分１人で診てしまったこと．自分の知識を超えた患者ではないかと感じた時点で，深夜でも誰かに相談できることが当直で失敗しないために必要不可欠なのである．

1 出血性ショックにおける輸液，輸血は低空飛行を維持する

急速に大量の輸液，輸血で血圧を上げ過ぎると，下火になっていた出血を増やして，最終的な出血量を増やし，患者にとって不利になってしまうため，収縮期血圧をわざと低く（80〜90 mmHg）維持するのである．腎血流量の不足によって急性腎不全に陥らせないよう最低限の循環を維持しながら，出血量が最小限になるように止血処置（手術）まで維持する上級者の対応である．研修医だけで行うのは危険である．

2 危機的出血における対応

出血性ショックでは，太い輸液路を最低２カ所は確保して，急速に乳酸化リンゲル液を輸液し始める．この際，輸液を温めないと低体温などの合併症が起きるので必ず温めた輸液を用いる．温める器具がない救急室では，電子レンジを用いるのも一手である．リンゲル液 500 cc を電子レンジで約 50 秒加熱すると 39〜42℃にできる．急速輸血はこの方法で温めた生理食塩水と混ぜて使用し低体温を予防する．

筆者は，収縮期血圧が 60 mmHg 以下や意識障害も出現している場合には，血液型をチェックし，同じ型の血液を交差なしで数単位輸血し始める．その間に検査技師に生食法による交差試験を急いでお願いして同型の輸血を行う（時間のかかるブロメリン法やクームス試験は後追いで検査するようお願いする）．もし，同じ型の血液が足りない状況なら O 型の輸血を行う．

case 25

上腹部痛の持続，微熱でショックに陥る

症　状

ショック・乏尿

68歳，女性
- **病　歴** 3日前からの右上腹部痛と嘔吐で，近医で診てもらっていたがよくならず，その日からひどく痛がりだした。近医で鎮痛薬の注射をしてもらったがよくならないとのことで救急室を受診した。
- **所　見** 血圧120/90，脈拍104/分，呼吸26/分，体温37.8℃。右上腹部に中等度の圧痛があり，球結膜に軽い黄疸あり。腹部エコーで胆石ありとのことで入院となった。
- **経　過** 救急室から病棟に上がる前に解熱目的でボルタレン坐薬®が投与された。その後，担当医は抗菌薬の投与の指示を書きにいく予定であったが，救急室で他の患者を診るのに忙しく，4時間が経過した。病棟の看護師から，熱は36.4℃だが血圧70/50に下降したと救急室に電話があった。

Q ショックの原因は何だと思いますか？

[通常の敗血症性ショックのコース]

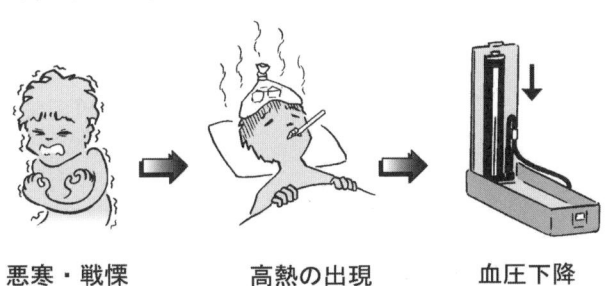

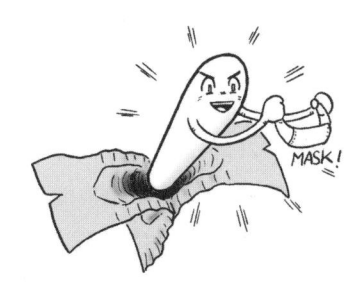

悪寒・戦慄 → 高熱の出現 → 血圧下降

解熱鎮痛薬が敗血症性ショックを
わかりにくくする

case 25 解熱鎮痛薬でマスクされる敗血症性ショック

救急治療

ショック・乏尿

　ショックの時点で平熱であるが，ショックになってから採取された静脈血培養で細菌（大腸菌）が検出され，敗血症性ショックであった．血圧が下がるまでは患者からさほどの苦痛の訴えがなかったため，病棟の看護師も担当医も入院指示の遅れを深刻には考えていなかったはずである．

1 解熱鎮痛薬が敗血症性ショックをわかりにくくする

　普通は激しい悪寒，戦慄が15～20分あり，その直後39～40℃の高熱が出現し，その後数時間のうちに血圧下降がきて，「ああ，敗血症性ショックだ」とわかるものである．この症例がそういうコースをたどらずに，医師や看護師を不意打ちして慌てさせたのは，その前に投与された解熱鎮痛薬のせいだと思う．本来なら悪寒，戦慄，高熱などで医師や看護師にその感染症の重症度を示し警告を与えるはずなのに，それらの症状を解熱鎮痛薬がマスクしてしまい，あたかも突然ショックが訪れたかのような経過となるのである．医師や看護師は，患者の苦痛をとるために投与される解熱鎮痛薬が，病気の重症度を教えてくれる症状を隠してしまうことがあることを考慮して，その指示を出すべきである．したがって，解熱鎮痛薬が投与されている患者でのショックに遭遇した場合は，熱がなくても敗血症を考えて静脈血培養の採取や抗菌薬のスタートを躊躇してはならない．

2 afebrile bacteremia

　こうした平熱～微熱で菌血症が認められるのは，高齢者，悪性腫瘍，糖尿病，腎不全，肝不全，副腎皮質ステロイド薬使用中，解熱鎮痛薬使用中などに多いとされている．救急室では既往歴や使用中の薬剤はしっかり聴き出さないと，危険な患者の見逃しにつながるのである．上籍医は，解熱鎮痛薬を最後にいつ使ったかも聴いて，判断の材料に使っている．

　また，37.8℃（口腔内計測）以下で菌血症が認められる場合には，肺炎，尿路感染，胆道感染，腹腔内感染，心内膜炎，蜂窩織炎，輸液路感染などが多いとされている．

3 悪寒と血液培養

悪寒の記載は
① shaking chill（悪寒戦慄）……………歯がガチガチ鳴るくらいの悪寒
② chill（悪寒）……毛布を何枚かあるいはふとんをはおりたくなるくらい
③ chilly sensation（寒気）……………セーターをはおりたくなるくらい

の3つを区別する癖をつけるべきで，shaking chill（悪寒戦慄）と chill（悪寒）の場合は，原則として血液培養を採取すべきとされている。

特に shaking chill（悪寒戦慄）の最中に一過性のチアノーゼや意識障害が出現する場合は，必ずといっていいほどその時採取した血液培養が陽性になるように思う。

実際にはしっかり看護師に押さえておいてもらわないと難しいが，shaking chill（悪寒戦慄）の真っ最中に採取するのが最適とされている。動脈血のほうが静脈血よりも細菌培養にまさっているといわれた時代もあるが，現在では静脈血で十分とされている。細菌性心内膜炎が疑われる場合や，時間が許すならば，2〜3時間の間に（2本ずつ）3セットがベストとされているが，もし大至急に抗菌薬の投与が必要な患者なら短時間の間に（2本ずつ）2セット採取の後，抗菌薬のスタートをすべきである。1本のカルチャーボトル内には約7〜10 ml（小児 1〜5 ml）の血液が望ましいとされている。

4 感染症患者を緊急入院させる場合，1回目の抗菌薬は救急室で！

提示した症例は胆嚢にも石が認められたが，総胆管にも石があり，総胆管結石で胆管炎まで起こしていたのである。もちろん，Al-Pの上昇も認められていた。「入院して病棟で抗菌薬を…」というのは妥当ではなかったのである。このように救急室から○階の病棟に入院させてから抗菌薬を投与しようとすると，本症例のように，次の救急患者に手をとられ抗菌薬が遅れることがある。

したがって，感染症患者を救急室から入院させる場合には1回目の抗菌薬投与は救急室で行うことを勧めたい。救急室ならば，もし抗菌薬によるアナフィラキシーショックが起きても対処しやすいが，入院病棟では，ナースセンターから遠い部屋なら対処が遅れて予後を悪くするリスクも軽視できないからである。

［推奨文献］
1) Coburn B, et al：Does this adult patient with suspected bacteremia require blood cultures? *JAMA* **308**：502-511, 2012
2) Gleckman R, et al：Afebrile bacteremia. A phenomenon in geriatric patients. *JAMA* **248**：1478-1481, 1982

case 26 蜂に刺されてショック状態

症状：ショック・乏尿

56歳，男性

病　歴　山仕事中に左手を蜂に刺された。5分ぐらいしてから全身にかゆみとともに，じんましんが出現し，顔面が腫脹して目があけられなくなり，さらに声が出なくなってゼーゼーと苦しそうな呼吸をし始めた。妻はしばらく付き添っていたが，次第に呼んでも返事をしなくなったので，救急車を呼びに自宅へ戻った。約30分後に救急隊員が到着したときはまったく意識がなく，かすかに呼吸がある程度であった。蜂に刺されてから約1時間後に救急室に到着した。

所　見　意識清明，血圧70/50，脈拍120/分，呼吸32/分，体温37.2℃，顔面に血管性浮腫（angioedema）が軽度あり，全身に紅斑がある。呼吸音は正常でstridorもwheezingもなく，声も出る。

経　過　担当医は蜂刺症に伴うアナフィラキシーショックと即座に診断し，マスクで10 l/分の酸素，輸液ルートを確保してラクテック®を全開で急速点滴静注，さらにボスミン®（塩酸エピネフリン）1A静注の指示を出した。指示を受けた看護師は約10秒ぐらいでボスミン®1Aを静注した。その直後から患者は動悸，胸部圧迫感を訴えて苦しみ出し，血圧180/120，脈拍130/分となった。心電図をとると胸部誘導でSTの上昇があり，慌てて循環器内科医に連絡をとったが，待っているうちに心室細動となり心肺停止した。

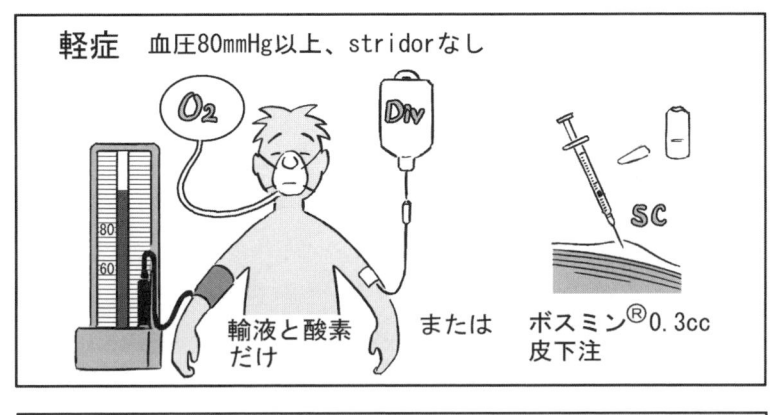

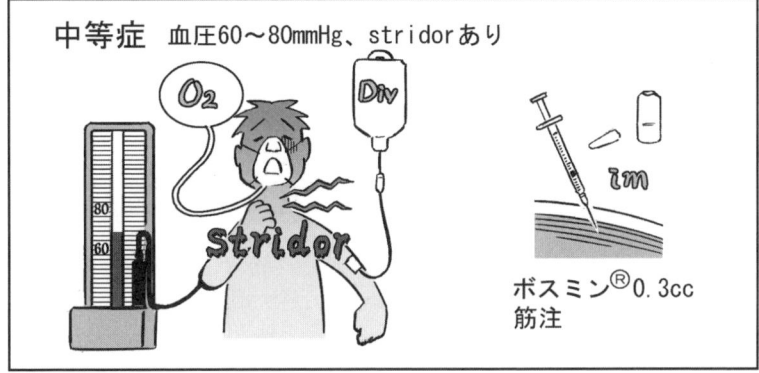

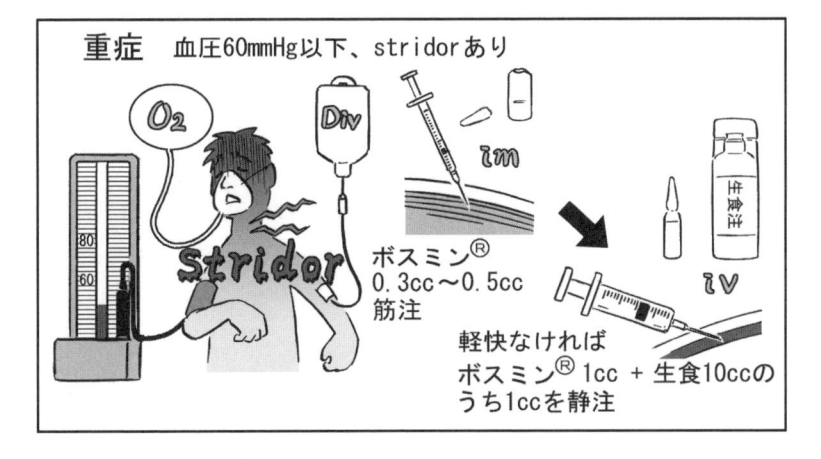

Q アナフィラキシーショックの救急室でのアプローチはこれでよいでしょうか？ この患者の心室細動の原因は何でしょう？

case 26
症　状

ショック・
乏尿

軽症　血圧80mmHg以上、stridorなし
輸液と酸素だけ　または　ボスミン®0.3cc 皮下注

中等症　血圧60〜80mmHg、stridorあり
ボスミン®0.3cc 筋注

重症　血圧60mmHg以下、stridorあり
ボスミン®0.3cc〜0.5cc 筋注
軽快なければ
ボスミン®1cc ＋ 生食10ccのうち1ccを静注

case 26 治療し過ぎるアナフィラキシーショック

救急治療

ショック・乏尿

　決して蜂刺症に伴うアナフィラキシーショックで心室細動となったのではない。投与されたボスミン®の量が多く，かつ静注のスピードが早すぎたためのアクシデントである。この症例はかけつけた循環器内科の医師が即座に200ジュールのカウンターショックをして救命された。即座に診断し，酸素投与，輸液ルート確保，急速輸液，アナフィラキシーショックの特効薬がボスミン®であることを知っていたのに，ボスミン®が必要かどうか，どれくらいの量をどういうやり方で行うかを知らなかったために，心室細動を作ってしまったのである。

1 アナフィラキシーの重症度の判定

　医師は，アナフィラキシーショックの患者の前に立ったとき，悪化しつつある時期なのか，最悪の時期か，最悪の時期を自然経過で乗りきって良くなりつつある時期なのかを，医療面接やバイタルサインから判定しなくてはならない。アナフィラキシーショックでは，声門浮腫による上気道閉塞（窒息）か，ショックのどちらかで死亡する。この患者は声が出なくなり，ゼーゼーと苦しそうな呼吸をしていたことや意識消失まできたしているので，きわめて危険な状態までいったが，来院時の状態は明らかに自然経過で改善して到着しているといえる。はたしてボスミン®静注まで必要だったか，はなはだ疑問である。

2 ボスミン®の投与量と投与方法

　ボスミン®1管の静注は心肺停止以外にはあり得ない指示である。海外でも，アナフィラキシーショックの治療で，ボスミン®の過剰投与による心室細動の報告がある。前述のようにアナフィラキシーショックの時期によって判断が変わると思うが，血圧が80 mmHg以上あるなら，ボスミン®は使用しないで，輸液と酸素投与だけでみてよいと思われる。もし使用するとしたら，0.3 mgの皮下注射ぐらいが妥当であろう。血圧が80〜60 mmHg，あるいは上気道狭窄の症状（stridor）が出ているなら，ボスミン®0.3 mg筋肉注射が妥当と思われる。血圧が60 mmHg以下，あるいは窒息が迫っているならば，酸素投与，急速大量輸液をしながら，ボスミン®0.3〜0.5 mg筋肉注射をして，反応をみる。もし軽快傾向がみえないなら，ボスミン®1 ccを生理食塩水10 ccで

薄めて，そのうちの1 ccずつをゆっくり静脈注射していくのが妥当と思われる。

［推奨文献］
1) Arnold JJ, et al：Anaphylaxis：recognition and management. *Am Fam Physician* **84**：1111-1118, 2011
2) Simons FER, et al：World allergy organization anaphylaxis guidelines：summary. *J Allergy Clin Immunol* **127**：587-593, 2011
3) Lieberman P, et al：Anaphylaxis：a practice parameter update 2015. *Ann Allergy Asthma Immunol* **115**：341-384, 2015
4) アナフィラキシーガイドライン2014
日本アレルギー学会HP（http://www.jsaweb.jp/modules/journal/index.php?content_id=4）

case 27 激しい嘔吐による脱水と乏尿

症状

ショック・乏尿

59歳，男性

既　往　6年前，虫垂炎の手術。

病　歴　患者は3日前から，周期的な臍周囲の仙痛と嘔吐で近くの医院に入院していた。最初は「食中毒」という診断で臭化ブトロピウム（コリオパン®）を静注し少しよくなったりしていたが，食事が摂れず嘔吐が続くので，3日目に腹部X線撮影をしたところ，ニボーがあるとのことで紹介されて救急室に来た。

所　見　意識清明，血圧80/50，脈拍112/分，呼吸28/分，体温37.3℃。舌はカラカラで，臥位で外頸静脈も見えない。腹部は膨満し，どこを押しても中等度の痛みを訴え，反跳圧痛がある。腸雑音は聴かれない。緊急で開腹手術することになり，ラクテック®の輸液が開始された。

検　査　白血球 28,000，ヘモグロビン 17，BUN 52，Cr 2.1

経　過　来院してから2時間たち，ラクテック®が500 m*l*入ったが，留置した膀胱留置カテーテルからは最初に出た150 m*l*以後，尿が出てこないので担当医に報告すると，「フロセミド（ラシックス®）を1A静注しておいてくれ」という指示であった。

Q このフロセミド（ラシックス®）の指示をどう思いますか？

case 27

症　状

ショック・乏尿

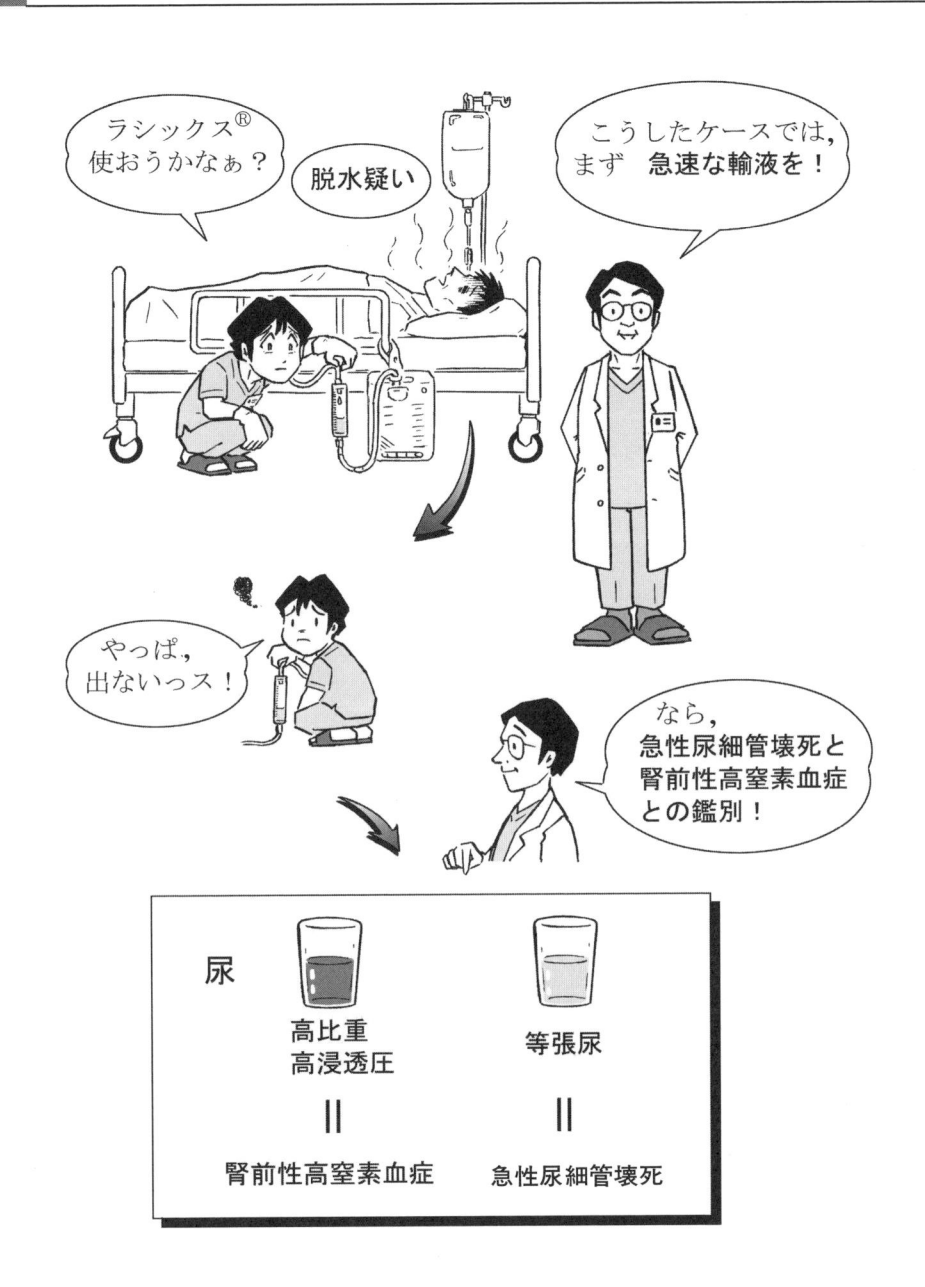

ラシックス®使おうかなぁ？
脱水疑い
こうしたケースでは，まず **急速な輸液を！**

やっぱ，出ないっス！

なら，急性尿細管壊死と腎前性高窒素血症との鑑別！

尿
高比重
高浸透圧
＝
腎前性高窒素血症

等張尿
＝
急性尿細管壊死

case 27 ちょっと待て，ほんとにいるのかラシックス®

救急治療

ショック・乏尿

　この症例は約3日に近い経口摂取不能と嘔吐（＋輸液不足）のために，血圧は低く，脈拍数は多く，舌がカラカラに乾燥し，臥位で外頸静脈も見えないし，白血球数やヘモグロビンから血液濃縮もある。著明な脱水状態である。このような患者で尿が出ないという報告を受けた場合，まず循環血液量がもとに戻るくらいの輸液が入ったかどうか（患者の普段の血圧に戻っているか，体位性低血圧があるかないか）を確かめるべきである。

1 ラシックス®は腎機能をよくする薬ではない

　この症例のように循環血液量が不足しているための乏尿（腎前性高窒素血症）の場合にラシックス®を使用するのは，一時的には尿が出て医師や看護師を喜ばせるが，循環血液量不足による乏尿であるから，不足している液体を患者の身体からさらにラシックス®で絞り出し，ますます不足を増強させる罪深いことをすることになるのである。

2 急性尿細管壊死 vs 腎前性高窒素血症

　医療面接や身体所見，腹部エコーによる下大静脈評価などから見積った循環血液量不足を急速な輸液で改善させて，それでも乏尿が続く場合，急性尿細管壊死と腎前性高窒素血症の鑑別をする。この鑑別でベッドサイドでの最も簡便な方法は尿の比重，尿浸透圧の測定である。もし比重，浸透圧が高ければ，尿細管壊死にはなっていない，つまり腎前性高窒素血症でまだ輸液が不足していることになる。尿の比重が等張尿ならば，急性尿細管壊死は完成しているのであり，ラシックス®は急性尿細管壊死を改善するものではない。乏尿性急性尿細管壊死と腎前性高窒素血症の鑑別法が**表 27-1**である。どちらかわからないうちにラシックス®を使用すると，尿の検査データがラシックス®の影響であてにならなくなる。

表 27-1　乏尿性急性尿細管壊死と腎前性高窒素血症の鑑別

	乏尿性急性尿細管壊死	腎前性高窒素血症	
尿浸透圧	< 350	> 500	mOsm/kgH$_2$O
尿中 Na	> 40	< 20	mEq/l
尿中尿素窒素/BUN	< 3	> 8	
尿中 Cr/血中 Cr	< 20	> 40	

3 急性腎不全（急性尿細管壊死）におけるラシックス®の意義

　尿の比重や尿浸透圧，尿中 Na などから，急性尿細管壊死が完成していると診断された場合のラシックス®の投与に関してはいくつかの報告がある。ラシックス®の投与で尿量を維持することで，乏尿性急性腎不全を非乏尿性急性腎不全にし得る場合がある。またラシックス®の大量（1～3 g/日）投与で尿量を維持すると，透析の必要回数を減らしたり，volume overload による心不全の合併を減らすことはできるが，腎不全の期間は短くならないし，死亡率も変えないという。

　腎不全が完成している場合でも，循環血液量が不足した状態で急性尿細管壊死の回復を待つのは，腎臓にとってよくない環境であり，回復が遅れる可能性が高い。当然十分な循環血液量を確保した状態で腎不全の回復を待つほうが賢明である。したがって，ラシックス®で尿が出るからといって，脱水になるくらいに用いると，腎不全の回復が遅れることになろう。軽い浮腫があって，心不全は起こさないくらいを維持するのが最適と思われる。

［推奨文献］
1) Hudson KB, et al：Renal failure：emergency evaluation and management. *Emerg Med Clin North Am* **29**：569-585, 2011

5 急性腹症

case 28　激しい下腹部痛「今，生理中です」

case 29　増強する下腹部痛，悪寒，発熱

case 30　腹痛，嘔吐，発熱

case 31　周期的な臍周囲の腹痛・嘔吐，排ガス・排便なし

case 32　高齢者の激しい腹痛

case 33　主訴「浣腸して便を出してほしい」

case 28 激しい下腹部痛「今, 生理中です」

症状

急性腹症

18歳, 女性
病　歴　深夜に, 3時間前からの激しい下腹部痛を主訴に救急室を受診した。
所　見　血圧90/60, 脈拍120/分, 呼吸36/分, 体温35.9℃, 意識清明, 顔面蒼白, 苦悶状, 眼瞼結膜はやや貧血様, 腹部は平坦だが下腹部全体に圧痛があり, 圧痛は左側に強い。圧痛の部位に一致して, 筋性防御は軽度だが反跳圧痛あり。
経　過　担当した研修医は最終月経を聞いた。患者が「今, 生理中ですので妊娠している可能性はありません」と答えたため, 流産や異所性妊娠を除外して, X線検査, 血液, 尿検査を指示して結果を待っていた。来院して約1時間後に血圧が70/50, 脈拍130/分となった。

Q この患者の疾患は何が最も考えられるでしょう？
この研修医はどこが間違っているのでしょうか？

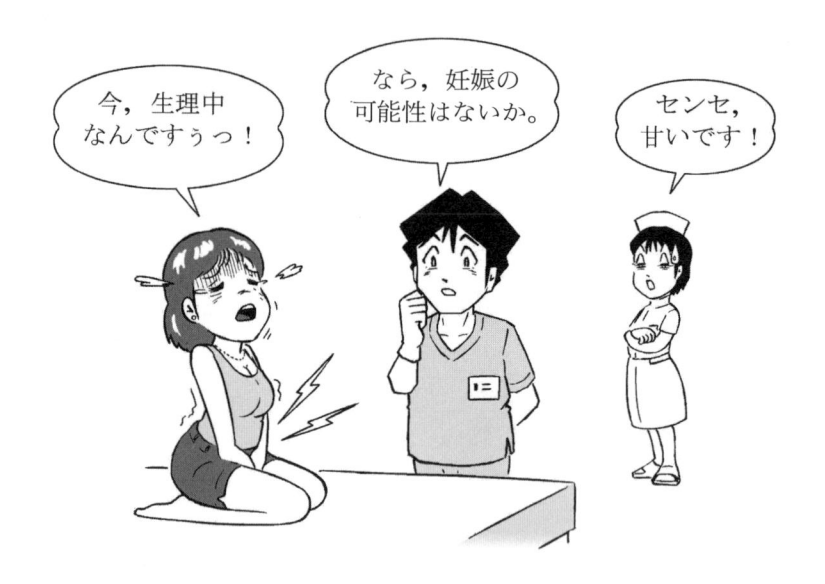

> 今, 生理中なんですうっ！

> なら, 妊娠の可能性はないか。

> センセ, 甘いです！

若い女性の下腹部痛は, そうでないとわかるまでは異所性妊娠として扱う

case 28

若い女性の下腹部痛は，そうでないとわかるまで異所性妊娠として扱う

救急治療

急性腹症

1 最終月経の問診の仕方が鍵

　妊娠に関係した救急疾患を考えて病歴を聴きながら，「今，生理中です」という患者の一言を信用して失敗したのである。ショックになってから呼ばれた医師が「あなたのいう今の生理はいつから始まりましたか？」と聴くと，「そういえば今度のはおかしいんです。2週間前からずっと生理が続いているんです」という答えが返ってきて，笑うに笑えないことになってしまった。同じような問診の段階での異所性妊娠の見逃し例をいくつか挙げてみよう。

　「今，生理中ですから」
　「3日目に生理が終わったばかりだから」
　「8日前に婦人科で診てもらい妊娠反応陰性でしたから」
という患者の言葉で，異所性妊娠を否定してしまって失敗した事例がある。

　「3日目に生理が終わったばかりだから」と言っても患者のいう生理が不正性器出血なら，ここに挙げた症例と同じことである。「8日前に婦人科で診てもらい妊娠反応陰性でしたから」と言っても，今日の妊娠反応は陽性に出るかもしれない。

　このような間違いを防ぐために，筆者は必ず以下の3つの質問をすることにしている。

① 今回のもう一つ前の生理はいつからいつまでだったか？つまり，今回の生理はくるべき時にきた生理か？
② 今回の出血の仕方や期間はいつもと同じだったか？
③ 今回の生理痛はいつもと同じだったか？

　もし，この3つの質問の答えが少しでも腑に落ちないなら，本人がいう「生理」が不正性器出血と疑い，必ず妊娠反応を出すようにしている。

2 異所性妊娠破裂の誤診

　異所性妊娠破裂による死亡例の誤診診断名としては，消化器疾患，尿路感染症，精神科疾患に加えて，子宮内妊娠，骨盤腹膜炎，自然流産，掻把手術合併症，卵巣嚢腫などの産婦人科疾患と誤診されたものがある。異所性妊娠破裂の可能性がある場合には，輸血量をできるだけ減らすために，**若い女性の下腹部痛はそうでないとわかるまでは異所性妊娠として扱う**（輸液路確保＆妊娠反

応)べきなのである。

異所性妊娠と診断しながら即日入院させなかったために手遅れになった報告もあるので，破裂していない異所性妊娠も，即，産婦人科コンサルテーションしなくてはならない。

③ 異所性妊娠の破裂を疑ったときのアプローチ

① 婦人科医師に連絡する。
② 太い（18 G）静脈留置針で最低2カ所の輸液ルートを確保する。
③ 採血の際，輸血交差用の血液も同時にとり，輸血の準備（10単位）をする。
④ 生理食塩水，ラクテック® で急速に輸液を開始する。
⑤ 腹部エコー
⑥ 尿の妊娠反応チェック
⑦ 血圧，脈拍数で輸液のスピードを調節する。
⑧ 間違いないと確診したら全身麻酔に必要な検査をする（胸部X線撮影，心電図）。

[推奨文献]
1) Sweet MG, et al：Evaluation and management of abnormal uterine bleeding in premenopausal women. *Am Fam Physician* 85：35-43, 2012
2) Madhra M, et al：Ectopic pregnancy. *Obstetr Gynaecol Reprod Med* 24：215-220, 2014
3) Crochet JR, et al：Does this woman have an ectopic pregnancy? the rational clinical examination systematic review. *JAMA* 309：1722-1729, 2013

増強する下腹部痛，悪寒，発熱

case 29

症　状

急性腹症

29歳，女性
病　歴　明け方4時ごろから右下腹部痛を訴え始めた．次第に腹痛が増強し，軽い昼食の後，悪寒がしてきたため近医を受診し，「虫垂炎の穿孔」と言われて午後6時に救急外来へ紹介された．
所　見　血圧 120/90，脈拍 96/分，呼吸 32/分，体温 39.1℃，腹痛のため苦悶状態，下腹部全体に著明な圧痛，反跳圧痛を認めた．筋性防御は軽い．
検　査　白血球数：17,000，尿妊娠反応：陰性
経　過　研修医は急性虫垂炎と確信して外科医を呼んだが，コンサルテーションを受けて問診と診察をした外科医は，婦人科医を呼び，結局，婦人科病棟に入院することになった．

Q 急性虫垂炎と鑑別すべき産婦人科の疾患にはどんなものがありますか？

PID

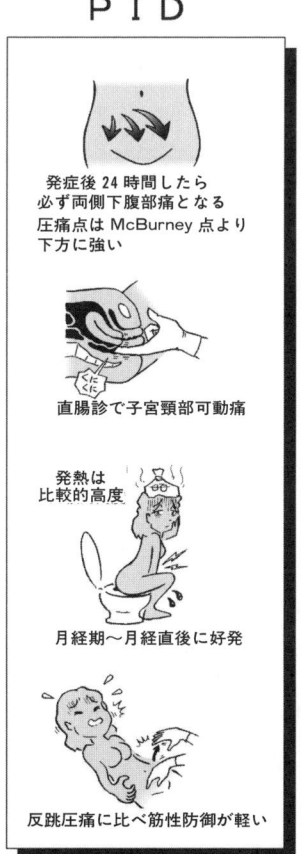

- 発症後24時間したら必ず両側下腹部痛となる
  圧痛点はMcBurney点より下方に強い
- 直腸診で子宮頸部可動痛
- 発熱は比較的高度
- 月経期～月経直後に好発
- 反跳圧痛に比べ筋性防御が軽い

急性虫垂炎

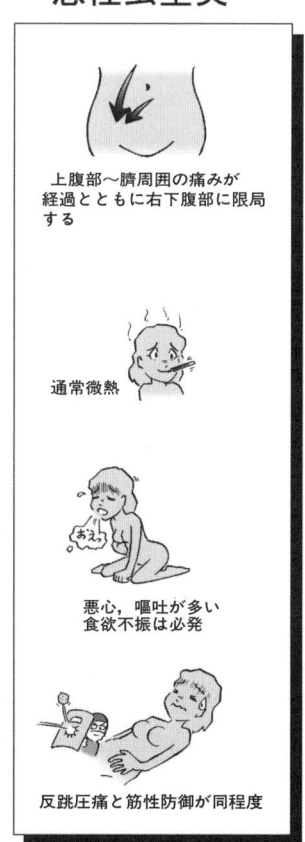

- 上腹部～臍周囲の痛みが経過とともに右下腹部に限局する
- 通常微熱
- 悪心，嘔吐が多い　食欲不振は必発
- 反跳圧痛と筋性防御が同程度

case 29 虫垂炎の穿孔と誤診される PID（骨盤腹膜炎）

救急治療

急性腹症

1 急性虫垂炎と鑑別すべき産婦人科の疾患

異所性妊娠破裂，PID（骨盤腹膜炎），卵巣嚢腫の茎捻転，不全流産，卵巣出血，月経困難症，排卵痛などの婦人科疾患がある。その他，産婦人科以外では，尿管結石，急性胃腸炎，クローン病，盲腸癌の破裂，憩室炎，腸管膜リンパ腺炎などが挙げられる。

2 急性虫垂炎 vs PID（pelvic inflammatory disease：骨盤腹膜炎）

下腹部全体の著明な圧痛，反跳圧痛があり，体温 39.1℃，白血球数 17,000 で外科医を呼ぶのは間違いではないが，患者が sexually active woman である場合には，急性虫垂炎の穿孔と常に鑑別を要する PID（骨盤腹膜炎）の可能性を考慮するのが鉄則である。PID ならば（一部の膿瘍破裂例を除けば）手術せずに治療できるが，もし虫垂炎の穿孔なら手術しないと重篤になりうるため，腹部超音波検査や腹部 CT スキャンなどを施行して，しっかり鑑別すべきである。しかし，夜間帯や週末で，腹部超音波や腹部 CT スキャン（の正確な読影）ができない布陣の場合には，自宅にいる消化器外科医と婦人科医のどちらを最初に呼ぶかを，決めなくてはならないはずである。筆者はそのような場合に，115頁の図に示す病歴や身体所見の違いで，この両者を区別する努力をしている。

この症例では，病歴で月経の直後から下腹部痛が始まっていること，月経中に性交があったこと，腹痛を訴え出してからも食事が摂れていること，発症してまだ 10 数時間なのにもう両側に下腹部痛が広がり，高熱になっていること，そして診察では McBurney 点よりもより下方（恥骨側）にいくほど圧痛が強く，直腸診で子宮頸部を動かした際に激しい痛みを訴えたこと，圧痛および反跳圧痛が強いわりに筋性防御が軽く，触診で「腹膜刺激症状があるのにおなかが意外にやわらかい」ことなどから，外科医は PID を考えたのである。

3 右上腹部痛でも婦人科疾患のことがある(Fitz-Hugh-Curtis Syndrome)

PID の感染が横隔膜下に波及して肝周囲炎（perihepatitis）となったもので，下腹部の所見が軽く，右上腹部圧痛，Murphy's sign 陽性で胆嚢炎と誤診されることが多い。腹腔鏡で肝表面と周囲の組織に糸状の癒着（violin string）が確認されるのが特徴といわれている。最近では図 29-1 に示すように，腹部 CT スキャンの造影早期に肝表面がエンハンスされることが診断に使えるという報告もある。若い女性に「無石胆嚢炎」という診断がついている場合にはこの疾患のことが多い。「右急性腎盂腎炎」として治療しても反応が悪い場合や「肝湾曲部の大腸憩室炎」を疑って精査しても憩室がない場合などもこの疾患を疑うべきである。

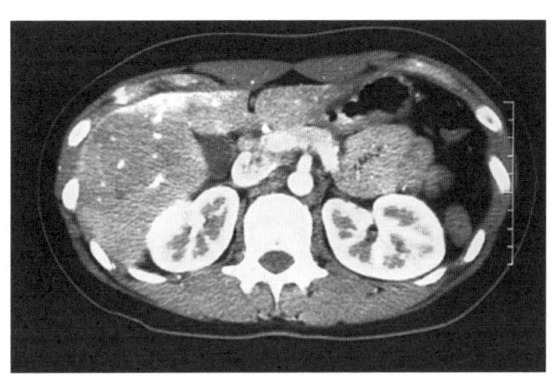

図 29-1　肝周囲炎
造影早期に肝表面がエンハンスされている

4 PID の治療

　　PID の起炎菌としては，*Chlamydia trachomatis*，淋菌が多いが，その他，*Mycoplasma hominis*，腸内グラム陰性桿菌，および種々の嫌気性菌が含まれる。正確な細菌学的診断がわからないことが多く，種々の細菌が同時に存在することがあるため，治療には，複数の抗菌薬の組み合わせが行われることが多い。PID は治療が遅れると不妊症や将来の異所性妊娠の候補となり，女性の人生に大きな影を落とす疾患なので，疑ったら，救急室で抗菌薬を開始すべきである。PID 患者の抗菌薬は，経口摂取可能で通院にする場合は下記の①か②，入院加療にする場合には③が推奨されている。
① セフトリアキソン 250 mg 筋注 1 回，アジスロマイシン 1 g 内服 1 回
② オフロキサシン 800 mg/日，分 2 ＋クリンダマイシン 1,350 mg/日，分 3
③ セフメタゾール 1 g 静注＋ミノサイクリン 100 mg 点滴静注

5 婦人科急性腹症の診断は月経周期が鍵

　　女性の下腹部痛では常に婦人科疾患を考慮しなくてはならないが，その場合，表 29-1 に示すように，痛みの発症が月経周期の，どの時点かでかなり鑑別診断は絞れるのである。このうち生命を脅かす大出血となる不全流産と異所性妊娠破裂は妊娠反応が陽性であるため，婦人科疾患を疑った場合には必ず妊娠反

応を検査すべきである。また，発熱するのは toxic shock syndrome と PID だけであることも鑑別に有用である。卵巣出血が輸血や手術まで必要になるのは少ない。

表 29-1　婦人科救急疾患の鑑別
婦人科救急→月経周期のどの時期に発症したかが鍵！

月経開始直後	→	子宮内膜症
月経中	→	Toxic Shock Syndrome
月経中〜終了 5 日以内	→	PID（骨盤腹膜炎）
排卵日±数日	→	卵胞出血 ┐
排卵日	→	排卵痛　├→ 卵巣出血
月経 1 週間前	→	黄体出血 ┘
予定月経遅延，妊反陽性	→	不全流産 / 異所性妊娠
片側激痛，無熱，妊反陰性	→	卵巣茎捻転

［推奨文献］
1) Lareau SM, et al：Pelvic inflammatory disease and tubo-ovarian abscess. *Infect Dis Clin North Am* **22**：693-708, 2008
2) 青木　眞：レジデントのための感染症マニュアル 第 3 版. 医学書院，pp 970-973, 2015

腹痛，嘔吐，発熱

case 30
症　状

急性腹症

31歳，女性（妊娠33週の妊婦）
既　往　特記すべきものなし。
病　歴　腹痛と嘔吐を訴えて，かかりつけの産婦人科医院に入院した。入院後も症状が続くため，翌日，近くの総合病院の外科に紹介された。37.4℃の微熱，白血球数11,000だが，触診と超音波検査で虫垂炎の可能性は考えにくいという結論で，その日のうちに産婦人科医院に帰された。その日の午後8時ごろから激しい腹痛となったが，鎮痛薬を用いて一晩過ごし，翌朝，救急センターに転送された。
経　過　触診で腹部全体に腹膜刺激徴候があり，緊急開腹。虫垂炎の穿孔による汎発性腹膜炎であった。胎児は死亡した。

Q どうしてありふれた急性虫垂炎の診断が遅れるのでしょう？

精神科の患者
妊婦
40歳以上の高齢者
10歳以下の小児
アルコール依存患者

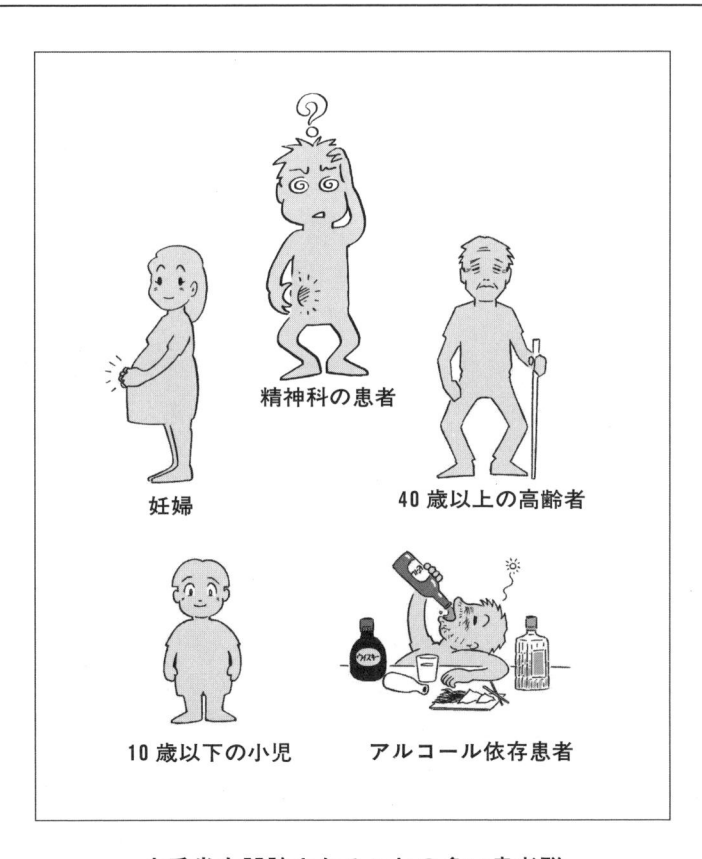

虫垂炎を誤診されることの多い患者群

case 30 虫垂炎が誤診されることの多い患者群

救急治療

急性腹症

　医事訴訟になりかけた症例である．救急センターでは最後に紹介されてくることが多いため，幸運にも「最後に診る名医」になりうるのである．しかし，一次救急も受け入れている救急センターでは，前日に自分が診て帰した患者を再度診せられて，虫垂炎の診断の難しさ，怖さを思い知らされたことは，どの医師にも身に覚えがあるはずである．

1 妊娠中の急性虫垂炎の診断

　提示した症例を 2 日目に診た外科医は，やはりある程度の非難をまぬがれないように思う．外科医であれば，妊婦の虫垂炎の診断がいかに難しいかはよく心得ているべきであり，診察の時点で可能性が少なくても，完全に否定できないうちは産婦人科の医院へその日に帰してしまわず，1～2 日の経過観察入院を考慮すべきであったと思われる．

2 虫垂炎を誤診されることの多い患者群

　筆者の経験では，10 歳以下の小児，40 歳以上の高齢者，妊婦，精神科の患者，アルコール依存患者などで虫垂炎は非典型的な経過が多く，誤診例が目立つように思う．疑ったら，救急室で最低 4～6 時間，または入院させて，経時的に触診を繰り返すことが大事である．

　特に小児の急性虫垂炎は，初診時には誰が診てもウイルス性胃腸炎という診断で救急室から帰され，2 回目の受診で虫垂炎の穿孔と診断される事例が少なくない．筆者はウイルス性胃腸炎の合併症として，数日遅れて急性虫垂炎が起きる小児がいるのではないかと考えており，これを「二次性急性虫垂炎」と呼んでいる．トラブルを避けるために，「ウイルス性胃腸炎」として救急室から帰す小児の両親に，遅れて「二次性急性虫垂炎」になる可能性を丁寧に説明するようにしている．

　救急室では最初の受診ですべて診断することは不可能である．最初の受診で診断できなかったことが医療過誤になるのではなく，1 回の救急室の受診には限界があり，再評価が必要であることを説明して，再評価の外来受診の日時をアレンジしなかったことが医療過誤になるのである．

③ 精神科患者の急性腹症

　米国でも，統合失調症や躁病の患者で痛みに対する感受性が極端に低下しているために救急室で見逃された骨盤骨折や下肢の骨折，消化性潰瘍の穿孔例を報告して警告している。これらの患者では内因性麻薬が増加しているために痛みに鈍感になっているのであろうと説明している。救急室で精神科の患者が不定愁訴で受診してくる場合は要注意である。痛みに対する感受性が低下している患者の急性腹症や，上気道異物による窒息，自殺目的の服毒，外傷，水中毒（case 8 参照），organic brain syndrome（case 3 参照）などが少なくないので，精神科は救急医学の知識が必須である。

④ 急性腹症の腹部超音波と腹部 CT スキャン

　急性虫垂炎などの急性腹症を疑って，腹部超音波検査や腹部 CT スキャンを施行しても，診断が遅れてトラブルになることが少なくない。超音波機器や CT スキャンの多い日本ならではのトラブルと思われる。腹部超音波検査は「誰が行ったのか」が問題であり，腹部 CT スキャンは「単純 CT だけなのか，造影 CT もしたのか」，「誰が読影したのか」が問題なのである。

　特に夜間や週末に急性腹症を疑って腹部 CT スキャンを施行した場合には，読影力のある医師（消化器外科医，放射線科医）に，画像を転送して読影してもらうシステムの導入を考慮すべきである。それがかなわない場合には，翌朝まで帰宅させず，救急室の観察ベッドに待機させ，翌朝一番に読影力のある医師に診てもらうべきである。

［推奨文献］
1) Vissers RI：Pitfalls in appendicitis. *Emerg Med Clin North Am* 28：103-118, 2010
2) D'Souza N, et al：Appendicitis. *Am Fam Physician* 93：142-143, 2016

case 31 周期的な臍周囲の腹痛・嘔吐，排ガス・排便なし

症状

急性腹症

56歳，女性
既　往　7年前の胃切除の手術の後に2回腸閉塞で入院しており，いずれも保存的治療で軽快している。
病　歴　夕食の3時間後から腹痛が始まり，臍周囲で約3～4分の間隔で周期的に痛み，午後11時ごろから嘔吐し始めたため，午前0時に来院した。腹痛が出現してからは排ガスも排便もない。
所　見　意識清明，血圧160/100，脈拍98/分，呼吸32/分，体温37.2℃。腹部は平坦で臍の左に軽い圧痛があるが，筋性防御や反跳圧痛などの腹膜刺激徴候は認められない。腸雑音は亢進しているが金属音ではない。
検　査　X線撮影，ニボー（鏡面像）あり，白血球数9,600
経　過　担当医は3回目の癒着性腸閉塞と診断したが，手術の必要性はないと判断して入院させ，経過観察することにした。ブスコパン®を静注しても短時間しか疼痛が軽快しないため，午前2時からは腹痛が強いときはソセゴン® 30 mgの筋注という指示を出して当直医は眠った。
午前7時30分，血圧が触診で70に低下したと，当直室に電話が入った。

Q この患者には何が起こっていると思いますか？
この担当医はなぜ失敗したのでしょう？

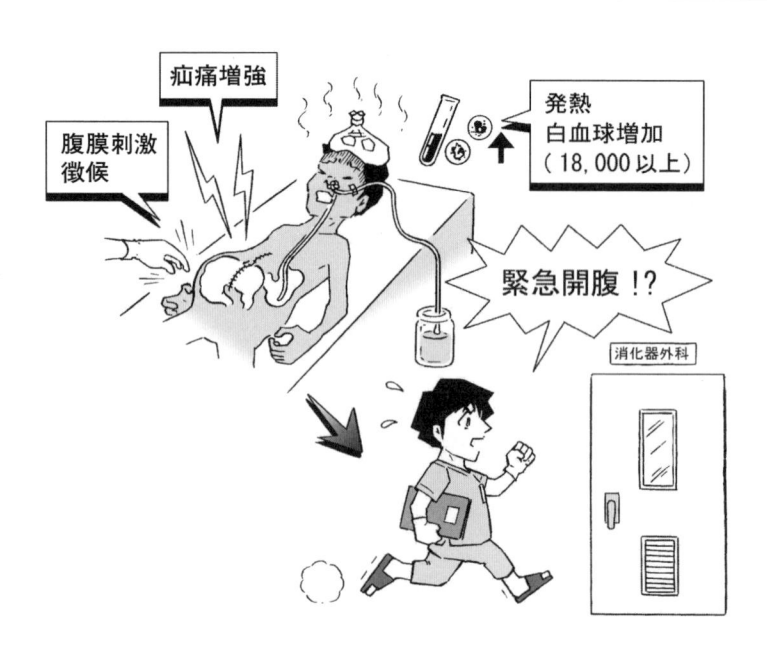

内科医が長く診すぎる腸閉塞

case **31**

救急治療

急性腹症

1 夜の腸閉塞→朝までは自分で診るか？ 腹部外科医に頼んでしまうか？

既往に開腹手術があり，周期的な疝痛と嘔吐，排ガス，排便の消失，立位X線撮影でのニボー（鏡面像）がそろえば，診断はさほど難しくはない。内科医が時に失敗するのは，診断ではなく，外科的治療が必要か保存的治療でいけるかの判断である。

2 腸閉塞の手術適応

この症例は緊急手術され，絞扼性腸閉塞で壊死に陥った小腸が約30 cm切除された。前2回が保存的加療で軽快していること，入院時，腹膜刺激徴候や白血球増加がなかったことなどから，保存的に経過観察しようとした判断は間違いではないと思われる。問題は入院後である。立て続けにブスコパン®の静注が必要で，ソセゴン®の指示まで出すほどの疝痛を訴えていたのに，そのまま当直室で眠ってしまったことが問題である。

405例の腸閉塞を扱った米国のある報告では，十分な補液と鼻胃チューブでの減圧だけでもかなりの患者が48〜72時間のうちに軽快するが，**保存的治療で経過観察中に疝痛が増強したり，発熱，白血球増加（18,000以上），腹膜刺激徴候が認められた場合には緊急開腹を考えるべき**としている。また，一般的に70歳以上，白血球増加（18,000以上），悪性腫瘍による腸閉塞は早期の手術を考慮すべきとしている。筆者は，下記の場合には深夜でも腹部外科医を呼ぶべきだと思っている。

> ❶ 病歴で間欠的疝痛が，ある時点から持続痛に変わったという場合
> ❷ 鼻胃チューブの挿入や平滑筋弛緩薬（ブスコパン®やコリオパン®）の投与の後に腹痛が消失しない場合や，腹痛を緩和するために何回も平滑筋弛緩薬の投与を必要とする場合
> ❸ 体温，白血球数がすでに上昇しているか，経過を追って上昇傾向の場合
> ❹ 触診で1カ所だけに顕著な圧痛や腹膜刺激徴候がすでにあるか，経過を追って出現してくる場合

③ 小腸の閉塞か，大腸の閉塞か？

　腸閉塞は圧倒的に小腸の閉塞が多いが，大腸の閉塞をきたすものもある．X線写真で小腸のニボーだけなら小腸の腸閉塞であり，大腸のニボーも認められる場合は大腸の腸閉塞である．大腸の閉塞では一般に腹部膨満が著明で，腹部X線写真でも大きなガス像，ニボーが出現する．大腸の腸閉塞は大抵が高齢者で，大腸捻転や悪性腫瘍が原因であることが多い．

④ 開腹手術歴があるのか，ないのか？

　開腹手術歴（消化器の手術以外に，帝王切開や卵管結紮術なども含まれる）があるならば，癒着性小腸閉塞の可能性が高い．この場合は，しっかりかんで食べないと腸閉塞を起こしやすい食べ物（竹の子，しいたけ，こんにゃく，昆布巻，柿，餅など）を食べていないかを聴くことが大事である．

　一方，開腹手術歴のない小腸の腸閉塞では，まず鼠径ヘルニア，大腿ヘルニアを考え，下着を脱がせて診察する．そしてどちらもなければ閉鎖孔ヘルニア（case 61 参照）を考える．精神科疾患の患者の場合には異物誤食を考える．小児では腸重積以外には，腸回転異常，急性虫垂炎穿孔による腹膜炎などを考える．

[推奨文献]
1) 急性腹症診療ガイドライン出版委員会：急性腹症診療ガイドライン2015．医学書院，2015．http://plaza.umin.ac.jp/jaem/guidline.htm
2) Natesan S, et al：Evidence-based, medicine approach to abdominal pain. *Emerg Med Clin North Am* **34**：165-190, 2016
3) Palmer J, et al：Abdominal pain mimics. *Emerg Med Clin North Am* **34**：409-423, 2016
4) Singh M, et al：Abdominal vascular catastrophes. *Emerg Med Clin North Am* **34**：327-339, 2016

高齢者の激しい腹痛

case **32**

症　状

急性腹症

82歳，男性
既　往　20歳に虫垂切除，3年前，急性心筋梗塞にて入院歴あり。
病　歴　午後3時から，腹部全体に激しい痛みが出現。嘔吐なし，下痢なし，胸痛なし，背部痛なし，呼吸困難なし。痛みが持続するため，午後6時に救急室を受診。
所　見　苦悶状，意識清明，血圧140/70，脈拍78/分（不整），呼吸28/分，体温37.2℃。腹部はやわらかく，膨隆なし。腹部全体に圧痛を認めるが，腹膜刺激徴候はない。拍動性腫瘤なし，雑音（bruit）も聴取しない。
検　査　白血球9,800，ヘモグロビン11，血清アミラーゼ正常，尿中アミラーゼ正常，検尿：血尿なし，腹部X線撮影：小腸ガスあるも，ニボー形成はみられない。
　　　　腹部エコー：胆石なし
　　　　心電図：心房細動，V_1～V_4にQSパターン
経　過　コリオパン®1Aの静注で腹痛変わらず，ソセゴン®30 mg筋注でやや軽くなったが，依然苦しそうであったため，アタラックスP®50 mgが筋注され，うとうと眠りだした。
　　　　翌日午前6時，血圧70/触診，脈拍120/分（不整）となる。
　　　　腹部全体に筋性防御あり。

Q　この患者は何が考えられるでしょうか？

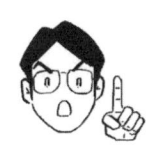

高齢者の激しい腹痛は血管性疾患（閉塞，破裂）から考える!!

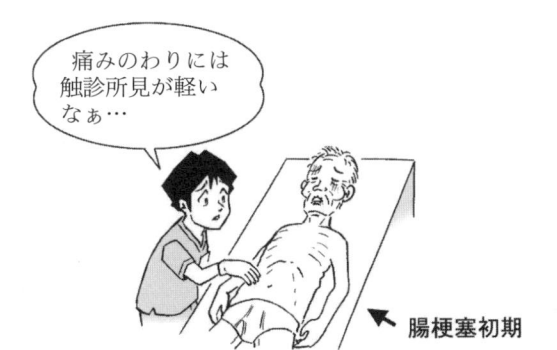

痛みのわりには触診所見が軽いなぁ…

← 腸梗塞初期

リスクファクター

- 動脈硬化
- 慢性心不全
- 最近の急性心筋梗塞
- 心房細動
- 動脈塞栓の既往

case 32

高齢＋心房細動＋激しい腹痛なのに腹膜刺激徴候なし➡腸梗塞の初期

救急治療

急性腹症

1 高齢者の激しい腹痛

この症例では，ありふれたものとして，虫垂炎穿孔，消化性潰瘍穿孔，胆石，膵炎，腸閉塞，憩室炎，特発性Ｓ状結腸穿孔，尿管結石などが挙げられる。しかし，救急室では頻度は稀であっても，すぐ生命を脅かすものから考慮すべきである。すなわち，腹部大動脈瘤の破裂，解離性大動脈瘤，肝癌破裂，脾臓破裂，腸梗塞（腸間膜動脈閉塞），心筋梗塞などである。

激しく痛がるわりに最初は腹部触診所見が軽く，見逃されることの多いのは上腸間膜動脈，静脈閉塞である。約6～8時間経過して，腸管が壊死状態になると初めて腹膜刺激徴候が出現し，その頃には，この症例のようにショックに陥っていることが多い。この症例でも開腹時には小腸のほとんどが壊死状態であった。**高齢＋心房細動＋激しい腹痛なのに腹膜刺激徴候なし➡腸梗塞の初期**，と覚えておくべきである。

2 腸梗塞（mesenteric infarction）

死亡率を下げるには早期診断が重要である。疑ったら，造影 CT スキャン，血管撮影で早期診断し，血行再建術，血管撮影のカテーテルからのパパベリン®動注などが治療候補に挙がる。

① 上腸間膜動脈閉塞によるもの（50％）

上腸間膜動脈の主幹で閉塞して壊死した腸管を切除した場合，長期生存は困難。血栓症と塞栓症がほぼ同じ頻度

血栓症：上腸間膜動脈の最初の数 cm での閉塞が大部分→血行再建術

塞栓症：分岐部や動脈の枝での閉塞→塞栓摘出術

② 血管の閉塞のないもの（25％）

心拍出量低下，腸間膜動脈狭窄，腸間膜動脈痙攣などによる

③ 上腸間膜静脈閉塞，血管炎によるもの（25％）

上腸間膜静脈閉塞：小腸の middle portion が壊死

血管炎：腸管の壊死は小範囲で軽度

3 単純 CT スキャンだけでは診断できない！

造影 CT スキャンによるアナフィラキシーショックや腎機能悪化を恐れて，

夜間，週末には造影 CT スキャンができないことになっている施設が多い。このため大動脈解離（壁内血腫型），肺塞栓症，腸間膜動脈閉塞症，腎梗塞などが単純 CT スキャンで見逃される事例が全国で起きている。造影剤のリスクを背負って，早期診断しなくては治療が遅れる場合があることを銘記すべきである。研修医時代に，造影剤のリスクを背負って造影 CT スキャンを指示する上籍医の決断力を見ておくことが大事である。

4 腹部触診の 5 段階評価

　腹部触診所見の記載法を**表 32-1** のように 5 段階に分けて記載することを勧めたい。ほとんどの研修医の先生方は，①の自発痛だけで圧痛がない場合と②の自発痛＋圧痛の場合を区別できていない。この①と②の区別ができると，①の自発痛だけで圧痛がない場合に，**表 32-2** のような幅広い鑑別診断が浮かび，誤診が減るのである。

　①と②の区別ができるためには，触診前に患者によく説明してから触診しなくてはならない。

　「今から痛いと言われる（自発痛）部位を押します。押したときに，押す前に感じている痛み（自発痛）が強くなったらそう言ってください。押しても押す前と同じくらいの痛さならそう言ってください」

　押したときに，押す前に感じている痛み（自発痛）が強くなったら，「圧痛あり」と記載する。押しても押す前と同じくらいの痛さなら，そこに自発痛を感じているだけで，「圧痛なし」と記載すべきなのである。圧痛があれば，そ

表 32-1　寺沢流　腹部所見 5 段階評価法

① 自発痛だけで，圧痛なし（**表 32-2** 参照）
　→例：虫垂炎初期の臍周囲痛
② 自発痛＋圧痛
　→例：胆嚢炎の圧痛
③ 自発痛＋圧痛＋反跳圧痛
　→例：骨盤腹膜炎，卵巣出血
④ 自発痛＋圧痛＋反跳圧痛＋筋性防御
　→例：急性虫垂炎，急性膵炎
⑤ 自発痛＋板状硬
　→例：消化性潰瘍穿孔，S 状結腸穿孔

典型的な急性虫垂炎の触診所見

	発症数時間 臍周囲	6 時間後 右下腹部	12 時間後 右下腹部	24 時間後 右下腹部
自発痛	＋	±	＋	＋
圧痛	−	＋	＋	＋
反跳圧痛		−	＋	＋
筋性防御		−	−	＋

表 32-2　自発痛はあるが圧痛がない場合

急性心筋梗塞の心窩部痛
虫垂炎初期の心窩部痛，臍周囲痛
腸間膜動脈閉塞の初期
精巣捻転の下腹部痛
下葉肺炎の季肋部痛
発疹が出る前の帯状疱疹の痛み

の部位に病因があると判断して検索を絞ればよいが，自発痛だけの場合は，その部位に内臓痛や関連痛を感じているだけで，鑑別診断は幅広く考えるべきなのである。

[推奨文献]
1) Clair DG, et al：Mesenteric Ischemia. *N Engl J Med* 374：959-968, 2016

one point study

■急性腹症の Do & Don't

●急性腹症 "Do !!"
① ショック〜低血圧患者は急変しうる：重症心血管系疾患，大出血から考える！
② 輸液ルートは太い（18 G）静脈留置針で！　ショックなら最低2カ所
③ 高齢者で，腹部全体の激痛なのに触診所見が乏しい場合，腸間膜動脈閉塞の初期
④ 女性の下腹部痛は異所性妊娠から考慮！
⑤ 婦人科救急疾患（骨盤腹膜炎，卵巣捻転，卵巣出血，不全流産）に強くなれ！
⑥ 男子では，精巣捻転が初期に下腹痛で来院することがある！
⑦ やせた高齢女性の腸閉塞では鼠径部〜大腿の触診を忘れるな（パンツまでぬがせる）
⑧ 腸閉塞，急性膵炎の手術適応に強くなれ！
⑨ 心窩部痛で来院する急性心筋梗塞，食道破裂がある！
⑩ 腹腔内の free air の証明は立体の胸部撮影か腹部の decuvitus view
⑪ 虫垂炎を誤診しやすい患者群を覚えておけ！（小児，高齢者，精神科患者，妊婦）

●急性腹症 "Don't"
① 医療面接や触診を省略してエコーに走るな！
② 治療方針決定に結びつかない検査をするな！
③ 検査順序は患者の状態に合わせて医師が決めるもの！　テキストの記載順はダメ！
④ 循環状態が不安定な患者を安易に CT 室，X 線室に連れていくな！
⑤ 白血球数に振り回されるな！
　単なる脱水でも白血球数は増えるし，虫垂炎穿孔でも白血球数正常は少なくない！
⑥ 来院直後の1回目の血算正常（貧血なし）にだまされるな！

主訴「浣腸して便を出してほしい」

case 33

症　状

急性腹症

86歳，女性
既　往　高血圧で内服中，3年前に脳梗塞，自宅で寝たり起きたりの生活
病　歴　3時間前から左下腹部痛を訴え始め，何回かトイレに行って排便しようとするが排便なく，疼痛が増強して，家人の車で救急室に受診。「浣腸して便を出してほしい」という。
所　見　意識清明，血圧 160/90，脈拍 96/分，呼吸 20/分，体温 36.9℃
　　　　聴診で呼吸音正常，心音は整，心雑音なし
　　　　腹部は触診で左下腹部に軽度の圧痛あり，反跳圧痛や筋性防御は認めない。
検　査　なし
経　過　研修医は本人の希望どおり浣腸した。トイレから出てきて，「少量の排便があり，少し楽になった」と言うので，帰宅とした。
　　　　翌朝，救急車で搬送され，ショック状態で左下腹部が板状硬になっていた。

Q 何が考えられるのでしょう？
担当した研修医の足らない点はなんでしょう？

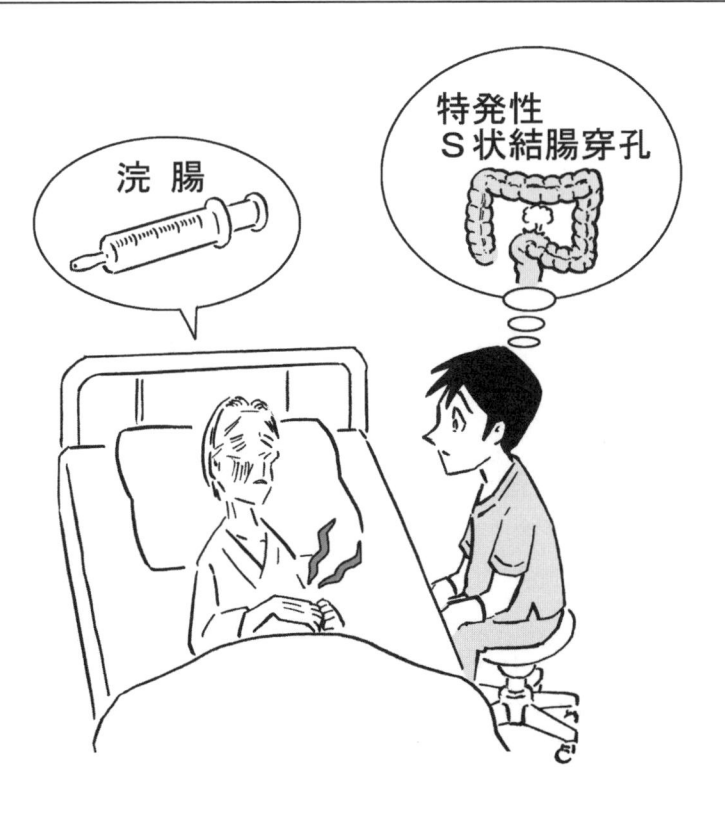

浣腸

特発性S状結腸穿孔

case 33 便秘による腹痛と誤認される特発性S状結腸穿孔！

救急治療

急性腹症

1 高齢者の腹痛では特発性S状結腸穿孔もマークする

高齢者の腹痛では，筆者は以下のように緊急度を整理して診療している。
① まず，生命を脅かす血管性疾患を考え，心電図，腹部超音波
② 次に，特発性S状結腸穿孔を考え，胸部立位撮影（腹腔内遊離ガス探し）
③ 最後に，頻度の多い3つ，すなわち，急性虫垂炎，胆道結石，腸閉塞を考える

このうち，特発性S状結腸穿孔は最初の受診では所見が軽く，「習慣性便秘」「宿便イレウス」として，浣腸して救急室から帰されることが少なくない。特発性S状結腸が習慣性便秘の患者に起きやすいためであろう。

対策として，浣腸する前に必ず直腸診で便塊を確かめる。もし直腸診で便塊を触れないなら，「習慣性便秘」「宿便イレウス」の診断は捨てて，浣腸はせず，精密検査（腹部CTスキャン）を進める。もし便塊が触れるなら浣腸や摘便を試みる。浣腸や摘便で大量の便が出て，患者が楽になったと笑顔で話し，腹部触診所見も正常化したなら帰宅とする。浣腸や摘便後も排便が不十分で腹痛が残存している場合には，精査を進めるか，救急室観察ベッドで経過観察とし，痛みの変化，腹部の触診所見の変化を追いかけていく。

2 左下腹部痛の考え方

筆者は年齢，性別で以下のような順番で考えるようにしている。
若年女性：異所性妊娠破裂→卵巣出血，卵巣茎捻転，PID→尿管結石→憩室炎
若年男性：尿管結石→精巣捻転（初期に下腹部痛だけの場合あり）→憩室炎
高齢者：腸骨動脈瘤破裂→S状結腸穿孔→尿管結石→憩室炎

3 鎮痛薬の投与は診断を遅らせない!?

痛がる患者を鎮痛薬投与なしに我慢させながら診療するのは残酷である。北米で，麻薬性鎮痛薬を用いても診断の遅れにはつながらないという報告がいくつも出ている。しかし，日本ではこれは必ずしも通じないように感じている。それは，研修医の先生方が強い鎮痛薬を投与した後に軽減した痛みを，「病気の痛みが軽減した」と錯覚して，救急室から帰宅させてしまうからである。受

診時に強い鎮痛薬を用いるくらい痛がっていたのなら,「少し楽になりました」という患者の一言は,「鎮痛薬で軽減したのであって,病気自体が自然消褪しつつある」と考えてはいけないのである。強い鎮痛薬を用いることにした＝徹底的に検索すべき疾患だと考えた,ということである。鎮痛薬が効いて楽になっても「検索不要,帰宅させてよい」ことにはならない。少なくとも鎮痛薬の効果が切れるまでは,救急室の観察ベッド入院,上籍医コンサルテーション,腹部 CT スキャンなどの精密検査をするべきである。

4 腹腔内遊離ガスの証明

提示した症例では腹腔内遊離ガスが証明されて開腹手術となった。少量の腹腔内遊離ガスの証明には,立位腹部単純撮影より立位胸部撮影のほうがいいことは,一致した見解である。激しい腹痛で苦しんでいる患者を立たせることに抵抗を感じるかもしれないが,筆者の経験では説明すればほとんどの患者が立ってくれる。立位胸部正面ではわからなかった少量の腹腔内遊離ガスが立位胸部側面撮影で確認できるという報告もある。長時間経過してから来院し,脱水がひどい患者では left lateral decuvitus view を指示すべきであろう。もし上記の単純撮影でも確認できなければ CT スキャンか水溶性造影剤による透視を試みることになろう。

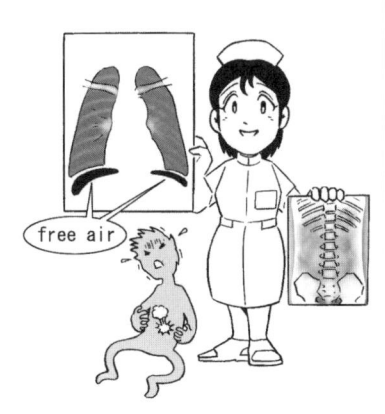

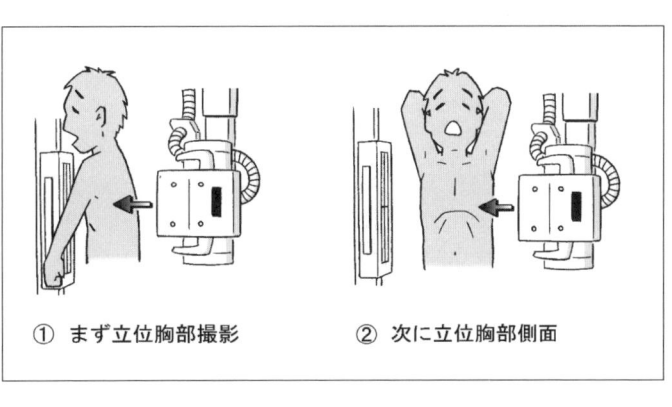

腹腔内遊離ガスには
立位腹部より立位胸部

① まず立位胸部撮影　　② 次に立位胸部側面

［推奨文献］
1) Ragsdale L, et al：Acute abdominal pain in the older adult. *Emerg Med Clin North Am* **29**：429-448, 2011
2) Lewiss RE, et al：Vascular abdominal emergencies. *Emerg Med Clin North Am* **29**：253-272, 2011

6 消化管出血

case 34 　繰り返し持続するコーヒー残渣様嘔吐

case 35 　当初，痔の出血と思われた大量の下血

case 36 　高齢者の「下痢ぎみ」

case 34

症状: 消化管出血

繰り返し持続するコーヒー残渣様嘔吐

64歳，女性
既　往　高血圧あり，不規則に内服加療。
病　歴　家人が仕事から帰ってみると，患者が廊下で倒れて吐いており，その後も来院するまでの2時間ずっと吐きとおしとのことであった。
所　見　意識清明，血圧 190/110，脈拍 78/分，呼吸 28/分，体温 37.4℃，顔面は赤い。四肢は左右差なく動かしていた。
経　過　到着直後から，立て続けに3～4回，コーヒー残渣様嘔吐を繰り返した。担当医は消化管出血と考えて，輸液ルートを確保し，鼻胃チューブを挿入して胃洗浄しつつ，外科の専門研修医に連絡をとった。外科の専門研修医は患者を診ずに，電話の話だけで緊急内視鏡をすることに決めた。来院して約1時間後，緊急内視鏡が終わった時点で意識がないことに気づく。

Q この患者では何を考え，どうアプローチすべきだったのでしょうか？

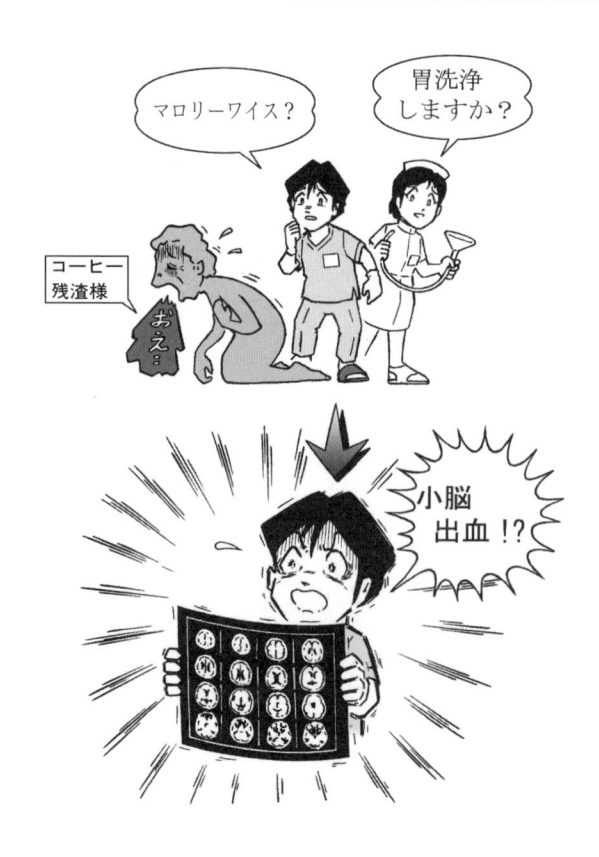

コーヒー残渣様嘔吐だから主病変が消化管出血，とは限らない

case 34

救急治療

消化管出血

1 コーヒー残渣様嘔吐は最初から？　それとも途中から？

　この患者は来院してすぐ医師の目の前でコーヒー残渣様嘔吐を繰り返したために，消化管出血と診断されてしまった。内視鏡ではもちろん胃にびらんが多発しているだけで大きな病変は見つからなかった。家族への医療面接では，最初は普通の食物残渣の吐物であったが，何回も続けて吐いているうちに途中からコーヒー残渣様吐物に変わり，次第に色が濃くなったということであった。

　普通，消化管出血の場合は最初から，あるいは2〜3回目の吐物からコーヒー残渣様ないしは赤黒くなるというのがほとんどであり，この病歴からはマロリーワイス症候群以外の消化管出血は考えにくい。

　また，吐血して，廊下で倒れていたというほどの消化管出血の患者ならば，顔が赤く，血圧が190/110 mmHgもあるというのはおかしいと疑問を持つべきである。血圧が190/110 mmHgもあるのに脈拍数が78/分しかないこと（頭蓋内圧上昇のバイタルサイン）や倒れている状態で発見されたことなどから，主病変は消化管出血ではなく，頻繁に嘔吐する救急疾患が頭蓋内に起きて，途中から二次的に胃に軽いびらんが生じたり，マロリーワイス症候群が起きてコーヒー残渣様嘔吐となったと考えるべきである。

2 吐物がコーヒー残渣様の脳血管障害はほとんどが重症

　この症例は内視鏡室から頭部CTスキャンにまわり小脳出血（図34-1）が確認されたが，脳神経外科医が呼ばれたときにはすでに手術適応外と判定された（case 10 参照）。筆者の経験では，この症例のように救急室に来院する時点で，あるいは来院してからすぐにコーヒー残渣様嘔吐となる脳血管障害は，ほとんどが重症なくも膜下出血や脳内出血である。顔面，頭部の外傷患者でも，来院するまでに鼻出血や口腔からの出血を飲み込んでいて，来院してすぐにコーヒー残渣様嘔吐をすることがあり，外傷による消化管出血と誤診されてよけいな内視鏡検査がされることもある。**コーヒー残渣様嘔吐だから（主病変が）消化管出血，とは限らない**のである。

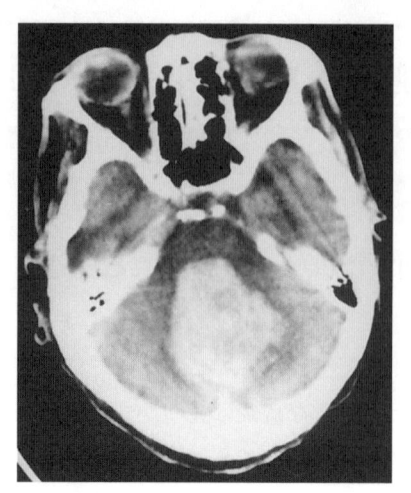

図 34-1　高血圧性小脳出血
大きな小脳出血が脳幹を圧迫している

③ 最初から血便？　それとも途中から？

よく似たことが下痢でもいえるように思う。つまり何回か黄色の水様下痢が出ていて途中から「下血するようになった」のなら，それはあくまでも血性下痢であり，消化管出血として急いで内視鏡をする必要はない。それに対して，1〜2回目から赤黒い便が出ているというのなら消化管出血として扱うべきである。

④ 必ず最初の症状を聴くべし！

救急隊からの第一報や受診時の症状にとらわれず，まず「何をしているときに，どんな症状から始まりましたか？」と最初の症状を聴くべきである。この症例でも，最初の症状を聴けば，「ぐるぐる回るめまいが起きて動けなくなった」と答えるはずである。そうすれば消化管出血のめまいで「回転性めまい」はありえないので，軌道修正できたはずである。

以下に同様な事例を挙げる。

- 主訴「片麻痺」でも，胸背部痛が先行したのなら，大動脈解離を考える。
- 主訴「全身痙攣」でも，動悸が先行したのなら，アダムス・ストークス症候群を考える。
- 主訴「失神」でも，呼吸苦が先行したのなら，肺塞栓症を考える。
- 主訴「めまい」でも，後頸部痛が先行したのなら，椎骨動脈解離を考える。
- 主訴「めまい」でも，胸背部痛が先行したのなら，大動脈解離を考える。
- 主訴「吐血」でも，頭痛，回転性めまいが先行したのなら，小脳出血を考える。

当初，痔の出血と思われた大量の下血

case
35

症　状

消化管出血

47歳，女性
既　往　以前から痔があって便の周囲に血のつくことがあった。
病　歴　午後1時ごろに，「さっき便がしたくなってトイレへ行ったらサーッと便器に赤い血が出た」と救急外来を受診した。その時，救急室には重症患者が到着したばかりで，医師も看護師も忙しく走り回っていた。患者はしばらく待っていたが，長くかかりそうなので診察室の中に入り，働いている医師を呼び止めて，「痔の出血がちょっとひどいんですが，だいぶ待たないといけませんか？」と聞いた。医師は「重症者が優先だからねえ。でも痔からの出血なら大抵はすぐ止まるのが多いから，明日の外科の外来に来てもいいと思いますよ」と言った。患者は帰宅し，10時間後の翌日午前2時に，トイレからの帰りに倒れたとのことで救急車で運ばれた。
所　見　血圧 90/70，脈拍 114/分，呼吸/28分，体温 36.7℃，顔面蒼白。帰宅してから，5〜6回トイレで赤い血液が大量に出たという。

Q 1回目の受診時の医師の対応をどう思いますか？

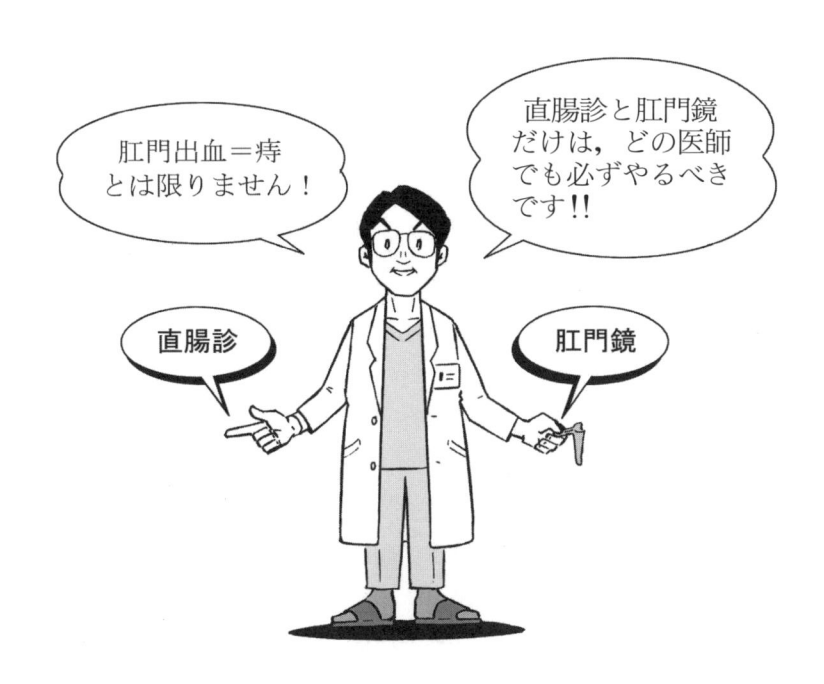

肛門出血＝痔
とは限りません！

直腸診と肛門鏡
だけは，どの医師
でも必ずやるべき
です！！

直腸診　　　肛門鏡

case 35
救急治療
消化管出血

血便，いつも痔とは限らない

　このように医師や看護師が重症者で忙しく走り回っている診察室の中まで入って来て，元気そうに「痔からの出血ですが……」と言われると，「今は痔の出血どころではない」と言ってしまうのも無理はないかもしれない．しかし，この患者は深夜のS状結腸鏡で大腸癌からの大量出血とわかり，大量の輸血を受けるほどであった．この症例のような場合には，「肛門鏡やS状結腸鏡に慣れた医師が診察する明日の外来にまわしたほうが……」と考えがちである．しかし，肛門から血が出たという患者では，直腸診と肛門鏡だけはどの医師も必ずやるべきである．さもないと，いつかこの患者のような失敗をしてしまう．

　上部消化管出血でも大量の出血では下部消化管出血と見間違うような赤い血液が肛門から出てくることがある．また，虫垂切除術の際に盲腸から 500 ml の血液を注入した検査では，翌日に肛門から赤い血液が出てくる人もあれば，2～3日後に黒い血液が出てくる人もいると報告されており，黒い血液だから上部消化管出血，とも限らないのである．したがって，出てくる血液の色だけで決めつけると失敗しかねない．

　下部消化管出血では，まず少量～中等量出血群と大量出血群とをバイタルサイン（体位性低血圧）や出血の仕方から区別することが第一歩である．大量出血群でもこの患者のように早期に病院に受診するとバイタルサインに影響が出ていないこともあるので，出血の仕方をよく聴いたり，救急室で数時間，経過観察する必要がある．

1 ショックになったり，輸血を必要とするような大量の出血群

　結腸憩室，大腸血管形成異常，腫瘍，肝疾患に伴う結腸静脈瘤，メッケル憩室，クローン病などが挙げられる．最初のアプローチとしては直腸診，直腸～S状結腸鏡，肝疾患や出血傾向のチェックなどが必要となる．

　これらの検査で病変が発見されず，出血が止まっているなら，次は大腸ファイバースコープが必要となる．

　もし出血が持続していて，循環状態が輸液・輸血で安定しない場合は，手術室にて大腸ファイバースコープで病変を確認し，そのまま緊急手術する．

　出血が持続しているが，輸液・輸血で循環が安定しているなら，まず大腸ファイバースコープを試み，病変の発見が困難な場合には血管造影が必要である．

2 少量～中等量出血群

① まず排便と出血の関係を聴くべきである。

② 次に排便時に痛みを伴うかどうかである。痛みは2通りで，1つは結腸の狭窄に伴うもので腸管の拡張の痛みであり，もう1つは直腸や肛門部の局所のものである。

③ 最後に関節炎や皮疹などの随伴症状がないかどうかを聴く。排便の最中に少しの血がまじり，かつ痛みがある場合は肛門裂，痛みがなく排便後に少しの血がしたたるのは痔の可能性が高く，この2つが最も多い。他にポリープ，腫瘍，潰瘍性大腸炎，抗菌薬による腸炎などは排便とは無関係に出血することが多い。

［推奨文献］
1) Nable JV, et al：Gastrointestinal bleeding. *Emerg Med Clin North Am* 34：309-325, 2016

case 36 高齢者の「下痢ぎみ」

症状

消化管出血

79歳，男性
既　往　腰痛で時々近くの整形外科に通院中。
病　歴　気分が悪いとのことで，自宅から臥位のままライトバンに寝かされて救急室に運ばれてきた。
所　見　意識清明，血圧 100/70，脈拍 96/分，呼吸 26/分，体温 36.1℃
経　過　担当医がいろいろ問診したが，昨日から「下痢ぎみ」ということ以外には異常を聞きだせなかった。身体診察も異常を発見できず，心電図も異常なく，「下痢による脱水？」という疑いでラクテック500®を1本輸液され自宅経過観察ということで帰った。2日後の明け方，救急車にて心肺停止状態で運ばれてきた。

Q この患者には何が起きていたと思いますか？

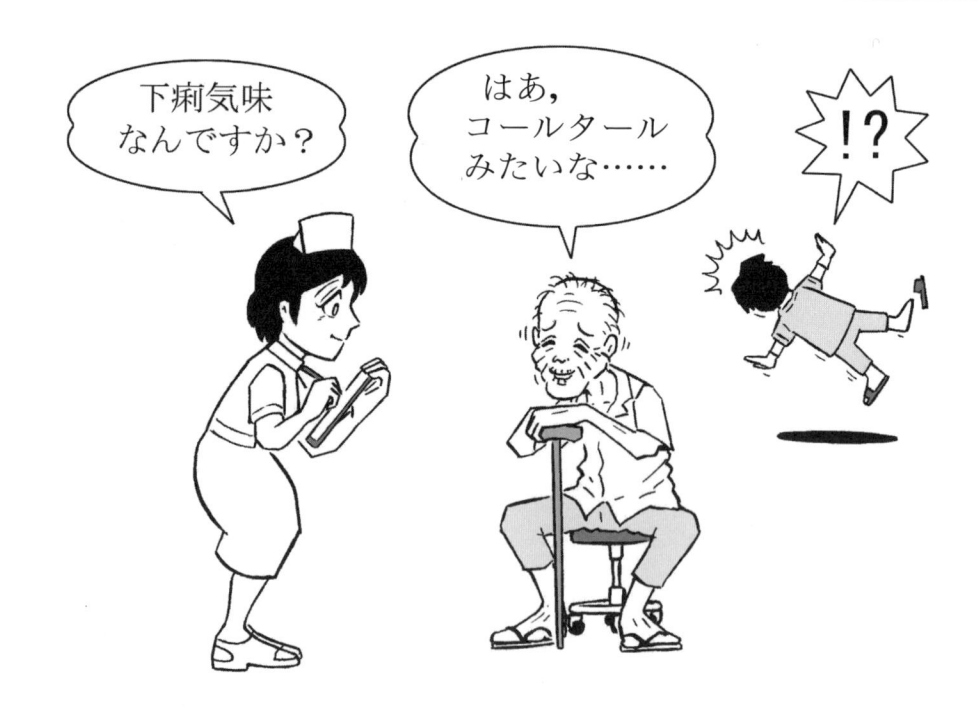

「下痢気味なんですか？」

「はあ，コールタールみたいな……」

高齢者の「下痢してます」にご用心

case 36

救急治療

消化管出血

1 便の色など見ない高齢者が多い

まさか！ と思うかもしれないが，この患者は2回目の来院時に大量のタール便の失禁があり，剖検で胃潰瘍からの出血による死亡と確認された。こんな失敗は自分ならしないと，どの医師も看護師も自信を持って言えるだろうか？ この症例のように最悪の転帰をたどることはきわめて稀であるが，自分の便の色を見る習慣がない人や水洗トイレでない家の高齢者の場合，救急室や内科外来に比較的元気に，「どうも気分が悪いんです」とか，「ちょっと立ちくらみがするんです」とかいう主訴で訪れ，「ちょっと下痢ぎみなんです」という言葉に医師や看護師がだまされて消化管出血を見逃す話は，実は意外に多い。

医師や看護師は，タール便が出ているのに普通の下痢などという言い方をするはずがない，必ず，「まっ黒などろどろした便が出るんです」と言ってくれるはずだという先入観を持っているものであるが，残念ながら高齢者はそうはいかないのである。多くは便の色を見る習慣がないのが普通である。

高齢者が「下痢」と言ったら，必ず便の色を聞くことを忘れてはならない。 見ていないとか，自信のなさそうな返事なら直腸診で確認すべきである。

2 普段の血圧を聞く癖を

もう1つ，この患者の血圧 100/70 mmHg というのを聞いて即座に，「**○○さん普段の血圧は？**」という質問が出る癖が必要である。これは，このような症例に限らず，その病院に初めて救急来院した患者では必ず聞くべき質問である。普段 180/100 mmHg の人が 100/70 mmHg になっているならこれはショックと判断すべきであろう。100/70 mmHg という数字だけで判断しようとすると，ショックの患者を帰宅させてしまいかねない。普段の血圧がわからない場合でも一度立位にして，あるいはもし立位が無理なら座位ででも，血圧が下がらないか（体位性低血圧の有無，case 72 参照）チェックしてみるなど，救急室でいろいろできることがあるのである。

3 上部消化管出血のクリニカルパールズ

臨床現場で常識的に教えられていることも，臨床疫学上しっかり証明されているものは少ない。

- 鼻胃チューブによる吸引は上部消化管出血の診断において感度がよくない。
- 便の潜血反応は感度がよすぎて特異度が低く，臨床現場で有用とはいえない。
- 上部消化管出血を見つけるのに BUN/Cr＞30 が役に立つ。
- 止血処置（内視鏡）の準備ができるまでは，輸血，輸液で血圧を上げ過ぎるとかえって全出血量を増やす可能性があるので，低空飛行が望ましい。
- H_2ブロッカーも PPI も上部消化管出血の止血に有効とは証明されていない。
- 食道静脈瘤破裂の止血に効果があると証明された薬剤はない。

4 血圧と血液検査で上部消化管出血を見極める！

以下のような組み合わせで，上部消化管出血の緊急性を見極めることを推奨したい。

血圧	Hb	BUN	MCV	
↓	→	→	→	1時間前からの急性出血
↓	↓	→	→	数時間前からの急性出血
↓	↓	↑	→	数日前からの急性出血
↓	↓	↑	↓	1月以上前からの慢性出血＋急性出血
→	↓	→	↓	1月以上前からの慢性出血

[推奨文献]
1) Nable JV, et al：Gastrointestinal bleeding. *Emerg Med Clin North Am* **34**：309-325, 2016
2) Gralnek IM, et al：Diagnosis and management of nonvariceal upper gastrointestinal hemorrhage：European Society of Gastrointestinal Endoscopy (ESGE) Guideline. *Endoscopy* **47**：a1-46, 2015
3) Villanueva C, et al：Transfusion strategies for acute upper gastrointestinal bleeding. *N Engl J Med* **368**：11-21, 2013
4) Carson JL, et al：Outcomes using lower vs higher hemoglobin thresholds for red blood cell transfusion. *JAMA* **309**：83-84, 2013

7 頭頸部外傷

case 37　外傷治療中の急変

case 38　オートバイ事故，頭蓋内損傷＋ショック

case 39　事故後，意識は改善するも四肢が動かない

case 40　泥酔して道路に倒れていた

case 37 外傷治療中の急変

症状 頭頸部外傷

78歳，女性

病　歴　右大腿骨頸部骨折の診断にて，整形外科の医院より転送されてきた。付き添ってきた医師は，整形外科の医師に連絡がしてあり，入院の部屋も準備してあるとのことで，救急外来からそのまま整形外科病棟に連れて上がった。

経　過　整形外科病棟で，血圧 100/70，脈拍 40/分，呼吸 24/分，体温 36.8℃であった。その日の夜8時に，患者は臥位のまま痙攣の発作を起こした。その時の脈拍数は 20/分であり，当直の内科医が呼ばれて心電図をとると，完全房室ブロックがみられた。

Q このような失敗をしないためには，どういう注意が必要だと思いますか？

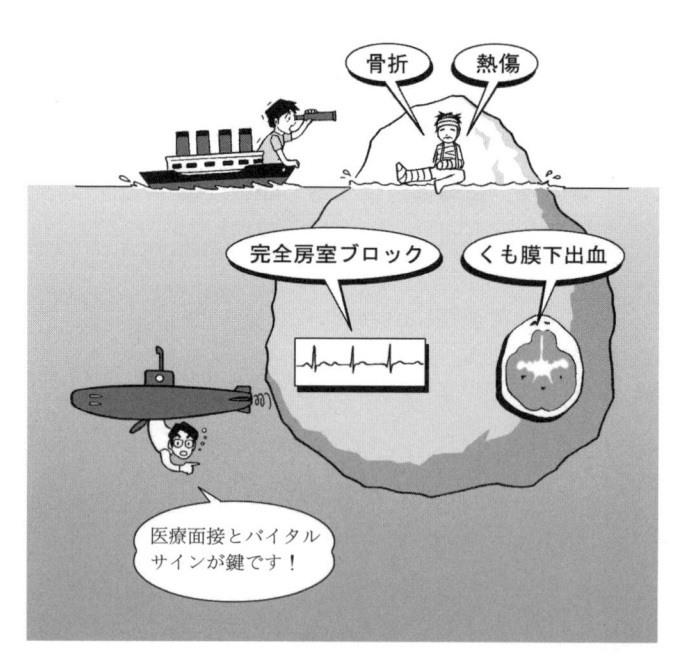

見えている外傷よりその原因となった疾患のほうがもっと怖いことがある！

必ずけがをした理由を聴くべし

case 37

救急治療

頭頸部外傷

1 見えている外傷より，その外傷の原因となった疾患のほうがもっと怖いことがある

　この症例は，医療面接ではこれまでにも数回の失神発作があり，来院当日もいつのまにか道路で倒れており，起き上がろうとしたら右下肢の付け根が痛くて歩けなかったとのことであった。完全房室ブロック（case 14 心電図参照）のために失神発作を起こして（アダムス・ストークス症候群）道路で倒れ，その際に右大腿骨頸部骨折をきたしたのであり，整形外科病棟に入院して，夜になり著明な徐脈が再び起きて痙攣したのであろう。緊急で一時的ペースメーカが挿入され，CCU へ転床となって大事には至らなかった。実際に目に見えている外傷以上に，その外傷の原因となった疾患のほうが重篤なものだったということである。

2 医療面接とバイタルサインが鍵

　振り返ってみると，なるほどと思わせることがいくつかあるが，筆者は一番大事なのは医療面接とバイタルサインだと思う。この症例では，筆者らは医療面接もバイタルサインも救急室ではとらせてもらえなかったが，患者に「なぜ転んだのか？」という質問をして患者が「覚えていない」という場合は，意識消失や痙攣が先行した可能性を考えたであろうし，救急室で脈拍数 40/分で心電図をとらないことはなかったであろう。いつでも**「なぜ倒れたのか？」「なぜ転落したのか？」「なぜやけどしたのか？」「なぜ溺れたのか？」**を，本人や見ていた人に聴く癖をつけることである。

　ここに挙げた症例以外に同様の経験を挙げてみると以下のようなものがある。

> 脳動静脈奇形破裂→くも膜下出血→溺水
> 脳動脈瘤破裂→くも膜下出血→広範囲熱傷
> 脳動脈瘤破裂→くも膜下出血→転倒→外傷性血胸（case 80 参照）
> 消化管出血→起立性低血圧による失神→転倒→脊椎圧迫骨折
> 乗用車運転中，てんかん発作→交通事故→外傷性血気胸
> てんかん発作→ストーブに向かって転倒→広範囲熱傷
> てんかん発作→浴槽に転倒→溺水
> 脳血栓→転倒→大腿骨頸部骨折

case 38 オートバイ事故，頭蓋内損傷＋ショック

症状

頭頸部外傷

26歳，男性

病　歴　オートバイで走行中に誤って乗用車と衝突し，事故から約30分後に救急室に搬送された。ヘルメットは着用していなかったとのことである。

所　見　JCS 30，血圧70/？（触診），脈拍130/分，呼吸36/分，SpO$_2$ 87，体温？，左の上下肢にのみ自発動あり，左への共同偏視あり。瞳孔は約3 mmで左右差なし。対光反射あり。左側頭部に直径約8 cmの腫脹あり。左前胸部に皮下気腫を触れる。ほとんど左の呼吸音が聞こえない。腹部は平坦でやわらかい。四肢には数カ所の擦過傷があるが，骨折を示唆するほどの腫脹や変形は認められない。

経　過　当直医は，マスクで10 l/分の酸素を開始，輸液ルートを確保してグリセオール®を急速静注し，手術に必要な採血を提出するとともに，頭部CTスキャンへ運んだ。頭部CTスキャンが始まって数分後に，CTスキャンの台の上で下顎呼吸となり，脈も触れなくなった。

Q この患者のショックの原因は何だと思いますか？
この患者の処置は何から始めるべきだったと思いますか？

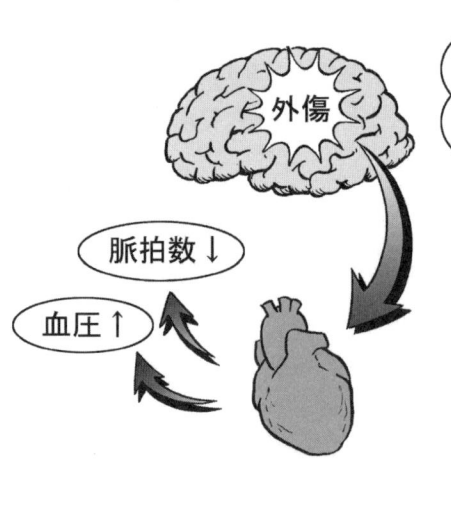

頭部外傷だけなら2，3の例外を除き，血圧は上昇し，脈拍数は低下します！

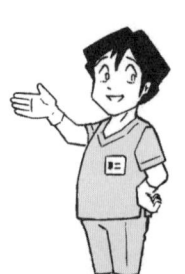

頭部外傷だけならショックにならないのです!!

頭部外傷だけならショックにならない

case **38**

救急治療

頭頸部外傷

1 多発外傷での大きな落とし穴

　救急室に到着して最初に意識がないこと，右片麻痺，左共同偏視に目を奪われてしまいやすい患者であり，多発外傷患者を扱う際の重大な落とし穴である。確かに，意識がないこと，右片麻痺，左共同偏視の3つの症状から，この症例に左の頭蓋内出血があることは明白である。したがって，脳外科医を呼ぶことも，頭部CTスキャンも必要である。

　しかし，この患者を助けるためにはそれより優先して行うべきことがある。それはショック（血圧70/？，脈拍130/分）の原因の診断と治療である。ショックに陥った多発外傷患者の頭蓋内損傷の詳細だけがわかっても，ショックを起こしている原因が治療できない限り，開頭手術にたどりつくことは不可能だからである。大抵は，この症例のようにショックを無視して頭蓋内損傷の診断や治療の準備をしているうちに，患者は手の届かないところまでいってしまうものである。

2 頭蓋内損傷のバイタルサイン vs 外傷性ショックのバイタルサイン

　頭部外傷だけなら血圧は上昇し，脈拍数が減るのが普通であり，ショックになっている場合は，頭部外傷とは別にショックを起こしている原因があり，そのほうが頭部外傷よりも優先するということである。すなわち，2，3の例外を除くと，**頭部外傷だけならショックにならない**のである（例外：呼吸停止した頭部外傷，開放性頭蓋骨骨折，頭皮創などからの大量出血，新生児の頭蓋内出血）。

　よく似たことが急病患者でもいえるように思う（case 6 参照）。**頭蓋内病変だけではショックにならない**と覚えておき，片麻痺や意識障害があって脳卒中にみえる患者でショックの場合は，ショックが先行して脳血流が低下し脳梗塞やTIAに似た状態（血行動態性TIA）になっていると考えて，まずショックから攻めるべきである。言い換えると**頭蓋内損傷〜病変よりもショックの治療，検索が常に優先する**と覚えるべきである。

③ 外傷性ショック

一般的に外傷によるショックの原因は，以下の3つに分けられる。

① 縦隔〜胸腔，腹腔，骨盤〜後腹膜での大量出血で中心静脈圧の下降するもの（外傷性ショックの95％）
② 緊張性気胸，心タンポナーデ，横隔膜ヘルニアなどの中心静脈圧の上昇するもの
③ 脊髄損傷での神経原性ショック

この症例の場合，ショックの原因としては左の胸部に皮下気腫が触れて呼吸音が減弱していることから，緊張性気胸の可能性を真っ先に考慮すべきであり（case 67，case 69 参照），次に上記の大量出血，心タンポナーデ，横隔膜ヘルニアなどを捜していくべきである。したがって，頭部CTスキャンやX線撮影の前に，左胸腔ドレナージチューブの挿入や大量の輸液を考慮すべきである。

④ 胸腔チューブ挿入ができなくても緊張性気胸は助けられる

緊張性気胸は大量出血とは異なり胸腔チューブ1本で助けることができる。外傷以外でも気管支喘息やCOPD（chronic obstructive pulmonary disease）患者などで起きることがあり，外科系，内科系を問わずどの医師もできるべきだと思う。もし胸腔チューブの挿入の経験がなくても，患者が危険な状態と判断した場合は太めの静脈留置針を数本，第2肋間鎖骨中線に挿入して一時的な減圧を試みるべきだと思う（case 41，case 67 参照）。胸部外傷患者で顔面〜胸部〜腹部と全身に皮下気腫が認められる場合（puffball man syndrome）は気管，気管支の断裂を考え2本の胸腔チューブ挿入，緊急気管支鏡，緊急手術が必要なこともある（**緊張性気胸＋全身皮下気腫＝気管，気管支の断裂**）。

［推奨文献］
1) Roodenburg B, et al：Chest trauma. *Anaesth Intensive Care Med* 15：411-414, 2014
2) Rodriguez RM, et al：NEXUS chest：validation of a decision instrument for selective chest imaging in blunt trauma. *JAMA Surg* 148：940-946, 2013

事故後，意識は改善するも四肢が動かない

case
39
症　状

頭頸部外傷

41歳，男性
病　歴　普通乗用車を運転中にセンターラインを越えて対向車と衝突し，車外に放り出されていたとのことであった。嘔吐あり。
所　見　JCS 30，血圧 110/70，脈拍 72/分，呼吸 28/分，体温 36.1℃。顔面に数カ所挫創あり。四肢を両側とも無目的に動かす。
経　過　誤嚥を防ぐ目的で経口で気管内挿管し，輸液ルート確保の後，X線撮影が行われた。X線フィルムの現像中に，頭部CTスキャンに移された。CTスキャン撮影中にX線フィルムの現像が終わり，頸椎の4，5に脱臼骨折が認められた。頭部CTスキャンでは小さい脳挫傷が数カ所ある以外に異常は認められず，意識はゆっくり改善傾向が出てきたが，CTスキャンの後からはまったく四肢が動かなくなった。

Q　この患者へのアプローチをどう思いますか？

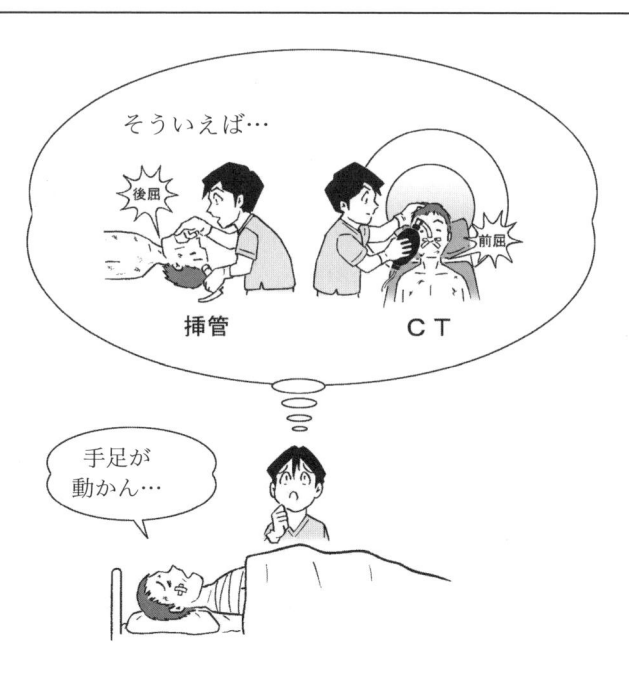

顔面，頭部外傷で意識障害のある患者は
頸椎損傷もあるものとして扱う！

case 39

救急治療

頭頸部外傷

顔面，頭部外傷で意識障害のある患者は，頸椎損傷もあるものとして扱う！

　このことは院内外を問わず外傷患者を扱う際に最も重要なことであり，救急隊員にもよく指導すべきである。ここに挙げた症例で頭頸部を慎重に扱っていたら四肢麻痺がひどくならずに済んでいたかどうかは疑問であるが，意識障害があったため，頭蓋内損傷の患者としてしか扱われていなかったことも事実である。意識障害がある場合は，少なくとも頸椎側面のX線撮影（cross table lateral view）で大きな異常がないことが確認されるまでは，頸椎損傷がある患者として扱うのが救急室の鉄則である。

　すなわち，救急隊員は現場に到着した際，顔面，頭部の外傷患者で意識障害のある患者であれば，頸椎（頸髄）損傷もあるという想定で，バックボードに固定するべきである。医師や看護師は救急室で患者が到着した際，救急隊のバックボードのまま救急室のストレッチャーに移動させ（ネックカラーを病院のものと交換して），そのまま診療を開始する。

1 気管内挿管，頭部CTスキャンでの頭頸部の動揺

　症例では頸椎のX線撮影の結果を確かめず，経口で気管内挿管，頭部CTスキャンを行っているが，普通の経口気管内挿管は頭部の過伸展状態で，また頭部CTスキャンもかなり頭部を前屈するかたちで行われ，いずれも，頸髄損傷があればそれを悪化させる可能性が大きいといわざるを得ない。頸椎側面のX線撮影の前に急いで気道確保が必要と思うのなら，介助者に頭頸部をしっかり支持してもらいながら，経口気管内挿管を試みるべきである。

　CTスキャンに移動する前に，頸椎側面の撮影で頸椎損傷の有無を確認したり，バックボードに固定したままCTスキャンの台に乗せて，頭部CTスキャンと同時に頸椎のCTスキャンも施行して，頸椎（頸髄）損傷を確認することを優先的に行うべきである。

2 頸椎側面のX線撮影

　(1) 頸椎側面のX線撮影（cross table lateral view）だけでは，全頸椎損傷の74〜83％しかわからない。正面，側面，開口位の3方向を撮影すると，全頸椎損傷の93〜100％が診断しうるといわれている。

　(2) 頸椎の側面の撮影の際，普通に撮影すると患者の肩が邪魔をして第7頸

椎が写らないことが多いため，患者の足の側に立ち，両上肢を足の方向に引っぱりながら撮影しなければならない。第7頸椎〜第1胸椎に損傷のあるものが，全頸椎損傷の8〜9％あると報告されている。

(3) 普段，頸椎のX線フィルムを見慣れていない研修医が頸椎損傷を発見しやすい方法としては，頸椎のすぐ前の軟部組織が頸椎損傷に伴う出血で腫脹していないかどうかを捜すことである。具体的には2カ所をチェックする。まず第2頸椎の高さでの① retropharyngeal space（正常では成人，小児とも7mmを越えない）と第6頸椎の高さでの② retrotracheal space（正常では成人は22 mm，小児は14 mmまで）である。また，densの前面から第1頸椎の前弓までの③ predental space（正常では成人は3 mm，小児は5 mmまで）をチェックすることも重要である（図39-1）。

① retropharyngeal space
② retrotracheal space
③ predental space

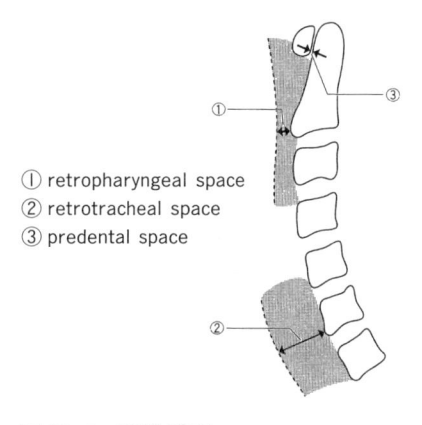

図39-1 頸椎側面

③ 意識障害患者で脊髄損傷を疑う場合

脊髄損傷を疑う身体所見
① 鎖骨より上部のみの範囲で痛み刺激に顔をしかめる→C4
② 肘を屈曲するが進展はしない→C5〜6
③ 腹式呼吸（横隔膜呼吸）；肋間筋が麻痺している→C5〜T6
④ 深部腱反射低下，四肢弛緩，肛門括約筋緊張低下
⑤ 陰茎持続勃起症
⑥ 血圧低下，徐脈，四肢末梢が温かい

④ 頸椎のレントゲン撮影 vs 頸椎CTスキャン

CTスキャンの普及，頸椎のX線撮影の煩雑さと診断精度の問題のために，頸椎損傷の評価は，X線撮影からCTスキャンにシフトしつつあるといえよう。しかし，すべてCTスキャンというわけにはいかないはずである。表39-1に頸椎CTスキャンの適応を挙げる。

表 39-1　頸椎 CT スキャンの適応

① 不適当な頸椎 X 線写真（C 7/T 1 が写っていない，意識障害のために開口位撮影ができない）の場合
② 頸椎 X 線写真で骨折が認められたり，疑わしい場合
③ 頸椎 X 線写真では異常を認めないが頸部痛がひどい場合
④ 頸髄損傷を疑う神経所見がある場合（MRI も施行）
⑤ 頭部 CT スキャンの適応があるとき，同時に頸椎 CT も施行

[推奨文献]
1) Spinal injury：assessment and initial management. NICE guideline. *Published* 17 February 2016 nice.org.uk/guidance/ng41
2) Kanwar R, et al：Emergency department evaluation and treatment of cervical spine injuries. *Emerg Med Clin North Am* **33**：241-282, 2015
3) Walters BC, et al：Guidelines for the management of acute cervical spine and spinal cord injuries：2013 update. *Neurosurgery* **60** Suppl1：82-91, 2013
4) Krishnan DG, et al：Systematic assessment of the patient with facial trauma. *Oral Maxillofacial Surg Clin* **25**：537-544, 2013
5) Darras K, et al：Pearls for Interpreting Computed Tomography of the Cervical Spine in Trauma. *Radiol Clin North Am* **53**：657-674, 2015

泥酔して道路に倒れていた

case 40
症状

頭頸部外傷

58歳，男性

病　歴　道路で倒れているのを通りがかりの人が通報し，午前4時に救急車で来院した。

所　見　JCS 100，血圧 120/90，脈拍 86/分，呼吸 18/分，体温 36.9℃。強い痛みの刺激でわけのわからない声を出し，四肢を左右差なく動かす。瞳孔不同なし，対光反射あり。腱反射は左右ともほぼ正常。左の前額部，頬部に擦過傷あり。著明なアルコール臭あり。

経　過　看護師が，「この人は有名なアルコール依存患者で，以前にも酔って倒れて運ばれてきたことがある」というので，当直医は輸液して塩酸チアミン（ビタミンB_1）を100 mgと50％ブドウ糖2Aを側管から静注し，その後5％ブドウ糖500 mlを点滴静注して，そのまま救急室のベッドで朝まで経過観察とした。午前7時30分，看護師がチェックすると瞳孔不同がある。

Q 泥酔だけか，それとも泥酔＋頭蓋内損傷か，区別する良い方法は？

アルコール常習者の意識障害の鑑別診断

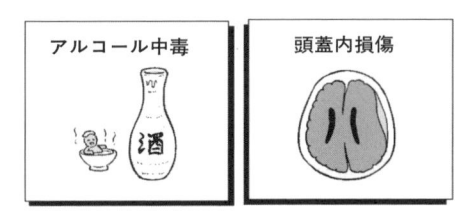

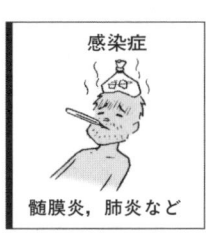

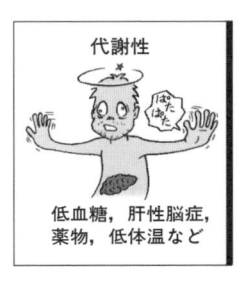

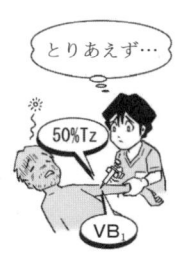

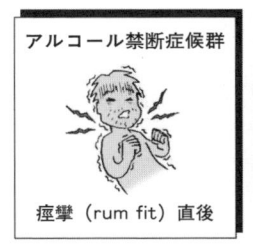

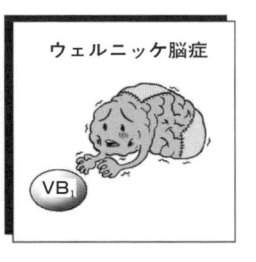

- アルコール中毒
- 頭蓋内損傷
- 代謝性（低血糖，肝性脳症，薬物，低体温など）
- とりあえず…50%Tz, VB_1
- 感染症（髄膜炎，肺炎など）
- アルコール禁断症候群　痙攣（rum fit）直後
- ウェルニッケ脳症　VB_1

などなど…

case 40 泥酔だけ？ それとも泥酔＋頭蓋内損傷？

救急治療

頭頸部外傷

　この患者は頭部CTスキャン（図40-1）にて急性硬膜下血腫が確認され，緊急開頭となった。

　筆者は，泥酔患者に腹を立てず，正確に扱えるようになったら救急専門医として初めて一人前だと後輩に言っている。

① アルコール常習者の意識障害ではかなりの鑑別診断が挙がる。

> ❶ アルコール中毒：アルコール依存患者で血中レベルが 400 mg/dl 以下，普通の人では 300 mg/dl 以下で昏睡の場合はアルコール以外の原因を考えるべきである。しかし，現実にはアルコールの血中レベルが測定できない病院のほうが多い。もし救急で浸透圧の測定ができる病院ならば，以下の a, b, c の 3 つの式から血中アルコールレベルが算出できる。
>
> 　　a. 計算で得られる浸透圧＝（2×Na）＋血糖値/18＋BUN/3
> 　　b. Osmolar gap＝実測浸透圧－計算で得られる浸透圧
> 　　c. アルコール血中レベル（mg/dl）＝Osmolar gap×4.6
>
> 　　浸透圧もアルコールの血中レベルもチェックできない病院ならば，「アル中だから」と腹を立てたり無視したりせずに，チアミン 100 mg，50％ブドウ糖 2 A 静注の後は，頭部の慎重な診察，注意深い頻繁の意識レベル，神経学的変化のチェックしかないのである。
>
> ❷ 頭蓋内損傷
> ❸ 代謝性：低血糖，肝性脳症，薬物中毒，低体温など
> ❹ 感染症：髄膜炎，（低酸素血症を伴った）肺炎
> ❺ アルコール禁断症候群での痙攣（rum fit）の直後
> ❻ ウェルニッケ脳症：これを防ぐために，50％ブドウ糖投与の前にチアミン（ビタミン B$_1$）を 100 mg 投与する。

② 吐血がなくても体位性低血圧や貧血が疑われる場合には，消化管出血を見逃さないために，胃洗浄や直腸診をすること。

③ 発熱がある場合，アルコール禁断症候群だけでは 39℃ を超えることは稀なので積極的に検索することが必要である。右上葉の *Klebsiella* の肺炎，肺結核症，頸部硬直のない髄膜炎，肝硬変での腹水患者に合併する特発性細菌性腹膜炎（spontaneous bacterial peritonitis）や腹壁の蜂窩織炎，*Vibrio vulnificus* による壊死性筋膜炎などをマークすべきである。

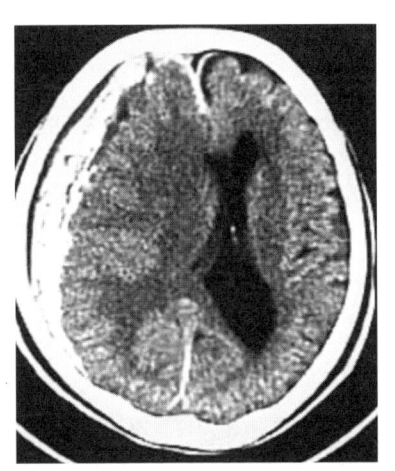

図 40-1　急性硬膜下血腫
左側の急性硬膜下血腫（患者にとっては右側）のため，脳室が右へ偏位している

case 40 救急治療

頭頸部外傷

④ 腹痛，嘔吐患者ではアルコール性肝炎，膵炎，アルコール性ケトーシスなどが考えられる。アルコール依存症患者では唾液腺由来のアミラーゼが上昇していることがあるため，血中アミラーゼ上昇＝膵炎と決めつけると大きな失敗につながることもある。アルコール性ケトーシスは実際に多いので，よく知っておく必要がある。

⑤ アルコール禁断症候群：飲酒中止後，12〜30時間で起きるrum fitと呼ばれる全身痙攣で運ばれてくることが多く，ほとんどが1〜2回で終わるため治療しなくてもよい。しかし，その後の振戦せん妄（delirium tremens）への移行を考慮してジアゼパム，クロルジアゼポキシドなどの投与を開始すべきである。

⑥ 外傷：ここに挙げた症例のような頭蓋内損傷以外に，道路で倒れていたという場合，酔いが覚めるまで救急室の隅に放置されていて，頸椎損傷や脾臓破裂が遅れて見つかるというのは救急室で古典的に有名な話である。

泥酔患者の頭蓋内損傷や疾患を見逃さないために，外傷や急病の可能性を考えて，救急隊や同乗者に詳細な情報収集が必須である。

- 複数で飲んでいたのなら，皆から離れた時間があったかどうか
- 発見場所の近くに階段がなかったか（転落の可能性）
- 今日の飲み方が泥酔するような飲み方だったのかどうか

次に診察では，バイタルサイン，頭髪をかき分けて丁寧に頭皮に打撲痕がないか確認することや，鼓膜血腫（頭蓋底骨折）がないかを診る。家族が来るまでは帰宅させないために，警察に応援を求める。経過観察ベッドに移動しても1時間ごとのバイタルサイン，意識レベル，瞳孔のチェックを看護師に指示し，手が空いたら自分も診にいく。

[推奨文献]
1) Sarff M, et al：Alcohol withdrawal syndromes in the intensive care unit. *Crit Care Med* **38** (Suppl)：S494-501, 2010
2) Pitzele HZ, et al：Twenty per hour；altered mental state due to ethanol abuse and withdrawal. *Emerg Med Clin North Am* **28**：683-705, 2010
3) Frank J Edwards, 太田　凡（監訳），中村陽子（訳）：ER・救急のトラブルファイル．診察室のリスクマネージメント．メディカル・サイエンス・インターナショナル，pp 247-249, 2007
4) Day E, et al：Assessment and management of alcohol use disorders. *BMJ* **350**：h715-723, 2015
5) Allison MG, et al：Alcoholic metabolic emergencies. *Emerg Med Clin North Am* **32**：293-301, 2014

one point study

■カナダ頭部 CT ルール

☆☆☆軽症頭部外傷でいつ頭部 CT を撮影するか☆☆☆
CT の判断はやっぱり軽症のときに悩むよね！

軽症頭部外傷（Minor head injury）の定義
　誰かが見ているところでの意識消失，健忘，失見当識で GCS 13〜15 のもの

以下の項目が 1 つでもあれば頭部 CT を撮影する

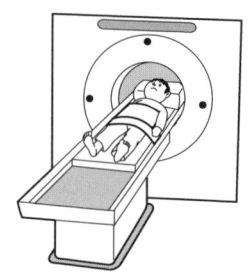

高度危険群　High-risk (for neurologic intervention)
1. GCS score＜15 受傷 2 時間後
2. 開放性または陥没骨折疑い
3. 頭蓋底骨折疑い（鼓膜内血腫，パンダの目，髄液鼻漏・耳漏，耳介後部血腫）
4. 2 回以上嘔吐
5. 65 歳以上

中等度危険群　Medium-risk (for brain injury on CT scan)
6. 30 分以上の逆行性健忘
7. 重大な外力がかかったと予想されるもの（人対車，車外に放り出された，1 m または 5 段以上からの転落）

[推奨文献]
1) Smits M, et al：External validation of the Canadian CT Head Rule and the New Orleans Criteria for CT scanning in patients with minor head injury. *JAMA* **294**：1519-1525, 2005

8 胸・腹・骨盤外傷

case 41　オートバイ事故，心電図は洞性頻脈だが心肺停止

case 42　事故で左側胸部打撲，しかし胸部X線撮影で血気胸認めず

case 43　腹部を鉄棒で打撲後，増強する腹痛，嘔吐

case 44　交通事故で骨盤骨折，輸液中ショックとなる

case 45　左胸を包丁で刺されたが，歩いて来院

case 41 オートバイ事故，心電図は洞性頻脈だが心肺停止

症状

胸・腹・骨盤外傷

18歳，男子

病歴　オートバイ走行中，トラックにはねられて運ばれてきた。事故から30分で到着したが脈は触れず，救急室に到着してから2～3回下顎呼吸して呼吸停止した。外科の専門研修医が気管内挿管し，1年次研修医がバッグマスク人工呼吸器を押した。心電図モニターは最初から洞性頻脈であったがまったく脈は触れず，大量出血を疑い鎖骨下静脈，両上肢，大伏在静脈から合計4カ所，大量に輸液しつつ，エピネフリン（ボスミン®）の投与をしたが，まったく反応せずに死亡と判定された。どこにも大量出血している形跡がなく不審に思った外科の専門研修医がX線撮影をした。

Q 心電図が洞調律なのに心肺停止の場合の鑑別診断は？

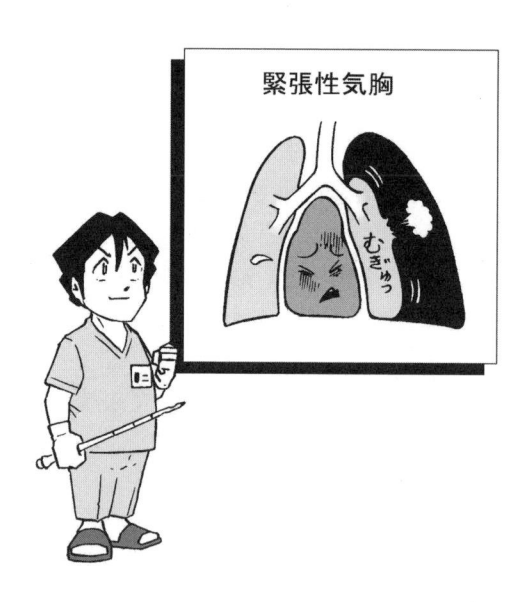

胸腔ドレーン1本で救命できる
「緊張性気胸」を見逃すな！

緊張性気胸は絶対見逃すな！

case 41

救急治療

胸・腹・骨盤外傷

　この患者の心肺蘇生でバッグマスク人工呼吸器を押した1年次研修医は筆者である。この患者はどこにも大量出血しておらず，胸部X線撮影でひどい緊張性気胸が認められた（図41-1）。外科の専門研修医から「バッグマスク人工呼吸器を押していて硬すぎると思わなかったのか？」と聞かれたが，夢中で押していた筆者には，どれくらいで硬い肺だと感じるのかさえもわからない時期だったので，ただぼんやりしていた。外科の専門研修医が患者の前で「この患者は本当なら助かったはずだ。この患者の死亡は俺たちの責任だなあ」と押し殺した声でつぶやいたのを覚えている。生涯忘れられない心肺蘇生である。

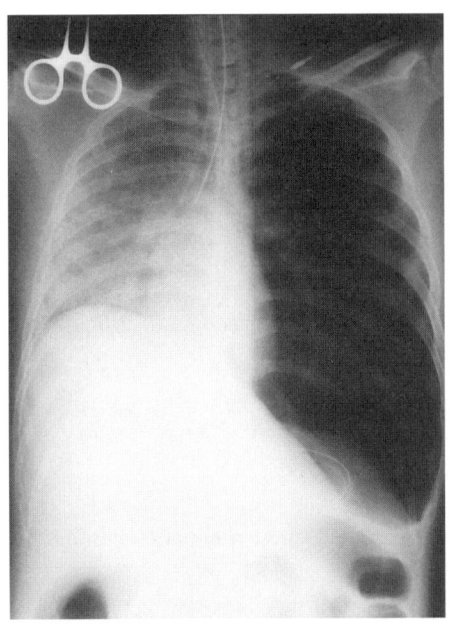

図41-1　心肺蘇生後の胸部X線写真
①右偏側気管内挿管と②左緊張性気胸が認められる

1 無脈性電気活動（pulseless electrical activity）

　心電図が洞調律なのに臨床的に心肺停止の状態を**無脈性電気活動**（pulseless electrical activity）といい，鑑別診断で有名なものは**大量出血，緊張性気胸，心タンポナーデ，重症肺塞栓症**である。このうち最も簡単な処置で致命しうるのは，何といっても緊張性気胸である。次に心タンポナーデである。緊

張性気胸は胸腔ドレナージチューブ1本で助かる可能性があり，心タンポナーデは心嚢穿刺〜緊急開胸で救命しうる可能性がある．筆者も外科の専門研修医も，外傷患者の無脈性電気活動（pulseless electrical activity）から真っ先に緊張性気胸，次に心タンポナーデ，そして大量出血と考えてアプローチすべきだったのである．

② 胸部外傷患者，気管支喘息，COPD の患者の心肺蘇生では緊張性気胸をいつも考慮する

> ❶ 胸部外傷患者や気管支喘息，COPD の患者が心肺停止で来院した場合
> ❷ 無脈性電気活動（pulseless electrical activity）の場合
> ❸ 頸部の気管が偏位している場合
> ❹ 頸部の静脈の怒張が認められる場合
> ❺ バッグマスク人工呼吸器を押して硬い場合
> ❻ 人工呼吸するうちに皮下気腫がどんどん拡大していく場合など

以上のような場合はX線撮影などせずに，盲目的に胸腔ドレナージチューブを（どちらかはっきりしないなら両側に）挿入してみるべきである．また，来院時に気胸がない患者でも中心静脈ライン挿入，心腔内ボスミン®投与，バッグマスク人工呼吸器や酸素駆出式人工呼吸器などでの加圧の合併症で心肺蘇生の途中から気胸が生じ，それが緊張性気胸になっていくことがある．そのために心肺蘇生中は頻繁に両側の呼吸音に左右差が生じてきていないか聴診すること，胸部に皮下気腫が生じてきていないか触診することが必要なのである（case 38，case 67 参照）．

［推奨文献］
1) Roodenburg B, et al：Chest trauma. *Anaesth Intensive Care Med* 15：411-414, 2014
2) Rodriguez RM, et al：NEXUS chest：validation of a decision instrument for selective chest imaging in blunt trauma. *JAMA Surg* 148：940-946, 2013

case 42

事故で左側胸部打撲，しかし胸部 X 線撮影で血気胸認めず

症　状

胸・腹・
骨盤外傷

27歳，女性

病　歴　午後5時　乗用車を運転中に誤ってガードレールに激突して左の側胸部を打ち，近くの病院へ搬送された。血圧 120/80（脈拍不明），胸部 X 線撮影で左第9，10 肋骨骨折と診断され，入院となった。その病院のその日の当直医はアルバイトの胸部外科医であった。

　　　　午後8時　血圧が 90/70（脈拍不明）となり，当直医は再度，胸部 X 線撮影を指示。X 線写真では血気胸は認められず，ラクテック® の点滴が開始された。血圧は 100/80 と一時的に上昇したが，再度血圧が低下し，以後輸液が続行された。

　　　　午前2時　血圧の維持が困難となり，救急センターに転送されることになったが，転送途中に救急車の中で脈が触れなくなる。

Q この患者は何が最も考えられるでしょう？
この胸部外科医はどうすべきだったのでしょう？

肋骨骨折の合併症

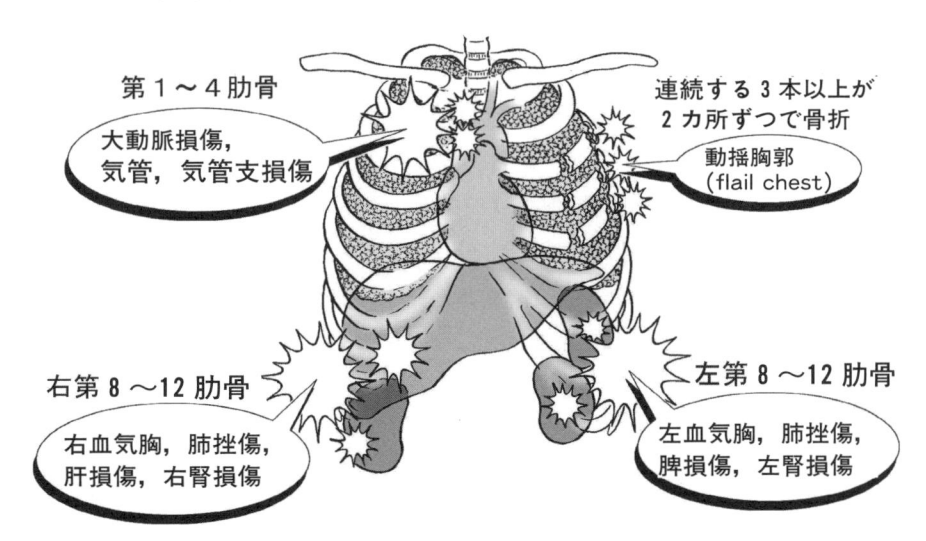

第1〜4肋骨 → 大動脈損傷，気管，気管支損傷

連続する3本以上が2カ所ずつで骨折 → 動揺胸郭（flail chest）

右第8〜12肋骨 → 右血気胸，肺挫傷，肝損傷，右腎損傷

左第8〜12肋骨 → 左血気胸，肺挫傷，脾損傷，左腎損傷

case 42 肋骨骨折の合併症

救急治療

胸・腹・骨盤外傷

この症例は脾臓破裂による腹腔内出血であった。

1 肋骨骨折の部位から合併損傷を予想する

　肋骨骨折は第4〜10肋骨に多く認められる。肋骨骨折では胸壁に血腫を形成するだけのものから，骨折端が肺を損傷して気胸，血胸をきたすもの，付近の臓器損傷をきたして急速に致命的となるものまである。一般には，初診医は以下に挙げたようなことを考慮して初期治療，検索，経過観察，転送すべきである。

❶ 右第8〜12の肋骨骨折 ➡ 右の血気胸，肝損傷，右腎損傷
❷ 左第8〜12の肋骨骨折 ➡ 左の血気胸，脾損傷，左腎損傷
❸ 第1〜4肋骨骨折 ➡ 胸部外傷としては重症で，大動脈損傷，気管，気管支損傷
❹ 連続する3本以上の肋骨が2カ所ずつで骨折 ➡ 動揺胸郭（flail chest）
❺ その他の肋骨骨折 ➡ 血気胸，肺挫傷
❻ 多発肋骨骨折 ➡ 胸壁の血腫でも出血性ショックになりうる（1本の骨折で125 ml出血）
❼ 心肺機能に問題のある患者の肋骨骨折 ➡ 無気肺，肺炎，心不全

　この症例では，左の第9，10肋骨骨折が確認された時点で，合併症が起きるとするならば，外傷性血気胸，脾臓の損傷，左腎臓の損傷と思い浮かべておくべきであり，胸部X線だけでなく，腹部エコー，検尿などは最低限必要と思われる。もし，脈圧の減少，血圧の低下，脈拍数の増加の傾向が出現したら，太い静脈留置針（18 G）での輸液ルートの確保，輸液のスピードアップ，交差血を含む全身麻酔に必要な採血をして，外傷性血気胸，脾臓破裂による腹腔内出血（図42-1），左腎臓破裂による後腹膜出血の検索を開始すべきである。

　特に外傷性血気胸は臥位のX線撮影ではわかりにくく（case 68参照），外傷性腹部内臓損傷も来院時には4割が診察で異常を認めない（case 43参照）ので要注意である。

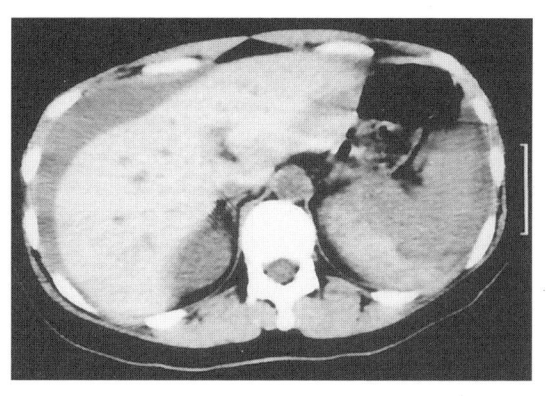

図 42-1　脾臓破裂による腹腔内出血
循環が安定しているなら，腹部 CT スキャン。循環が不安定なら腹部エコーだけにとどめないと CT スキャンは輸血量を増やすだけの検査になる

2 各科専門医師の当直

　受傷後3時間して低血圧になったときに，外傷性血気胸を考慮して指示した胸部の X 線写真に異常が認められなかった時点で，もはやこの患者の低血圧が自分の知識の範囲外の原因かもしれない，もしその原因に関して迅速なアプローチをしないと翌朝までに生命の危険があるかもしれない，と考えられなかったことがこの当直医のミスであろう。自分一人で正確な診断をつけることはできなくても，漠然とした不安を感じて他の医師に電話で相談することがなぜできなかったのだろう。

① なんとか翌朝までもたせればアルバイトとしての自分の責任は果たせるという気持ちがなかっただろうか？
② 胸部外科医として，胸部ばかりに目を奪われてはいなかっただろうか？
③ 胸部外科医としてのプライドが，胸部の外傷の患者に関して他の医師に相談することを躊躇させなかっただろうか？
④ 夜であるため他の医師を起こすことを躊躇しなかっただろうか？

　筆者の経験では，このようないくつかの理由で，夜間の救急診療では，各科専門医が研修医と同様に，いや時には研修医よりも，大きなミスをすることが少なくない。

[推奨文献]
1) Diercks DB, et al：Clinical policy：critical issues in the evaluation of adult patients presenting to the emergency department with acute blunt abdominal trauma. *Ann Emerg Med*　57：387-404, 2011

case 43 腹部を鉄棒で打撲後，増強する腹痛，嘔吐

症状

胸・腹・骨盤外傷

11歳，女子

病　歴　日曜日の午前10時ごろ，公園の鉄棒の上に乗って遊んでいるときに足を踏みはずし，腹部を鉄棒で打った。受傷から約30分後に両親に連れられて救急室に受診した。意識清明，血圧110/80，脈拍86/分，呼吸18/分，体温36.9℃。心窩部に軽い圧痛があるが，腹膜刺激症状はない。担当医は「腹部打撲」と診断し，自宅で様子を見るようにと帰宅させた。
その日の午後4時に，「腹部を痛がり，嘔吐した」と再度救急室を受診。血圧100/80，脈拍108/分，呼吸26/分，体温37.2℃。上腹部に朝よりは強い圧痛があるが，はっきりした腹膜刺激症状はない。

検　査　腹部X線撮影：一部小腸ガスあり，白血球：12,000，血清アミラーゼ：420。
担当医は，腹部エコー，腹部CTスキャンをしたが大きな異常を確認できず，翌日の外科外来に受診するようアドバイスして帰宅させた。

Q この患者はどういう外傷を考えるべきでしよう？

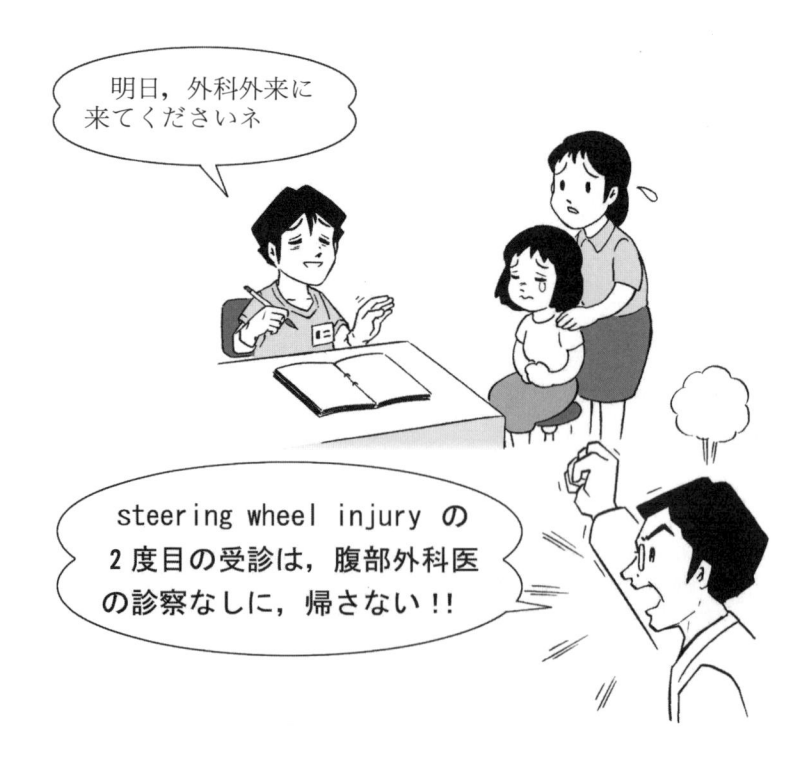

明日，外科外来に来てくださいネ

steering wheel injury の2度目の受診は，腹部外科医の診察なしに，帰さない!!

遅れて所見の出てくる腹部外傷が多い

case 43

救急治療

胸・腹・骨盤外傷

1 steering wheel injury の2回目の救急外来受診患者は帰してはならない

　この患者は翌日，汎発性腹膜炎の状態で，緊急開腹されて外傷性膵挫傷が確認された。ハンドル，鉄棒，机の角などが上腹部にくいこむような外傷機転（steering wheel injury）で，次第に腹部所見が増強している患者の場合は膵挫傷，十二指腸の後腹膜への穿孔などが考えられる。来院時には症状，所見が軽く，救急室から帰されてからゆっくり増強して救急室に戻ってくることが多いので，有名な要注意の患者群なのである。Steering wheel injury での2回目の受診では腹部外科医の診察なしに帰してはならない。

2 遅れて所見の出てくる腹部外傷

　米国のある報告では，鈍的腹部外傷で入院となった437例のうち，なんと193例（44％）の患者は救急室に到着した直後には症状も所見もほとんどなく，このうち84例（44％）が開腹され，64例（33％）に有意の損傷が認められたという。鈍的腹部外傷では到着時に症状，所見がないからといってすぐ結論を出すべきではなく，時間的経過を追った判断が必要なのである。遅れて所見の出てくる腹部外傷では，以下の3通りがあると思われる。

> ❶ 腹膜炎症状が遅れて出現
>   外傷性小腸穿孔，外傷性膵挫傷，十二指腸の後腹膜への穿孔
> 〔対策〕頻繁に腹部触診
>   腹部の left decubitus view で free air のチェック，6時間ごと
>   血中，尿中アミラーゼ，6時間ごと
> ❷ 出血がゆっくり持続，あるいは止血～遅発性再出血
>   腸間膜損傷による出血
>   遅発性損傷脾臓再出血
> 〔対策〕頻繁にバイタルサインチェック（血圧低下，脈拍数増加）
>   腹部超音波検査（図43-1），腹部CTスキャン
> ❸ 腸管の通過障害が遅れて出現
>   十二指腸壁の血腫
> 〔対策〕外傷後遅れて頻繁に嘔吐→上部消化管透視

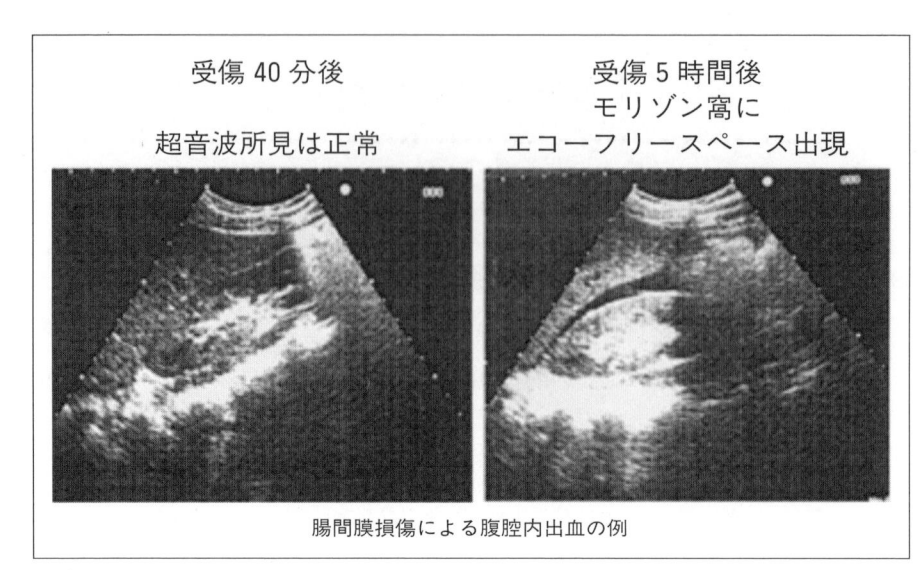

図43-1 遅れて徴候が出現する腹部外傷

受傷40分後
超音波所見は正常

受傷5時間後
モリゾン窩に
エコーフリースペース出現

腸間膜損傷による腹腔内出血の例

[推奨文献]
1) Phelan HA, et al：An evaluation of multidetector computed tomography in detecting pancreatic injury：results of a multicenter AAST study. *J Trauma* **66**：641-646, 2009
2) Holmes JF, et al：Identifying children at very low risk of clinically important blunt abdominal injuries. *Ann Emerg Med* **62**：107-116, 2013

交通事故で骨盤骨折，輸液中ショックとなる

case 44

症　状

胸・腹・骨盤外傷

68歳，男性
病　歴　午後11時に道路を横断中，乗用車にはねられて，30分後に救急室に運ばれてきた。
所　見　意識清明，血圧140/80，脈拍100/分，呼吸26/分，体温36.2℃，腰部に強い疼痛あり，X線撮影で骨盤骨折（図44-1）あり。
病　歴　当直の研修医が外科医に連絡をとったところ，腸閉塞の手術中ですぐには手が離せないから「輸液しておくように」と手術室の看護師を介して返事が返ってきた。輸液ルート確保の後，ラクテック®を100 mℓ/時でと指示を出した。約1時間後に血圧が100/80，脈拍120/分となったために，輸液を150 mℓ/分に増やすようにと指示した。その30分後に患者は不穏状態となり，血圧70/触診となった。

Q 手術中だった医師のアドバイスをどう思いますか？
この患者のショックの原因は何でしょう？

骨折と出血量

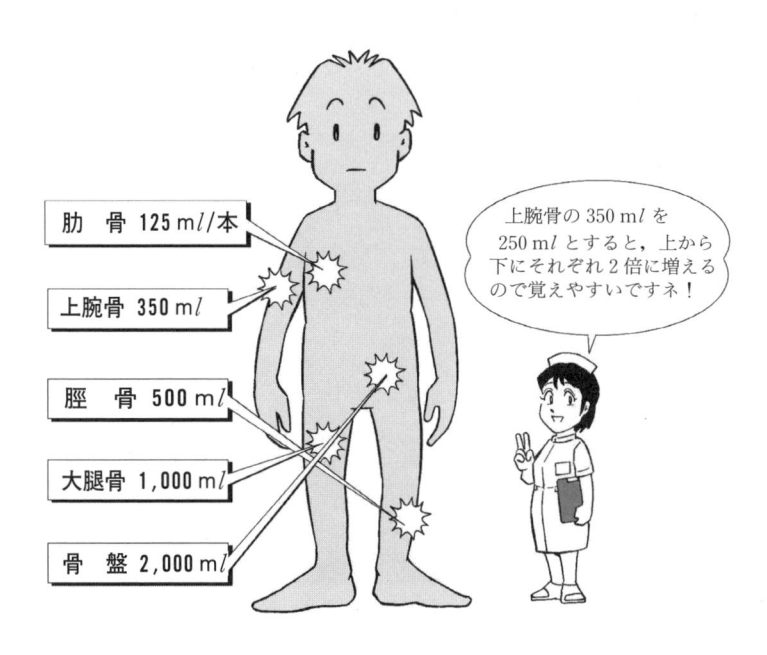

- 肋　骨　125 mℓ/本
- 上腕骨　350 mℓ
- 脛　骨　500 mℓ
- 大腿骨　1,000 mℓ
- 骨　盤　2,000 mℓ

上腕骨の350 mℓを250 mℓとすると，上から下にそれぞれ2倍に増えるので覚えやすいですネ！

case 44 救急治療
胸・腹・骨盤外傷

不安定骨盤骨折は容易に 2,000 ml 以上出血する

1 不安定骨盤骨折では,多発外傷,合併損傷,骨盤骨折自体の大出血がある

　不安定骨盤骨折は，頭頸部，胸部，腹部などに重篤な外傷を同時に持っていること（多発外傷）が多いため，それらの検索もしなくてはならないし，かつこの症例のように骨盤骨折自体に伴う大量出血や下部尿路損傷や直腸損傷（合併損傷）も考慮して対処しなくてはならない。

　私見を述べると，

① 頭蓋内損傷がある場合は初期の血圧，脈拍数が出血量をうまく示してくれないため，血圧，脈拍数だけで他の部位の出血の有無を判定せず，当初からエコー，CT スキャンなどで胸腹部，後腹膜，骨盤腔などの出血の有無を積極的に検索すること

② 必ず上半身から最低 2 カ所以上の太い（18 G）輸液ルートを確保すること

③ 尿道損傷がある患者では，損傷部位で膀胱留置カテーテルのバルーンをふくらませると尿道損傷を悪化させる可能性があるため，カテーテル挿入前に逆行性下部尿路造影をするか，カテーテルを挿入して尿が出てこないときや少量の血液が出てくる場合には，バルーンをふくらませてはならないこと（case 79 参照），などを覚えておくべきである。

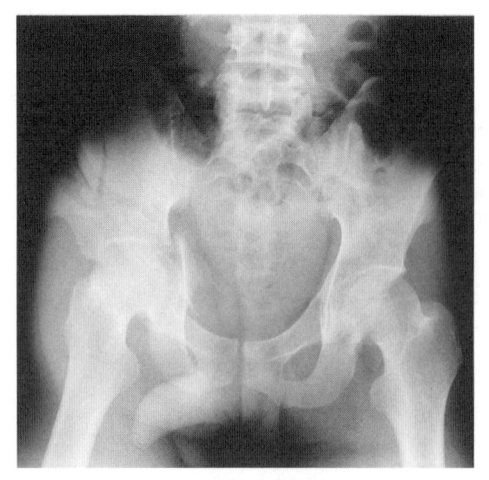

図 44-1　骨盤骨折

2 骨盤骨折のアプローチ

不安定骨盤骨折自体に伴う大量出血には，シーツラッピング，骨盤ベルト（サムスリング）やショックパンツ（MAST）の使用が推奨されている。5,000 ml以上の輸液，輸血でもバイタルサインが不安定ならば，出血している血管に人工塞栓術を行う。

この症例のようにショックになってしまってからでは手遅れになることが多いため，救急室で働き始めた若い医師や看護師に，**骨盤骨折では容易に2,000 ml以上出血する**，と警告するのである。手術中の当直の外科医は，このことが常識で誰でも知っているはずと思い，「（出血のスピードに負けないように十分，輸血や）輸液をしておいてくれ」と言ったつもりだったのである。経験を積んでベテランになると，自分の若いころを忘れてしまい，言葉の足りないアドバイスになりがちになるものである。

［推奨文献］
1) Cullinane DC, et al：Eastern Association for the Surgery of Trauma practice management guidelines for hemorrhage in pelvic fracture--update and systematic review. *J Trauma* **71**：1850-1868, 2011
2) Morey AF, et al：Urotrauma：AUA Guideline. *J Urol* **192**：327-335, 2014
3) Faiz S, et al：Pelvic fractures. *Surg* **33**：257-263, 2015
4) Rudloff MI, et al：Management of Pelvic Ring Injuries in Unstable Patients. *Orthop Clin North Am* **47**：551-563, 2016

case 45

左胸を庖丁で刺されたが，歩いて来院

症状

胸・腹・
骨盤外傷

48歳，男性

病　歴　午後11時に泥酔してけんかし，庖丁で左胸を刺されて夜間診療所に受診した。全身状態良好で，左第4肋間鎖骨中線からやや外側に約3cmの刺創があり，診療所の医師はその刺創を縫合し，血気胸の有無に関して近くの総合病院にX線撮影を依頼して紹介してきた。午前1時にタクシーで来院し，診察室に歩いて入ってきた。けんか当時のことは酔っていたので何も覚えていないという。

所　見　意識清明，血圧120/90，脈拍96/分，呼吸26/分。結膜に貧血なし。頸部にも左胸壁にも皮下気腫は触れず，呼吸音も左右差はない。座位で左背部の聴診でも呼吸音の減弱を認めない。腹部も異常を認めない。

検　査　胸部X線撮影

Q 胸部X線撮影ではどんな異常が予想されますか？

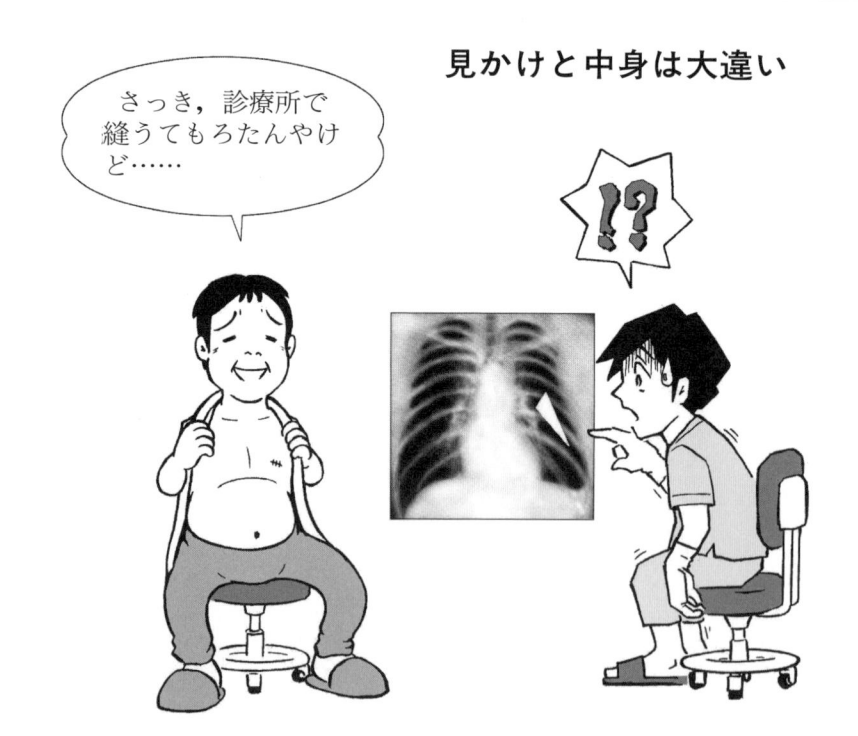

見かけと中身は大違い

さっき，診療所で縫うてもろたんやけど……

穿通性外傷，電撃傷──見かけと中身は大違い

case 45

救急治療

胸・腹・骨盤外傷

　胸部 X 線撮影をすると，長さ 15 cm の折れた包丁が，前胸壁から後胸壁まで肺を貫いて残損していて，小さな血気胸があった。

　刺創や銃創の場合は，見かけからは想像もつかない部位まで損傷が及んでいたり，異物が残存したりしていることがあるので，若い研修医だけの判断で入院や通院を決めないほうがいい。左肩に数 cm の刺創があり，その他には何も認めない患者で，その刺創が胸腔を貫いて腹腔に達し，消化管の穿孔を起こしていたという話もあるくらいである。穿通性損傷では，頸部に創があるならば胸腔にも，胸部に創があるならば胸腔，縦隔や頸部にも，腹部に創があるならば胸腔や縦隔にも，鼠径部に創があるならば腹腔に達しているかもしれないと考えて調べるべきである。

　また，深く刺さっていて抜いた際に大量出血が起きる可能性が高い場合には，救急室では抜かず，十分な輸血の準備をして手術室で抜くべきで，初診医としては注意が必要である。

1 腹部の穿通性損傷

　緊急開腹の絶対適応は，以下の 3 つである。

> ❶ ショック，腹部エコー所見などで明らかな腹腔内出血
> ❷ 腹膜刺激徴候
> ❸ 臓器逸脱

　これらが来院時にない場合は，local wound exploration にて腹腔内に創が達している場合は腹部エコーや腹部 CT スキャンでの出血の判定，腹膜刺激症状の出現で腸管の損傷の判定をして，手術の適否を決めるのが普通と思われる。米国の報告では，local wound exploration にて腹腔内に創が達している場合でも，出血や腹膜刺激徴候が出現しないなら，24 時間の入院経過観察で後は通院にして問題はないとしている。

2 頸部の穿通性損傷

頸部の穿通性損傷でも，全例手術するのではなく患者を選んでするという報告が多い．いくつかの報告を総合すると，手術適応は以下のようになる．

> ❶ 拍動性あるいは大きくなりつつある血腫
> ❷ 創からの active bleeding，あるいはショック
> ❸ 血管雑音（bruit）か thrill がある
> ❹ 皮下気腫
> ❺ 嚥下障害
> ❻ 嗄声，stridor，呼吸困難
> ❼ 頸動脈触知不能
> ❽ 血痰，喀血
> ❾ 意識障害あるいは神経学的異常

また，創の位置によって CT スキャン，食道造影，気管支鏡，血管造影などが必要とされている．

3 電撃傷

電撃傷では，電流の入った部位と出た部位に第3度の熱傷があるのが普通である．この場合，穿通性外傷と同様に，外見からは軽症にみえるが，電流の走った血管に重篤な熱傷のあることがあり，数日してから，熱傷を受けた血管が閉塞して四肢が壊死となり，切断を余儀なくさせられることがあるので，入院経過観察が必要である．

[推奨文献]
1) Rathlev NK, et al：Evaluation and management of neck trauma. *Emerg Med Clin North Am* **25**：679-694, 2007
2) Magnotti LJ, et al：Initial chest CT obviates the need for repeat chest radiograph after penetrating thoracic trauma. *Am Surg Jun* **73**：569-572：discussion；572-573, 2007
3) Demetriades D, et al：Penetrating injuries of the chest：indications for operation. *Scand J Surg* **91**：41-45, 2002
4) Isenhour JL, et al：Advances in abdominal trauma. *Emerg Med Clin North Am* **25**：713-733, 2007
5) Roepke C, et al：Penetrating neck injury：What's in and What's out? *Ann Emerg Med* **67**：578-580, 2016

one point study

■外傷による低血圧～ショック患者

外出血あり	直接圧迫
呼吸困難，頸静脈怒張 中心静脈圧上昇	緊張性気胸 ➡ 呼吸音左右差，頸部気管偏位，皮下気腫 心タンポナーデ ➡ 心エコー，心電図，胸部X線写真 心筋挫傷 ➡ 心電図，CPK-MB 横隔膜ヘルニア ➡ 胸部X線写真，鼻胃チューブ，消化管透視
呼吸困難，胸痛 中心静脈圧下降	血胸 ➡ 胸部X線写真，CTスキャン 大動脈損傷による縦隔血腫 ➡ 胸部X線写真， 　　　　　　　　　　　　　　CTスキャン， 　　　　　　　　　　　　　　DSA（デジタル減算処理 　　　　　　　　　　　　　　血管造影法）
腹痛，側腹痛～腰痛 中心静脈圧下降	腹腔内出血（脾，肝，腸間膜）➡ エコー，CTスキャン 後腹膜出血（腎，骨盤骨折）➡ エコー，X線写真， 　　　　　　　　　　　　　　　CTスキャン
徐脈，四肢麻痺 直腸括約筋弛緩 陰茎勃起	脊髄損傷（神経原性ショック）➡ 脊椎X線写真

one point study

■外傷診断のピットフォールズ

1. 外傷の原因となった危険な急病の可能性を考えない
2. 頭部外傷に目を奪われ，胸腹部骨盤損傷を見逃す
3. 深夜の泥酔患者に腹を立て，外傷を見逃す
4. 軽い頭部外傷患者に慢性硬膜下血腫の可能性を説明しない
5. 肋骨骨折による腹腔内損傷を見逃す
6. 臥位の胸部X線撮影で血気胸を見逃す
7. 単純CTスキャンで肝損傷を見逃す
8. 受傷早期の画像診断にだまされる
9. 遅れて出現する腹部内臓損傷の可能性を考えない
10. 骨盤骨折の出血量を過少評価する

9 特殊救急

case 46　ブロバリン®100錠飲んで1時間後来院

case 47　ガソリンを吸い込んだ

case 48　車の排気ガスによる自殺企図

case 49　溺水で心肺停止した小児

case 50　マラソン中倒れた，尿がコーラ色

case 51　猫に手を咬まれた！

case 52　マムシに咬まれ，肘部をひもで強く縛って来院

case 46 ブロバリン® 100錠飲んで1時間後来院

症状 / 特殊救急

42歳，女性
既　往　数年前に服毒の既往あり。
病　歴　ブロムワレリル尿素（ブロバリン®）を100錠，自殺するつもりで飲んだが，恐くなって父親に電話し，父親が自家用車で運んできた。薬を飲んでから約1時間たっているという。
所　見　JCS 300，血圧100/70，脈拍96/分，呼吸18/分，SpO_2 96，体温35.9℃
経　過　ラクテック®で輸液ルートを確保し，気管内挿管はせず，仰臥位のまま水道水 2l で胃洗浄した。洗浄終了後にチューブからクエン酸マグネシウム（マグコロール®）100 ml と50gの活性炭とを交ぜて注入した。

Q この症例での胃洗浄の仕方をどう思いますか？

生理食塩水（成人なら最低3l）
生理食塩水は温めて使用
活性炭は薬剤の吸着に有効（成人なら50〜100gを胃洗浄終了後に投与）
太いチューブを使用（成人なら28〜36 Fr）
カフはしっかりふくらませる
左下側臥位
20°くらい頭を下げる

吐かせるべきか，胃洗浄すべきか，それとも……

case 46

救急治療

特殊救急

1 催吐はしない

　　　米国では長年，催吐のための吐根シロップが家庭の常備薬になっていたが，中毒の予後を変える証拠がなく，吐根シロップの効果がなくなるまで活性炭の投与ができないことが，中毒の治療においてはマイナスだという理由で用いられなくなった。

2 胃洗浄は安全な処置ではない

　　　胃洗浄は，誤嚥，食道穿孔，鼻出血，低体温などの合併症があり，決して安全な処置ではない。さらに，その効果に関しても臨床証拠が少ないため，**致命的な量を飲み，1時間以内に受診した患者のみを胃洗浄の適応とする**考えが国際的に承認されている。

3 服毒の治療で最も有効性が認められているのは活性炭である

　　　多くの臨床研究により，催吐や胃洗浄よりも活性炭（activated charcoal）の投与のほうが中毒の治療に有効だとされている。小児なら20～25 g，成人なら50～100 g投与し，薬剤を吸着させる方法が国際的に有効と認められている。フェノバール®の大量服用などでは，活性炭を最初の1回だけでなく，24～72時間は繰り返し投与することがより有効であることが報告されている。活性炭は鉛，鉄，アルコール，酸，アルカリ，ガソリン，石油，灯油などには無効である。マグコロール®などの下剤を活性炭とともに投与した場合と活性炭だけを投与した場合との臨床比較では，有意の差が認められていない。

4 胃洗浄すると決めたらルールを守る

　　　前述したように，胃洗浄の効果が疑問視され始めているので，いい加減な胃洗浄をやって誤嚥させると，無駄なことをしたというより有害なことをしたことになる。やると決めたらしっかりルールを守ってやるべきである。
　　　正しい胃洗浄は，もし咽頭反射（gag reflex）のないくらい意識レベルの低下した患者にするのであれば，
　　①誤嚥を防ぐために気管内挿管し，しっかりカフをふくらませる。

②錠剤のかけらも洗い出せるように太いチューブ（成人なら直径1 cm，28〜36 Fr）を用いる。
　③胃内容物が十二指腸に流れていかないよう胃体〜底部に集めるために，左下側臥位で20°くらい頭のほうを下げる。
　④特に小児では，低Na血症を防ぐために水ではなく生理食塩水で，成人なら最低3 l 以上用いるべきである。
　⑤使用する生理食塩水は低体温を防ぐためと，胃内容物が十二指腸に流れていくスピードを遅くするために，温めたものにする。

　最近，胃洗浄の際の誤嚥を防ぐために気管内挿管することに対して，意識のない患者に気管内挿管する最中にも誤嚥する可能性があるとして，異論を唱える専門家もいる。

　したがって，ここに提示した症例では，気管内挿管しなかったことは必ずしも間違いとはいえないかもしれないが，仰臥位のままでの胃洗浄というのは問題になるところである。また水道水での胃洗浄は，成人なら問題にならないかもしれないが，2 l というのは少なすぎると思われる。

5 催吐，胃洗浄の禁忌

1. 強酸，強アルカリ，ガソリン，石油，灯油
2. 非協力的な患者，暴れる患者

[推奨文献]
1) Erickson TB, et al：The approach to the patient with an unknown overdose. *Emerg Med Clin North Am* **25**：249-281, 2007
2) Vale JA, et al：Position paper：gastric lavage. *J Toxicol Clin Toxicol* **42**：933-943, 2004
3) Chyka PA, et al：Position paper：Single-dose activated charcoal. *Clin Toxicol (Phila)* **43**：61-87, 2005

ガソリンを吸い込んだ

case 47

症　状

特殊救急

28歳，男性
病　歴　30分前に，ガソリンをタンクから移すのにポンプがなかったので，ホースを口で吸って移そうとして，誤ってガソリンを吸い込んでしまった。少し咳込んで，一口ぐらいは飲み込んでしまったと思うとのこと。今はどこも苦しくないが，少し咳が出る。
所　見　意識清明，血圧130/70，脈拍86/分，呼吸20/分，SpO_2 96，体温35.9℃，胸部：聴診では特にwheezing, crackles とも聴かれない。
経　過　担当医は生理食塩水3 *l* で胃洗浄して帰した。約14時間後，患者は呼吸困難を訴えて救急室に戻ってきた。

Q この患者の呼吸困難は何によるものだと思いますか？

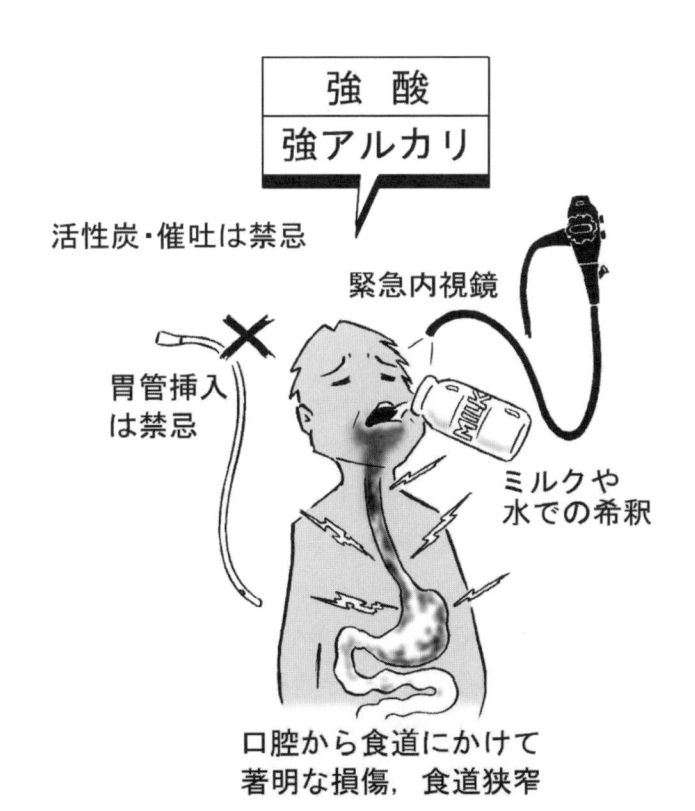

強酸
強アルカリ

活性炭・催吐は禁忌
緊急内視鏡
胃管挿入は禁忌
ミルクや水での希釈
口腔から食道にかけて著明な損傷，食道狭窄

case 47 中毒でも催吐，胃洗浄が禁忌のことがある

救急治療

特殊救急

　強酸，強アルカリ，ガソリン，石油，灯油の場合は，催吐，胃洗浄とも禁忌と考えるべきである。

1 hydrocarbon pneumonitis

　ガソリン，石油，灯油類は，催吐でも胃洗浄でも，それらを誤嚥する頻度が非常に高いため，原則として 1 ml/kg 以下しか飲んでいないか，それ以上飲んでいても無症状の場合は，どちらもやらないで経過観察するというのが一般的なアプローチである。最近の動物実験では 20 ml/kg を消化管に注入しても，肺に入りさえしなければ中毒症状は起きないという報告があり，圧倒的に誤嚥による肺炎（hydrocarbon pneumonitis）が問題となる。

　ガソリンを飲み込んだときにむせた人や，その後咳がある患者では必ず誤嚥しており，かなり重篤になりうる肺炎が必発なので，救急室から帰してはならない。必ず 24〜48 時間は病院内で呼吸数，SpO$_2$，動脈血ガス分析，胸部 X 線，胸部 CT スキャンなどで経過観察が必要である。炭化水素肺臓炎（hydrocarbon pneumonitis）で肺嚢胞（pneumatocele）が生じ，そこから喀血して死亡したという報告もある。

2 強酸，強アルカリ（イラスト，179 頁参照）

　酸，アルカリでは消化管の損傷のメカニズムが異なり，アルカリのほうが危険とされてきたが，強い酸と強いアルカリでは，どちらでもひどい食道損傷をきたすため，初期対応では違いはないと考えたほうがよい。Stridor などの上気道狭窄の症状がある場合には気道確保が，食道や胃の穿孔を疑う身体所見のある場合には緊急手術が必要である。重症例では溶血，DIC，腎不全，肝不全なども起きるので集中治療管理が必要となる。

　強い酸（pH 3 以下），強いアルカリ（pH 11 以上）を飲んだ場合も，催吐，胃洗浄は禁忌とされている。弱い酸やアルカリによる早期の中和やミルクや水で薄めること，早期の H$_2$ブロッカー投与などは動物実験の域を出ておらず，人間での臨床研究で有効性が証明されていない。活性炭は酸，アルカリを吸着せず，内視鏡による評価の妨げになるので禁忌とされている。

　症状や身体所見だけで食道損傷の程度を推定するのは困難とされているが，

自殺企図の場合，嘔吐，流涎，嚥下困難，stridor，胸痛，腹痛がある場合，そして，後咽頭に化学熱傷が認められる場合は上部消化管内視鏡検査による評価が必要とされている。**表 47-1** の Grade 0〜1 では入院加療の必要がない。Grade 2 b では 71 ％，Grade 3 では 100 ％に食道狭窄が起きるといわれている。

　早期の副腎皮質ステロイドホルモンの投与が食道狭窄の予防に関して研究されてきたが，1991〜2004 年までのメタ解析では有効性がないと結論された。2000 年代半ばで，早期の食道ブジーやステント留置が食道狭窄予防に有効と

表 47-1　内視鏡所見による食道損傷スケール

グレード 0	正常
グレード 1	粘膜浮腫，発赤
グレード 2 a	出血，びらん，水疱，白色変色，白苔，浅い潰瘍
2 b	深い全周性潰瘍＋2 a
グレード 3 a	散在する小さい壊死
3 b	広範な壊死

（推奨文献 1）より）

する臨床研究が複数あるので考慮すべきである。早期の抗菌薬の投与に関しても有効性を示した研究はない。

［推奨文献］
1) Salzman M, et al：Updates on the evaluation and management of caustic exposures. *Emerg Med Clin North Am* 25：459-476, 2007

case 48 車の排気ガスによる自殺企図

症状

特殊救急

67歳，男性
既　往　特記すべきことなし
病　歴　仕事が行き詰まり，死亡保険金で借金を払うよう家族に遺書を書いて，車の排気ガスを車中に引き込んで自殺を図った。車中で昏睡状態の患者を家人が発見して救急車を要請した。
所　見　意識レベル JCS 300，血圧 140/100，脈拍 112/分，呼吸 20/分，SpO_2 96，体温 37.2℃
　　　　瞳孔；両側とも 3 mm，対光反射あり。四肢は弛緩性麻痺で左右差を認めない。
経　過　マスクにて 5 l/分の酸素投与にて数時間で意識回復し，8時間後には意識清明となった。3日の入院経過観察で経過良好だったので，退院となった。1週間後に言うこともやることもおかしいと家人が連れて再受診した。

Q 何が考えられるのでしょう？
入院時の対応で足らなかったことは何でしょう？

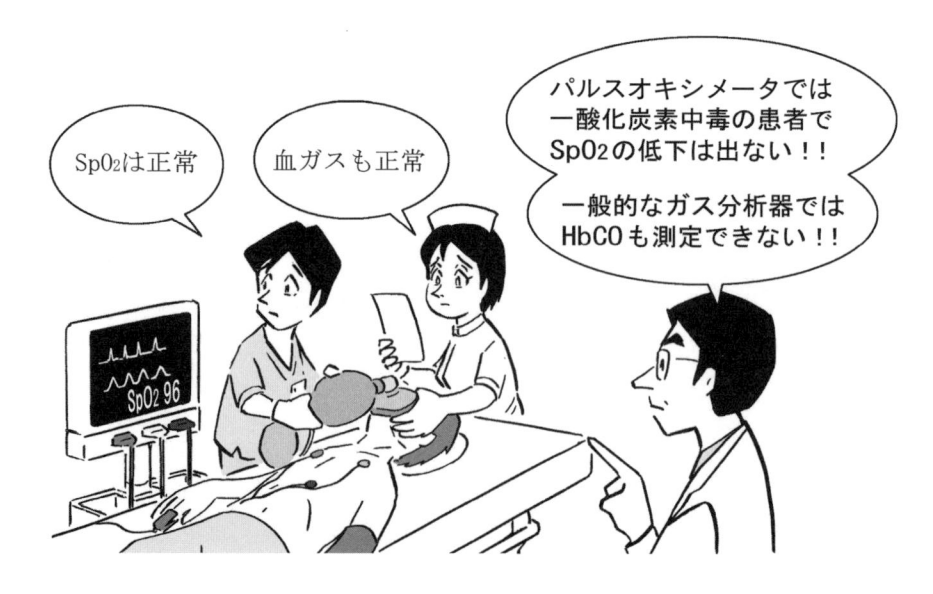

- SpO_2 は正常
- 血ガスも正常
- パルスオキシメータでは一酸化炭素中毒の患者で SpO_2 の低下は出ない！！
- 一般的なガス分析器では HbCO も測定できない！！

case 48

高気圧酸素療法で遅発性一酸化炭素中毒を防ぐ努力をしたことが重要！

救急治療

特殊救急

1 一酸化炭素中毒を疑う場合

浴槽で若者が死亡した際に，死亡原因が湯沸かし器の不完全燃焼による一酸化炭素中毒だと診断できなかったために，半年後に同じアパートの浴槽で別の若者が一酸化炭素中毒で死亡するという痛ましい事故があった。一酸化炭素中毒の診断は，まず一酸化炭素中毒を疑うことから始まる。**表 48-1** のような状況で一酸化炭素中毒が疑えることが重要である。

表 48-1 一酸化炭素中毒を疑う状況

❶ 練炭火鉢のある部屋で倒れていた
❷ 都市ガスを充満させて自殺企図
❸ 車の排気ガスを車内に入れて自殺企図
　　ガレージ内の乗用車の中で意識障害
　　スキー場で明け方に乗用車内で意識障害
　　積雪の多い日に車の中で意識障害
❹ 換気不良の場所でエンジンポンプ使用
❺ 火事場で煙にまかれて倒れていた
❻ 浴槽で倒れていた
❼ 冬に同じ部屋にいた複数の人が同時に頭痛，嘔気，意識障害で搬送された

2 一酸化炭素中毒の診断のピットフォールズ

一酸化炭素中毒の診断では2つの落とし穴がある。まず，現行のパルスオキシメータでは，一酸化炭素中毒の患者で SpO_2 の低下が出ないのである。現行のパルスオキシメータは，一酸化炭素と結合した Hb と酸素と結合した Hb を区別し切れないのである。

次に，一般的なガス分析の機器では，pH，PaO_2，$PaCO_2$ だけを計測して，Hb の酸素飽和度（SaO_2）や動脈血酸素含有量（O_2ct）は PaO_2 から計算して出されるのである。一酸化炭素中毒では**図 48-1** に示すように，PaO_2 はいいのに，Hb の酸素飽和度（SaO_2）や動脈血酸素含有量（O_2ct）が低下している特殊な病態なので，見逃しにつながるのである。

一酸化炭素中毒を疑った場合は，高級な動脈血ガス分析の機器を使って HbCO を計測する必要がある。このクラスのガス分析機器がある施設に転送しないと確定診断がつかないということになる。

case 48 救急治療

特殊救急

正常時（HbCO：0 %，HbO₂：98 %の状態）

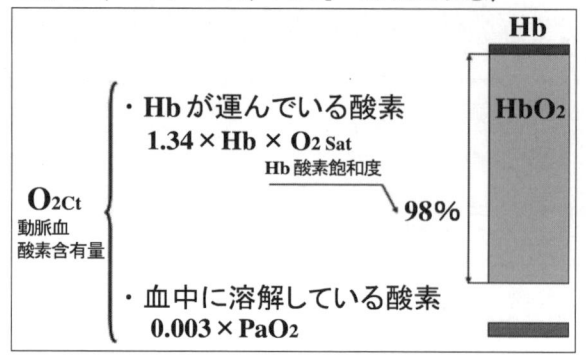

- Hb が運んでいる酸素
  $1.34 \times Hb \times O_{2\,Sat}$
  Hb 酸素飽和度 98%

O_{2Ct} 動脈血酸素含有量

- 血中に溶解している酸素
  $0.003 \times PaO_2$

一酸化炭素中毒の病態（HbCO 50 %の場合）
PaO_2 がいいのに O_{2Sat}，O_2ct は低下している

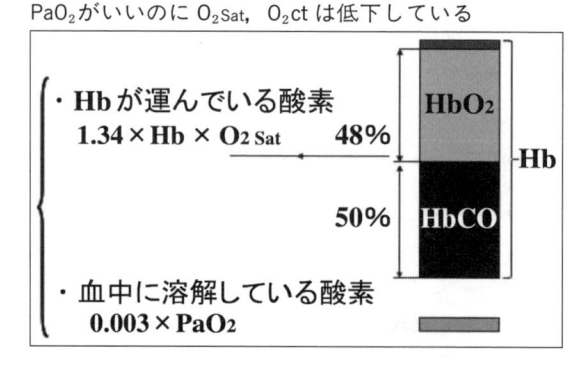

- Hb が運んでいる酸素
  $1.34 \times Hb \times O_{2\,Sat}$ 48%
  50% HbCO

- 血中に溶解している酸素
  $0.003 \times PaO_2$

図 48-1　正常時と一酸化炭素中毒の違い

③ 一酸化炭素中毒における酸素は拮抗薬！

　HbCO の半減期が空気呼吸では約 5 時間であるが，100 %酸素投与で 90 分，高気圧酸素療法で 20 分にまで低下させることができる。したがって，一酸化炭素中毒では，いい加減な酸素投与では精一杯の治療をしたことにはならない。常にその時，その場で最も高濃度の酸素投与ができる方法を選択しなくてはならない。酸素は一酸化炭素中毒の拮抗薬である。

　自発呼吸がしっかりある患者ならば，リザーバーバッグ付マスクで 10 *l*/分以上，自発呼吸が不十分か消失しているならば，ガスポケット付バッグマスク人工呼吸器（図 48-2）や，リザーバーバッグ付バッグマスク人工呼吸器（図 48-3）で酸素を最大限に流しながら，補助換気や人工換気をするべきである。ガスポケットやリザーバーバッグなしのバッグマスク人工呼吸器では酸素を 10 *l*/分流しても，患者には 40 %の酸素濃度の気体しか送れない。

　提示した症例では精一杯の酸素投与が行われたとは言い難い。

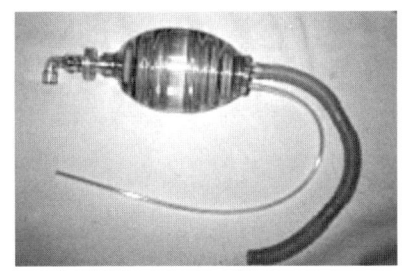

図 48-2　ガスポケット付バッグマスク人工呼吸器

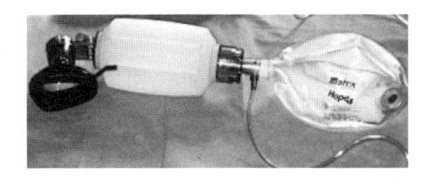

図 48-3　リザーバーバッグ付バッグマスク人工呼吸器

4 高気圧酸素療法の適応

　　高気圧酸素療法は上記のように HbCO を早く体から出すことと，図 48-1 における血中に溶解している酸素を増やして，動脈血の酸素含有量を増やす効果があるが，その適応に関しては長年にわたって議論されてきたにもかかわらず，いまだ結論が出ていない。高気圧酸素療法ができない施設で，すぐに人工呼吸器を使って，100％酸素を PEEP（呼気終末陽圧）をかけて投与する場合と転送して少し遅れて高気圧酸素療法が開始される場合とを比較した母集団の多い臨床研究がないのである。もし，両者間の予後に有意の差がないのなら，高気圧酸素療法のできる施設に送る必要はないということになる。

　　現時点でわれわれが絶対避けなければならないのは，転送すると決めたときに転送中の酸素投与法がいい加減になることである。転送中や高気圧酸素療法の準備ができるまでの間，できるだけ高濃度の酸素投与になるよう工夫する必要があるため，酸素投与法や酸素投与器具に精通していなくてはならない。

　　表 48-2 は一般的な高気圧酸素療法の適応とされているものである。

表 48-2　一酸化炭素中毒における高気圧酸素療法の適応

- 失神，意識障害，痙攣
- ショック，心筋虚血，代謝性アシデミア
- HbCO＞25％
- なんらかの症状のある妊婦
- HbCO＞15％の妊婦
- 4 時間の高濃度酸素で症状が軽快しないとき

（Judith Tintinalli, et al：Tintinalli's Emergency Medicine. A comprehensive Study Guide 6th ed. 1240 頁）

5 一酸化炭素中毒後遅発性脳症

　　提示した症例のように，一酸化炭素中毒で意識障害にまで至った患者が治療によっていったん軽快したにもかかわらず，数日から数週間後に再び悪化する

経過をたどる場合がある。この遅発性脳症が免疫反応によるものらしいという研究報告も出ている。早期に高気圧酸素療法を受けた患者にはこれが発生しないという臨床証拠はないが，この遅発性脳症の発症時に家族との紛争を避ける（medico-legal な理由の）ために，表48-2 のような場合には高気圧酸素療法ができる施設へ転送することが少なくない。

［推奨文献］
1) Roderique JD, et al：A modern literature review of carbon monoxide poisoning theories, therapies, and potential targets for therapy advancement. *Toxicol* 334：45-58, 2015
2) Wu PE, et al：Carbon monoxide poisoning. *CMAJ* 186：611, 2014

溺水で心肺停止した小児

case 49

症状

特殊救急

3歳，男子
病　歴　冬の川で溺れ，心肺停止で運ばれてきた。川に転落してから引き上げられるまで約10分ぐらいとのことであった。救急隊員が連絡を受けてから救急室到着まで22分という。患者は引き上げられたときから心肺停止状態で，到着時も同じ状態で，瞳孔散大していた。
経　過　心電図はフラット（心静止）であった。気管内挿管，輸液ルート確保，ボスミン®，メイロン®など心肺蘇生（ACLS）を20分したがまったく反応せず，身体も冷たいので死亡と判定した。深部体温計で29.8℃であった。

Q ACLSの中止をどう思いますか？

低体温溺水

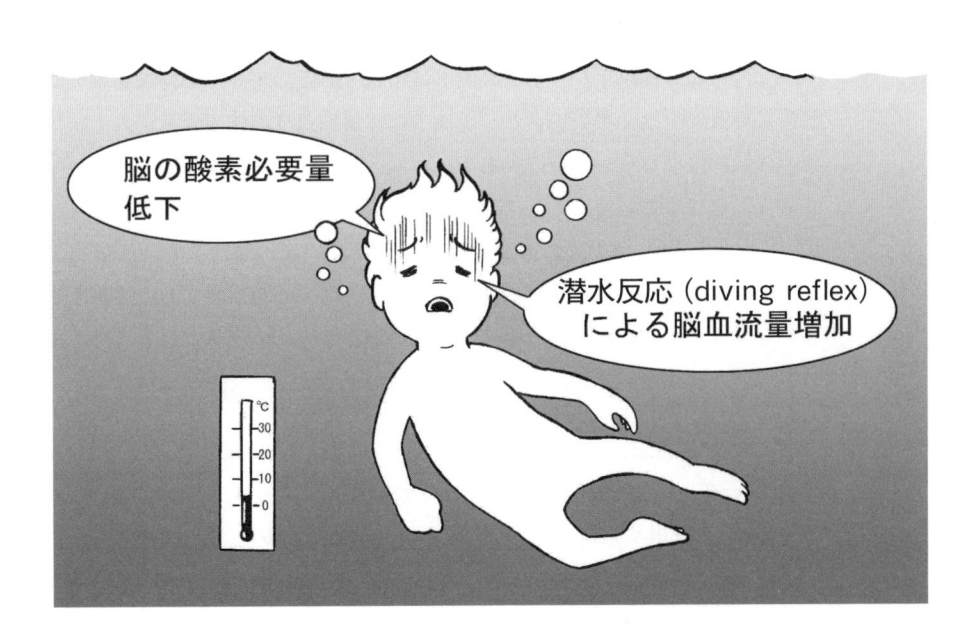

脳の酸素必要量低下

潜水反応（diving reflex）による脳血流量増加

case 49 低体温溺水患者の心肺蘇生は特別

救急治療／特殊救急

1 No one is dead until warm and dead !

　温かい所で心肺停止していた患者が冷たいなら，かなりの時間がたっていると考えられるため，20〜30分の心肺蘇生（ACLS）で反応がなければ死亡と判定してよいと思われる。一般的には30分以上かかって心肺蘇生された患者の予後はよくないので，筆者は30分ぐらいを心肺蘇生を中止するおおまかな基準にしている。ただし，以下の3つの例外を決めている。

> ❶ 医療事故での心肺停止
> 　医学的な適応ではなくて，心情的に30分ぐらいで中止できないという理由である。
>
> ❷ 麻酔薬，薬物中毒などでの心肺停止
> 　中枢神経を抑制するような薬物が入っている患者では，脳損傷をきたすのにいくぶん猶予があり，30分以上かかって蘇生された患者でも良い予後の得られることが多いという専門家がいるからである。
>
> ❸ 低体温患者での心肺停止
> 　小児（特に2歳以下）で低温の溺水は特別である。1つは低体温状態では脳の酸素必要量が少なくていいこと。小児では体重当たりの体表面積が大きいために急速に低体温になりやすいのである。
> 　もう1つは2歳以下でいわれている潜水反応（diving reflex）である。潜水反応（diving reflex）は小児の顔が20℃以下の冷たい水に浸かると，反射的な無呼吸，徐脈，末梢血管や腸管の血管が収縮して，脳や心臓に多くの血流がくるといわれている。このために脳，心臓の損傷が起こりにくい状態となるのである。この2つのことから，2歳以下の小児の低温溺水では，永久的な脳損傷が生じるのに30〜50分の猶予があるとされている。

　したがって，この症例の場合は，心肺蘇生を20〜30分で中止するのは間違いといわざるを得ない。冬の海や川での（特に小児の）低温溺水では，心肺蘇生は深部体温が32℃になるまで，温めた輸液，お湯での膀胱洗浄，胃洗浄なども行いながら続けるべきである。もし深部体温が32℃を超えても心電図がフラットならば死亡と判定する。

2 乾性溺水（dry near-drowning）

　　　　肺に水が入っていない，つまり肺が乾いたままの溺水（？）という意味で乾性溺水（dry near-drowning）という場合がある。ではなぜ，このような肺に水が入っていない患者が心肺停止しているのかということになる。水が咽頭に急激に入ってきた場合に，声門痙攣，無呼吸が生じてこれが約8〜10分続くといわれている。この間は窒息と同様の状態であり，この間に海や川から引き上げられた場合は，心肺停止やそれに近い状態でも心肺蘇生や人工呼吸が的確に行われれば，90％は蘇生しうる。この時期が過ぎると，水や海水が肺に流れ込んでくるため，予後は急速に悪化するのである。このような乾性溺水（dry near-drowning）では，引き上げられたとき，すぐ心肺蘇生のできる人が居合わせているかどうかが大きく予後を左右するといえる。したがって，一般の人に心肺蘇生を教えることで溺水患者の予後を改善できる可能性が高いわけである。

3 海水溺水と淡水溺水で輸液の種類を変える!?

　　　　過去には海水溺水と淡水溺水でのメカニズムの違いから，電解質異常を考慮して輸液の種類を変える推奨がされた時代もあったが，そのような違いは死亡例でしか認められず，生存して到着した溺水患者では，輸液の種類を変える必要はないという結論が出ている。

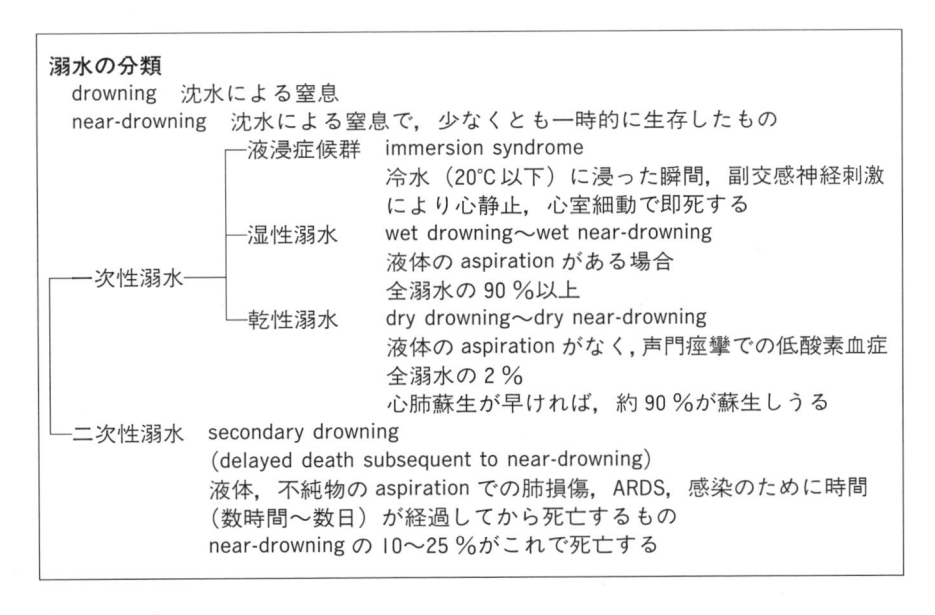

```
溺水の分類
　drowning　　　　沈水による窒息
　near-drowning　　沈水による窒息で，少なくとも一時的に生存したもの
　　　　　　　┌─液浸症候群　immersion syndrome
　　　　　　　│　　　　　　　冷水（20℃以下）に浸った瞬間，副交感神経刺激
　　　　　　　│　　　　　　　により心静止，心室細動で即死する
　　　　　　　├─湿性溺水　　wet drowning〜wet near-drowning
　　┌─一次性溺水─┤　　　　　　　液体のaspirationがある場合
　　│　　　　　　│　　　　　　　全溺水の90％以上
　　│　　　　　　└─乾性溺水　　dry drowning〜dry near-drowning
　　│　　　　　　　　　　　　　液体のaspirationがなく，声門痙攣での低酸素血症
　　│　　　　　　　　　　　　　全溺水の2％
　　│　　　　　　　　　　　　　心肺蘇生が早ければ，約90％が蘇生しうる
　　└─二次性溺水　secondary drowning
　　　　　　　　　（delayed death subsequent to near-drowning）
　　　　　　　　　液体，不純物のaspirationでの肺損傷，ARDS，感染のために時間
　　　　　　　　　（数時間〜数日）が経過してから死亡するもの
　　　　　　　　　near-drowningの10〜25％がこれで死亡する
```

[推奨文献]
1) Quan L, et al：Association of water temperature and submersion duration and drowning outcome. *Resuscitation*　85：790-794, 2014

2) Topjian AA, et al：Brain resuscitation in the drowning victim. *Neurocrit Care* **17**：441-467, 2012
3) Weiss J, et al：Prevention of drowning. *Pediatrics* **126**：e253-262, 2010
4) Venema AM, et al：The role of bystanders during rescue and resuscitation of drowning victims. *Resuscitation* **81**：434-439, 2010
5) Szpilman D, et al：Drowning. *N Engl J Med* **366**：2102-2110, 2012

one point study

■溺水のマネジメント 10 カ条

❶ 心肺蘇生をするべきか否か？

　　　冷たい水で 30 分以上 ─┐
　　　　　　　　　　　　　　├─ 完全な回復は望めない
　　　温かい水で 20 分以上 ─┘

❷ 心肺蘇生を始める前に胃，気管に入った液体を出すことはしなくてよい．

❸ 心肺蘇生を始める前に，口腔〜咽頭に吐物がないかを確認する．

　（near-drowning で死亡した患者の 87％に吐物の aspiration が確認されている）

❹ できるだけ高濃度の酸素投与

❺ 低体温＋アルコールで低血糖がありうる．

❻ 飛び込みでの溺水の場合，頸椎損傷がありうるので，頭頸部の扱いは慎重に．

❼ 低体温（直腸温＜32℃）なら 37〜38℃ に温めた輸液

❽ 最初の胸部 X 線写真は near-drowning の 28％で正常

　（6〜12 時間後から陰影出現）

❾ 予防的抗菌薬，ステロイドホルモンの投与の効果は確認されていない．

❿ 小児の溺水では虐待も考慮する．

one point study

■偶発性低体温症 accidental hypothermia（深部体温＜35℃）

1. **誘発因子**
   ① 低気温での長時間暴露
   ② 薬剤（アルコール，睡眠薬，向精神薬）
   ③ 中枢神経疾患（脳血管障害，頭部外傷など）
   ④ 内分泌疾患（低血糖など）

2. **低体温の症状**
   ① 循環器（＜32℃）
     心拍数↓，血圧↓，（心筋収縮力↓，循環血液量↓），不整脈
   ② 呼吸器（＜32℃）
     呼吸数↓，痰の量↑
   ③ 中枢神経
     意識障害（脳血流↓），瞳孔散大（＜30℃）
   ④ 腎臓
     多尿（cold diuresis）
   ⑤ 内分泌
     血糖↓〜↑

3. **治療**

	深部体温	治療
軽度低体温症	34〜36℃	室温で自然回復を待つだけでよい
中等度低体温症	30〜34℃ 呼吸不全なし 循環不全なし	37〜38℃に温めた輸液 電気毛布，お風呂，お湯で胃洗浄
重症低体温症	30℃以下 呼吸不全あり 循環不全あり	43℃に温めた輸液を大量 お湯で胃洗浄，膀胱洗浄，腹腔洗浄，胸腔洗浄 マスク，人工呼吸で酸素投与の温度を42〜46℃

case **49**

救急治療

特殊救急

case 50 マラソン中倒れた，尿がコーラ色

症状

特殊救急

16歳，男性

病　歴　5月の暑い日に校内マラソン大会で走り，約6kmの地点で倒れた。倒れた直後は意識がおかしかったが，数分で意識回復。30分ぐらいで自分で歩けるようになり近医で診察を受けた。熱が38.2°Cあり，「軽い熱中症」と言われ帰宅した。翌日，下肢の筋肉痛が強く，近医を受診し，「運動による過労と筋肉痛」と言われた。その日1日休んでいたが食欲がなく，嘔気が出現，午後7時，救急室を受診。

所　見　意識清明，血圧110/70，脈拍86/分，呼吸18/分，体温37.4°C。貧血，黄疸なし。胸腹部異常なし。両側大腿〜下腿に圧痛あり。

検　査　白血球数13,000，Ht 46，血小板19万，尿はコーラのような色で，潜血反応（＋＋＋），蛋白（＋＋），糖（−），尿沈渣：赤血球2〜3/視野，BUN 28，Cr 2.5，Na 144，K 5.8

Q この患者のコーラ色の尿は何でしょう？
今後何が起こりうるでしょうか？

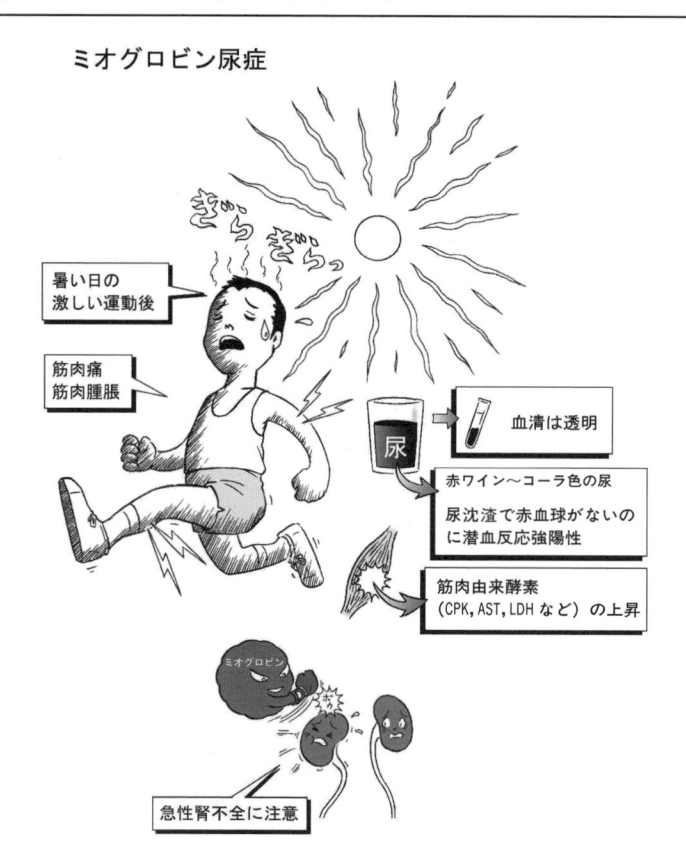

ミオグロビン尿症

- 暑い日の激しい運動後
- 筋肉痛，筋肉腫脹
- 血清は透明
- 赤ワイン〜コーラ色の尿
- 尿沈渣で赤血球がないのに潜血反応強陽性
- 筋肉由来酵素（CPK，AST，LDHなど）の上昇
- ミオグロビン
- 急性腎不全に注意

「軽い熱中症」？→ミオグロビン尿→急性腎不全に注意

case 50

救急治療

特殊救急

1 尿沈渣で血尿がないのに，潜血反応（＋＋＋）

　尿が赤ワイン〜コーラのような色で，尿沈渣で血尿がないのに潜血反応（＋＋＋）となったら，ミオグロビン尿かヘモグロビン尿である．血清が透明ならばミオグロビン尿で，ピンク色ならヘモグロビン尿である．ともに，急性腎不全が起こる可能性が大きいため早期診断が大事である．尿中ミオグロビンの検査が24時間可能な病院は少ないので，病歴，特有の尿色，尿沈渣と尿潜血反応の食い違い，CPK，AST，LDHなどの筋肉由来の酵素の上昇などから臨床診断しなくてはならない．

2 急性運動性横紋筋融解（acute exertional rhabdomyolysis）

　この患者は，トレーニング不足の人，暑い日の激しい運動の後，筋肉痛，そして，尿沈渣で血尿がないのに潜血反応（＋＋＋）の尿と，すべて典型的な急性運動性横紋筋融解によるミオグロビン尿の経過である．第1〜2日には，見かけが元気なため，よく見逃され，3〜4日目で腎不全症状が出現して初めて診断されることが多い．大事な点は，暑い日の運動後から赤ワインやコーラのような尿が出ていないかどうかを確認することと，疑ったら，検尿で血尿がないのに潜血反応が強陽性に出ないか確かめることである．

　筋肉融解が起きやすい因子としては，低K血症，脱水，低P血症がいわれており，救急室でよくみられるミオグロビン尿の原因には，以下のものがある．

> ❶ トレーニング不足の人の暑い日の激しい運動（急性運動性横紋筋融解）
> ❷ 昏睡患者での長時間の筋肉圧迫（薬物中毒，特にアルコール中毒）
> ❸ 筋肉挫滅外傷（crash syndrome）
> ❹ 痙攣重積
> ❺ 偶発性高体温症
> ❻ アルコール性ミオパチー

3 横紋筋融解（rhabdomyolysis）の合併症

1．ミオグロビン尿による急性腎不全

ミオグロビン尿の存在が確実ならば，急性腎不全を防ぐための対処をしなくてはならない。どの程度のミオグロビン尿で急性腎不全になるかは，横紋筋融解の原因やもともとの腎機能によって異なるため簡単には言えないが，CPKが20,000以下で急性腎不全になることは少ないと報告されている。CPKが20,000以上ならば，以下の①〜④が推奨されてきたが，①の生理食塩水を400 ml/時で，3 ml/kg/時の尿量を維持することは重要であるが，②〜④は臨床証拠が弱い。

① 生理食塩水　400 ml/時
② メイロン®（尿 pH 6.5 以下のとき）
③ フロセミド
④ マニトール

2．損傷筋肉の腫脹による muscle compartment syndrome

四肢の損傷筋肉の腫脹による血流障害のため，さらに筋肉損傷が増大する悪循環を断ち切るために，筋膜切開（fasciotomy）が必要となる。四肢の筋肉挫滅外傷の場合は有名であり，整形外科医が管理するため，問題にはならないのが普通である。

しかし，アルコール中毒やその他の薬物中毒による昏睡での長時間の四肢の筋肉圧迫によるもの（drug-induced muscle compartment syndrome）では，主治医が内科医であることが多いため，筋膜切開のタイミングが遅れることが多い。腫脹した四肢の遠位の5 Ps（Pain, Paresthesia, Pallor, Pulselessness, Paralysis）の出現に注意が必要である。最近では5 Psが出現する時点では遅すぎるとして，組織圧を計測し，30 mmHgを超えたら筋膜切開の適応を勧めている報告もある。

［推奨文献］
1) Bosch X, et al：Rhabdomyolysis and acute kidney injury. *N Engl J Med*　**361**：62-72, 2009
2) Lipman GS, et al：Wilderness medical society practice guidelines for the prevention and treatment of heat-related illness：2014 update. *Wilderness Environ Med* **25**（4 Suppl）：S55-65, 2014
3) Atha WF：Heat-related illness. *Emerg Med Clin North Am*　**31**：1097-1108, 2013

one point study

■熱中症（heat illness）の分類

重症度により，大きく3種類に分類される（日本救急医学会　Heat illness の分類を改変）。

Ⅰ度（軽症）

- 熱失神（heat syncope）

顔面蒼白，眼前暗黒後に数分以内の意識障害をきたす。

- 熱痙攣（heat cramp）

いわゆる「こむら返り」が全身に起きるもので，通常，四肢，腹部の痛みを主訴に受診する。深部体温は 38 度以下が多い。汗で失った水分と電解質のうち，水分だけが補われた場合で，急速な生理食塩水の輸液で回復する。

Ⅱ度（中等症）

- 熱疲労（heat exhaustion）

ひどい疲労感，頭痛，めまい，嘔吐，一過性意識障害，深部体温は 38～39℃ が多く，発汗などが出現する。発汗で失った水分と電解質の両方の補充が不十分な場合。稀に横紋筋融解も起きるので，急速大量輸液をしながら要入院経過観察。

Ⅲ度（重症）

- 熱射病（heat stroke）

意識障害，全身痙攣，横紋筋融解に加えて肝腎障害，血液凝固障害など多臓器不全が起きる。体温調節機能を失った状態で，深部体温は 39℃ 以上。予後不良なので集中治療管理が必要。1 時間以内に深部体温を 39℃ 以下にする。

① **古典的熱射病**（classical heat stroke）

高齢者，幼児が高温環境に長時間曝露されたときで発汗は少ないので，急速大量輸液が危険なことがある。危険因子は基礎疾患（脳血管障害，虚血性心疾患，アルコール依存症，精神科疾患など），薬剤（向精神薬，抗コリン作動薬，利尿薬，抗ヒスタミン薬など）など。

② **運動性熱射病**（exertional heat stroke）

小児～若年成人が高温環境下での長時間運動にて発症するものであり，発汗が著明で，必ず急速大量輸液が必要。横紋筋融解によるミオグロビン尿からの急性腎不全，多臓器不全，DIC（播種性血管内凝固症候群）が起きる。

case **50**

救急治療

特殊救急

case 51 猫に手を咬まれた！

症状

特殊救急

68歳，男性
既　往　高血圧，糖尿病
病　歴　21時ごろ，猫に右手を咬まれた。
所　見　意識清明，血圧160/100，脈拍86/分，呼吸16/分，体温36.9℃
　　　　右手背に2カ所の咬み傷があり。
検　査　なし。
経　過　咬み傷の部位を水洗いして，抗菌薬を投与して帰宅とした。明け方から痛くて眠れず，咬まれた部位が赤くなって腫れてきたと翌日，再受診した。

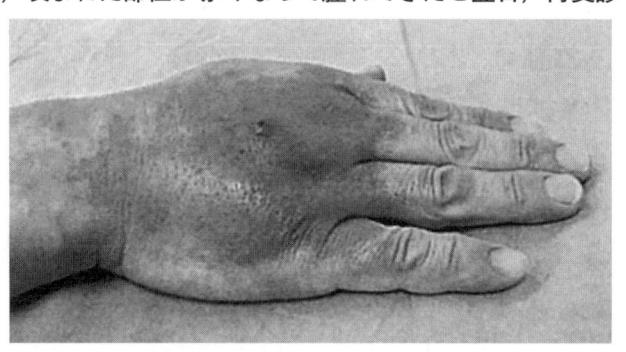

Q この創感染の起炎菌は何でしょう？
初診時の対応で足らなかったことは何でしょう？

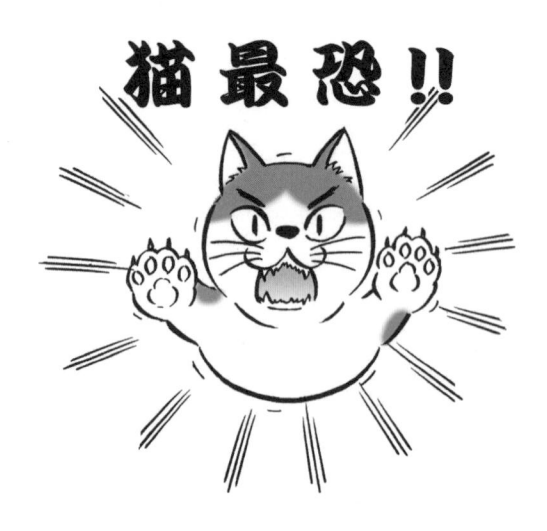

猫最恐!!

研修医向け オススメ書籍

★新シリーズ　そこが知りたい！一刀両断！

- 研修医必携　コンパクトでユースフル　これ1冊で基本を極める！
- スマートフォン・タブレット端末・パソコンで気軽に読める　電子書籍付き！

救急エコー

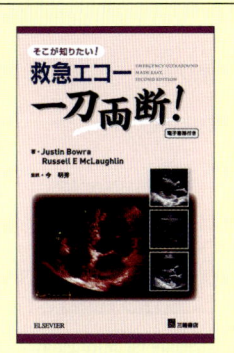

これだけあれば何とかなる！
救急医療・外科・集中治療において超音波を使いこなすための実践的クイックハンドブック！
【電子書籍付き】

監訳：今 明秀
定価（本体 3,800 円＋税）
A5変型　264頁　2017年
ISBN 978-4-89590-568-8

動脈血液ガス

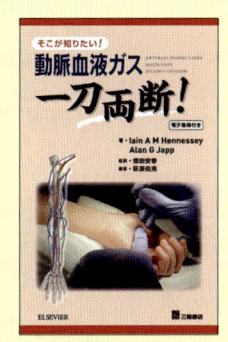

動脈血液ガスを極める1冊！
30もの豊富な症例・問題を通じて実践的に学べる！日本語版オリジナル問題収載！
【電子書籍付き】

監訳：徳田 安春
編集：萩原 佑亮
定価（本体 3,800 円＋税）
A5変型　176頁　2017年
ISBN 978-4-89590-569-5

心音

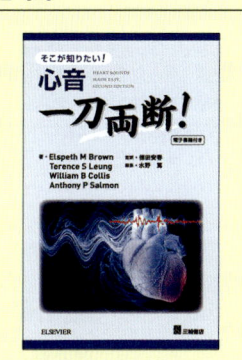

聴診の基本を徹底マスター！
インタラクティブソフトウェアで効果的に学べる！
心音と心雑音を極める1冊！
【電子書籍付き】

監訳：徳田 安春
編集：水野 篤
定価（本体 3,800 円＋税）
A5変型　152頁　2017年
ISBN 978-4-89590-570-1

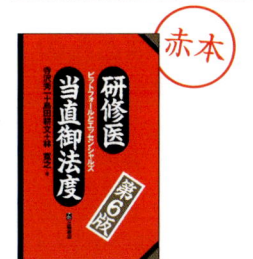

研修医当直御法度 第6版　〔赤本〕

発刊から20年！4年ぶりの改訂！
救急診療 虎の巻

著者：寺沢 秀一・島田 耕文・林 寛之
定価（本体 2,800 円＋税）
A5変型　340頁　2016年
ISBN 978-4-89590-541-1

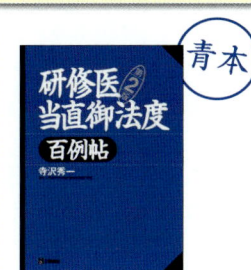

研修医当直御法度 百例帖 第2版　〔青本〕

10年ぶりの大改訂！
ＥＲでの100の失敗事例集

著者：寺沢 秀一
定価（本体 3,800 円＋税）
B5　400頁　2013年
ISBN 978-4-89590-428-5

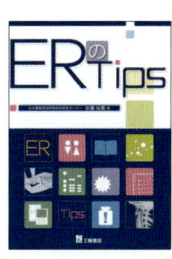

ERのTips

ＥＲ医が贈る、研修医が知りたいツボを押さえたエビデンス集！
別売りアプリとも連動！

著者：安藤 裕貴
定価（本 3,700 円＋税）
A5　300頁　2016年
ISBN 978-4-89590-537-4

三輪書店

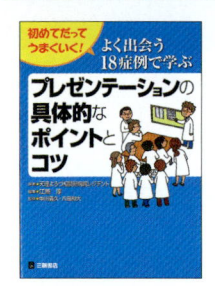

よく出会う18症例で学ぶ プレゼンテーションの 具体的なポイントとコツ

押さえておくべき具体的なポイントとコツでほめられるプレゼンテーション力が身につく！天理よろづ相談所病院の教育的カンファレンスを誌上再現！

著者：天理よろづ相談所病院レジデント
編集：江原 淳 ／ 監修：中川 義久・八田 和大
定価（本体 3,200 円＋税）
A5　226頁　2012年
ISBN 978-4-89590-423-0

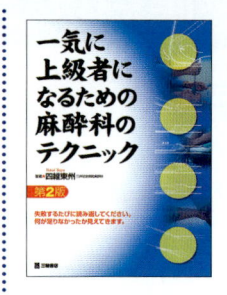

一気に 上級者になるための 麻酔科テクニック 第2版

麻酔を中心としたベッドサイドで必要な手技を、絶対不可欠な13項目に限定し、本来習得に数年かかるテクニックをごく短時間で身につけられる。

著者：四維 東州
定価（本体 4,200 円＋税）
B5　226頁　2011年
ISBN 978-4-89590-382-0

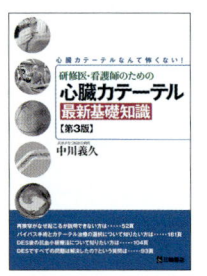

研修医・看護師のための 心臓カテーテル 最新基礎知識 第3版

虚血性心疾患の病態生理、心臓カテーテル検査の基本手技、合併症、術後管理、最新トピックまで網羅した、患者さんからの質問も怖くなくなる1冊。

著者：中川 義久
定価（本体 3,400 円＋税）
A5　230頁　2011年
ISBN 978-4-89590-393-6

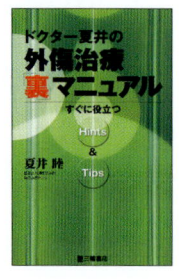

ドクター夏井の 外傷治療「裏」マニュアル ～すぐに役立つHints＆Tips～

傷の治療センターで行われている顔面裂創の縫合、手の外傷、熱傷、感染創の治療を中心に、すぐに役立つコツと技術を紹介。

著者：夏井 睦
定価（本体 2,600 円＋税）
A5変型　140頁　2007年
ISBN 978-4-89590-276-2

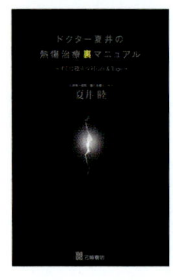

ドクター夏井の 熱傷治療「裏」マニュアル ～すぐに役立つHints＆Tips～

これまでの標準的熱傷治療を否定し、「新しい時代の熱傷治療」を提示。全国の家庭医、研修医必読の「新標準熱傷治療マニュアル」が今ここに！

著者：夏井 睦
定価（本体 3,200 円＋税）
A5変型　228頁　2011年
ISBN 978-4-89590-378-3

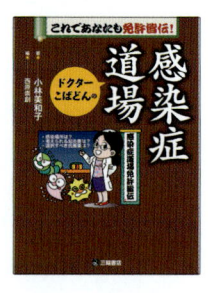

これであなたも免許皆伝！ ドクターこばどんの 感染症道場

アメリカで感染症を学んだドクターこばどんが、臨床感染症の基礎から応用まで、豊富なイラスト、写真、こだわりの解説で感染症道場免許皆伝へ導きます。

著者：小林 美和子 ／ 編著：西原 崇創
定価（本体 4,200 円＋税）
A5　440頁　2014年
ISBN 978-4-89590-462-9

三輪書店

〒113-0033　東京都文京区本郷6-17-9　本郷綱ビル
編集　03-3816-7796　FAX 03-3816-7756　　販売　03-6801-8357　FAX 03-6801-8352
ホームページ：https://www.miwapubl.com

動物咬傷で特に怖いのは猫咬傷！

case 51

救急治療

特殊救急

1 動物咬傷

　動物咬傷は他の創傷とは異なった知識が必要なので，研修医だけで対応しないほうがよい。必ず外科系の当直医の応援や指示をもらうべきである。患者の背景，動物の種類，咬まれた部位，咬まれてから受診までの時間などで感染のリスクが変わるのである。患者が糖尿病，肝不全，腎不全，副腎皮質ステロイド内服中，動脈硬化がひどい場合などは感染のリスクが上がる。

　犬や人よりも猫による咬傷は感染率が高いことを知っておくべきである。猫の歯は細いため穿通創となり，創底部まで洗浄し切れず，中から感染が起きると考えられる。一般的に穿通創は裂創の2倍感染率が高いとされている。またほとんどの猫の唾液には，*Pasteurella multocida* という抗菌薬が効きにくい細菌がいて，24時間以内に感染を起こすことで有名である。部位としては手，足を咬まれた場合に感染率が高い。頭皮や顔面は血流が豊富なため感染率は低いとされている。咬まれてから受診までの時間が長いと，直後に受診して創洗浄ができた場合に比べて感染率が高いといえる。

　提示症例は直後に受診しているが，糖尿病があること，手を猫に咬まれていることなどから非常に感染率が高い患者である。直後に受診しても，創底部まで洗浄できない猫咬傷では必ず *Pasteurella multocida* を意識した抗菌薬の投与を開始し，上籍医から感染のリスクを説明してもらい，形成外科などの創対応に強い専門医の外来通院とするべきである。

2 動物咬傷の対処

　初めての場合は必ず外科系の上籍医と一緒にやるべきである。創縁から2mmのデブリドマン，注射器に留置針をつけて大量の水道水で圧をかけて創洗浄，ナイロン糸での創縫合，ただし，8時間以上経過してから受診した場合には縫合はしないなどの原則を守るべきである。

　抗菌薬の予防投与は3時間以内にのみ有効と言われているが，筆者は猫咬傷と人咬傷では全例に投与しており，最低数日間は Ceftriaxone の点滴静脈注射に通院してもらうことにしている。Amoxicillin-clavulanate（オーグメンチン®），Amoxicillin-sulbactum（ユナシン®）なども候補である。

海外での動物咬傷や密輸された動物の咬傷でない限り，狂犬病の予防の対応はしないでいいが，動物咬傷は破傷風予防をするべきである．すなわち**表51-1**で，破傷風になりやすい傷として扱い，破傷風トキソイドを注射し，さらに創汚染がひどく，5年以内に予防接種を3回終わっていない患者では抗破傷風毒素免疫グロブリン（テタノブリン®，テタガムP®，テタノセーラ®）を250単位注射する．

③ fight bite

右利きの男性が右手の環指や小指のMP関節付近の創で受診した場合にはfight biteを考える．すなわち，前夜に酔ってけんかして，人を殴って，人の歯でできた創なので「人咬傷」と考えるべきなのである．人咬傷を普通の創と同じように対処して，後日，骨髄炎，関節炎，腱感染などが起きると大きなトラブルとなりうるので要注意である．患者が「階段から落ちた」と嘘をついて受診してくるので，優しく本当のことを話させることが大事になる．

④ 足底刺創

「古釘を踏んだ」という主訴での受診も特別の対処が必要である．動物咬傷と同様に，患者の背景，釘や異物が創内に残存していないか，足に履いていた物は何か，受傷から受診までどれくらい経過しているかなどで感染のリスクが変わる．画像による創内の異物探しを含めた創の対処，抗菌薬の選択，丁寧なリスクの説明と経過観察通院の必要性の説明などが重要となるので，必ず上籍医の応援を要請すべきである．

表51-1 破傷風予防ガイドライン

破傷風予防接種歴	破傷風になりにくい傷		破傷風になりやすい傷	
	トキソイド	テタノブリン®	トキソイド	テタノブリン®
不明または3回以下	＋	－	＋	＋
3回以上	－/＋ ↓ 最後の接種が10年以上前ならする	－	－/＋ ↓ 最後の接種が5年以上前ならする	－

[推奨文献]
1) Oehler RL, et al：Bite-related and septic syndromes caused by cats and dogs. *Lancet Infect Dis* **9**：439-447, 2009
2) Ward MA：Bite wound infections. *Clin Pediatr Emerg Med* **14**：88-94, 2013

case 52

マムシに咬まれ，肘部をひもで強く縛って来院

症状

特殊救急

12歳，女子

病　歴　右の前腕部をマムシに咬まれ，約1時間後の午後8時に救急室に到着した。父親が咬まれた右の肘の部分をひもで強く縛って来院した。

所　見　血圧110/80，脈拍86/分，呼吸18/分，体温37.1℃，咬まれた部位に2カ所牙痕があり，その牙痕の周囲に皮下出血あり。ひもで縛られた部位より遠位はかなり腫脹してチアノーゼ色になっている。

経　過　担当医はマムシ咬傷を診るのが初めてだったので，先輩の外科医に電話で処置の仕方を聞いた。相談を受けた外科医は，「腫脹した前腕の皮膚をたくさん切っておきなさい」と言った。
　　　翌朝，相談を受けた外科医が来てみると，腫脹した前腕から手背にかけて減張切開のような切り方で約10数cmの長さで3カ所切られていた。外科医は驚いて，「たくさん切りなさいと言ったのは，こういう切り方ではなくてメスで1cmぐらい何カ所も切ってマムシの毒が出るようにしろ（乱切法）という意味だったんだよ」と頭を抱えた。

Q 父親の腕の縛り方をどう思いますか？
外科医の指示した毒を出すための乱切法は効果がありますか？
牙痕をメスで切り，毒を出すのは効果がありますか？

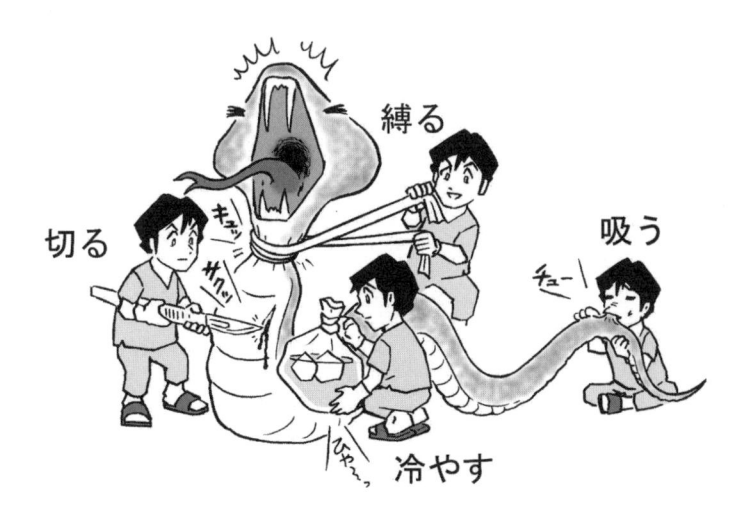

こうした first-aid もやり方を間違えればむしろ有害となる

case 52 毒蛇咬傷は治療し過ぎるな！

救急治療

特殊救急

1 現場での応急処置

毒蛇咬傷の first-aid はまだ国際的にも確立されておらず，縛る，切開，吸引，冷却などに関しての最近の専門家の報告は否定的なものがほとんどである。

① 縛ることで遠位部が虚血状態となったり，毒が咬傷部位によけい強く作用するため咬傷部位の損傷，壊死がひどくなることなどを報告して，縛らないように推奨している専門家もいる。蛇毒がリンパ管を伝って広がっていくためリンパ管を圧迫する程度に弱く縛ればよいという専門家もいるが，蛇毒がリンパ管を伝って広がっていくということが確実に証明されていないし，最初弱く縛っても蛇毒のために腫脹がひどくなると血行障害をきたすくらいの圧を及ぼすこともあるといわれている。したがって，腫脹が縛った所まで及んできたら縛る部位を数 cm 近位へ移動させるべきだという専門家もいる。この症例での縛り方は明らかに強すぎることになる。

② 咬まれた部位を切開することも，もし咬傷から 5 分以内にできても 20 % の毒を除去しうる程度であり，5 分以上経過している場合にはほとんど無効な処置という報告があるかと思えば，30 分間以内に切開，吸引すれば 30〜60 % の毒が除去されるとし，口で吸い出すことも有効としている報告もある。切開するとすれば牙痕に沿い 2〜3 mm 延長するのみで十分であり，この症例で外科医が指示した乱切や，研修医がしたように大きく皮膚を切開することなどは，まったく無効とされているのでやるべきではない。

③ 咬傷部位を冷やすことも，有効とする報告とほとんど無効とする報告があり結論も出ていないが，少なくとも氷を直接患部につけたりして冷やしすぎて組織の損傷を増強させることは避けるべきである。

④ 咬傷部位を安静にすることは蛇毒の広がりのスピードを遅くすると報告されており，走らないことや，足を咬まれたとき，誰かにおぶってもらうことなどは意味があるという。咬まれた部位を挙上すべきか下げるべきかは的確な報告がないようである。

2 救急室での治療

　救急室では，毒蛇咬傷でも約24％は毒が入っていないという報告もあるので，まず間違いなく毒が組織に入ったかどうかを判定することからスタートすべきである。

　筆者は，咬まれたときに強烈な痛みがあり，牙痕付近が皮下出血のため紫色になっている場合，30～60分で急速に腫脹が拡大してくる場合，受診時に血小板が減少している場合（牙痕が皮下静脈を直撃し静脈内に蛇毒が一気に入り，DICが起きつつある）は治療対象としている。特に高齢者や体重が少ない小児，乳幼児ではリスクが高いため積極的な治療が必要だと考えている。

　まず輸液ルートを確保して，毒のために失われる細胞外液を補うためラクテック®を成人では1,000～1,500 ml/6時間で投与する。抗毒素血清は，咬傷から4時間以内に投与されないとあまり意味がない。皮内反応の後，陰性なら1バイアルを15～20分ぐらいかけて点滴静注することにしている。もし皮内反応が陽性でも腫脹の進行が高度であれば，応援の医師を呼び，気管内挿管，ボスミン®や抗ヒスタミン薬を準備して，まずごく少量を点滴で投与し数分患者を観察してから，異常がなければ残りを投与することにしている。

　多くの場合，抗毒素血清を1バイアルだけ使用しているようであるが，腫脹が拡大していく場合には，5～10バイアルの使用するのが正しい投与法なのである。皮内反応が陽性の場合には，投与直前にエピネフリン0.25 mlを皮下注射しておくと，急性副作用の出現率が43％から11％に減少させることができるという報告があるので，考慮すべきである。抗毒素血清の咬傷部位への局所投与は組織の損傷，壊死が増強するといわれており，また筋注も吸収が静注より悪いためにするべきでないとされている。

［推奨文献］
1) Gold BS, et al：North American snake envenomation：diagnosis, treatment, and management. *Emerg Med Clin North Am* **22**：423-443, 2004
2) Warrell DA：Treatment of bites by adders and exotic venomous snakes. *BMJ* **331**：1244-1247, 2005
3) Kanaan NC, et al：Wilderness Medical Society Practice Guidelines for the Treatment of Pitviper Envenomations in the United States and Canada. *Wilderness Environ Med* **26**：472-487, 2015

10 その他の救急疾患

case 53	糖尿病治療中，全身倦怠，食欲不振，悪心，嘔吐
case 54	脱力，手足のしびれ，呼吸がしにくい
case 55	甲状腺機能亢進症治療中，咽頭痛と発熱，翌日ショック状態
case 56	風邪様症状と嘔吐の乳幼児
case 57	頭痛，嘔吐が先行し，視力障害
case 58	変形性膝関節症治療中，急激な右膝の痛みと腫脹
case 59	突然の一側の陰嚢痛
case 60	腰痛で受診してショック状態へ
case 61	股関節痛？で受診した高齢女性
case 62	「蜂窩織炎」で帰したらショックで搬送される！
case 63	下肢の蜂窩織炎として紹介された1例
case 64	顔面の発疹から全身痙攣，意識障害
case 65	転倒して腰痛から意識障害へ
case 66	「排尿時にプツプツした感じがする」

case 53

症状: 糖尿病治療中，全身倦怠，食欲不振，悪心，嘔吐

その他の救急疾患

31歳，女性
- **既　往** 23歳の時から糖尿病でインスリン24単位を毎日使用。
- **病　歴** 2日前から全身倦怠，食欲不振，悪心，嘔吐があり，午前2時に救急室を受診。
- **所　見** 意識清明，血圧110/70，脈拍86/分（整），呼吸24/分，体温37.2℃。胸腹部異常なし。
- **経　過** 当直医は「急性胃炎」と診断して消化薬を処方し，翌朝内科外来に受診するように説明して帰した。患者は翌日には受診せず，翌々日の午前11時に救急車で運ばれてきた。
- **所　見** JCS 20。血圧90/70，脈拍126/分（整），呼吸24/分で大きな呼吸，SpO_2 98，体温36.9℃，瞳孔異常なし，神経学的左右差なし，舌がカラカラに乾燥している。
- **検　査** 検尿：蛋白（−），糖（＋＋＋），ケトン（＋＋＋），白血球23,000，Ht 52，BUN 41，Cr 2.1，Na 148，K 6.1，Cl 108，血糖482
  動脈血ガス分析：pH 7.08，$PaCO_2$ 14，PaO_2 121，HCO_3^- 4

Q この患者の診断は何だと思いますか？

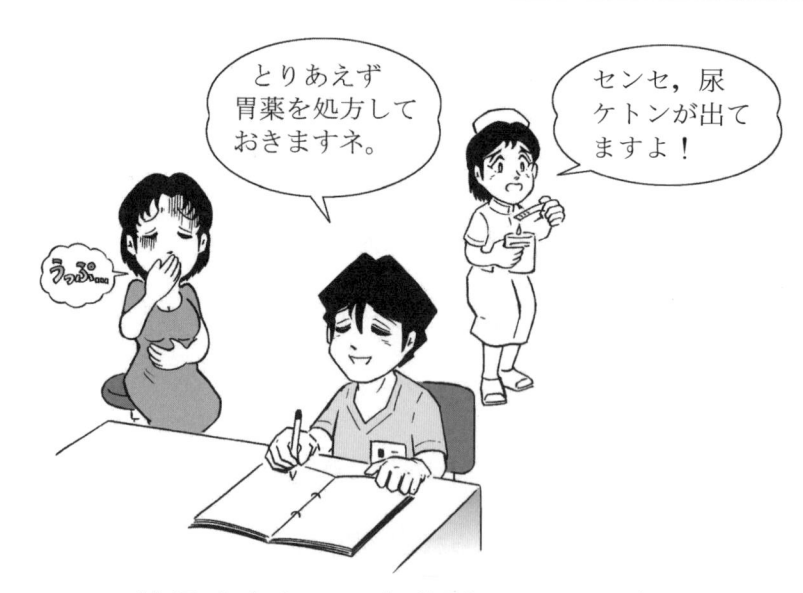

糖尿病患者の不定愁訴では，必ず尿糖とケトンをチェックする！

糖尿病患者の不定愁訴にご用心

case 53

救急治療

その他の救急疾患

2回目の救急室受診時には著明な脱水と低血圧，意識障害，高血糖，動脈血ガス分析で代謝性アシドーシス（pure metabolic acidosis）（$HCO_3^- \times 1.5 + 8 = PaCO_2$），アニオンギャップ（$Na^- - Cl^- - HCO_3^- = 34$）が大きいことから，この患者が糖尿病性ケトアシドーシスであることは明白である。もし1回目の救急室受診の時点で糖尿病性ケトアシドーシスの初期と診断できていれば，この患者はこのような危険な状態にまでならずにすんだであろう。

1 糖尿病性ケトーシスの時期に見つけて，糖尿病性ケトアシドーシスにしない

このように，内科外来や救急室に不定愁訴でわりと元気に受診してくる糖尿病患者の中から，糖尿病性ケトアシドーシスの初期で軽い時期の者（糖尿病性ケトーシス：$HCO_3^- > 15$）をうまく見つけないと，患者は数日後に生命の危険にさらされる（糖尿病性ケトアシドーシス：$HCO_3^- < 15$）ことになる。

したがって，ケトーシスぐらいの状態で助けを求めて来院した患者をうまく見つけて，早期に治療してケトアシドーシスにしないようにすることが重要である。

2 糖尿病性ケトーシス vs 糖尿病性ケトアシドーシス

糖尿病の不定愁訴では，筆者は必ず尿の糖とケトンをチェックするようにしている（図53-1）。

```
              検尿（テステープ）
                     │
        ┌────────────┴────────────┐
  糖（1+〜2+），              糖（2+〜3+），
  ケトン（−）                 ケトン（1+〜3+）
        │                           │
  糖尿病以外の救急              動脈血ガス分析
                                    │
                        ┌───────────┴───────────┐
                   $HCO_3^- > 15$           $HCO_3^- < 15$
                        │                       │
                  糖尿病性ケトーシス    糖尿病性ケトアシドーシス
```

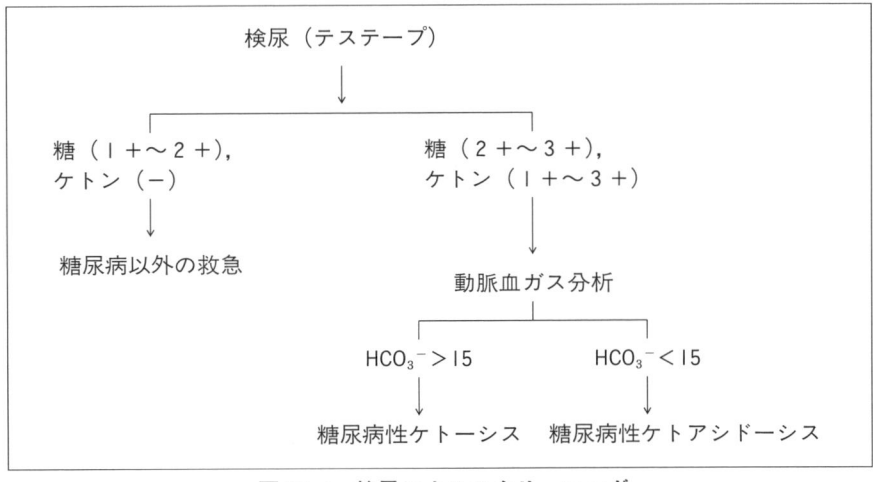

図53-1 検尿によるスクリーニング

③ 糖尿病性ケトーシスの治療

　　この時期ならば，誘因となった感染症などをしっかり捜して治療することと，食事が摂れない分，5％ブドウ糖 500 m*l* などをゆっくり投与しながら，血糖値を見ながらインスリンを投与してケトン体が消失し食事が摂れるようになるのを待てばよい。

④ 糖尿病患者の不定愁訴にご用心

　　糖尿病患者が「気分が悪い」「吐き気がして食事が摂れない」「胃のあたりが圧迫される」「胸が変な感じがする」「肩にだるい痛みがある」などの不定愁訴で救急室を受診した場合には，このケトーシス〜ケトアシドーシス（尿ケトンチェック）のほかに，急変しうる急性冠症候群（糖尿病では無痛性心筋梗塞が多いので，顎から心窩部までの範囲なら，どこのどんな訴えでも必ず心電図チェック）であったり，やがてとり返しのつかなくなるような感染症（糖尿病の高齢者は微熱でも胸部 X 線，尿沈渣チェック，胆道感染チェック）だったり，おそろしい結末になることが多いので，救急室では**糖尿病患者の不定愁訴にご用心**と教えるのである。

⑤ 糖尿病患者特有の有名な感染症

　　糖尿病患者では感染症の初期の見逃しは致命的になりうる。表 53-1 に挙げるような有名な感染症に関しては少なくとも初期診断に強くなっているべきである（case 62 参照）。疑ったら深夜でも必ず上籍医に相談しなくてはならない。

表 53-1　糖尿病患者特有の有名な感染症

- 悪性外耳道炎　malignant external otitis
- 鼻脳型ムコール症　rhinocerebral mucormycosis
- 気腫性胆嚢炎　emphysematous cholecystitis
- 気腫性腎盂腎炎　emphysematous pyelonephritis
- 気腫性膀胱炎　emphysematous cystitis
- 壊死性筋膜炎　necrotizing fasciitis

［推奨文献］
1) Corwell B, et al：Current diagnosis and treatment of hyperglycemic emergencies. *Emerg Med Clin North Am* **32**：437-452, 2014

one point study

■糖尿病性ケトアシドーシスの治療

●インスリン
1. 10 単位静注，以後，0.1 単位/kg/時で点滴静注（約 100 mg/時で血糖低下）。
   血糖が 250〜300 mg/dl，HCO_3^- ＞18 or pH＞7.3 になるまで。
   あるいは
2. 10 単位静注，以後，5〜10 単位，筋注，1 時間ごと
   輸液が不十分な状態でインスリンが投与されると，ショックになりうる！

●輸液
1. 最初の 1 時間に生理食塩水 1〜2 l，以後，1 l/時で 3〜4 時間持続。
2. 血糖が 250〜300 mg/dl になったら，5％ブドウ糖の点滴静注開始（5〜20 g/時）
   浸透圧利尿で多尿になるため，輸液が追いつかないことがある！

●カリウム
血清 K を 4〜5 mEq/l に維持（血液検査より，心電図 V_2 で T 波の follow-up）
   a. K が 4〜5 mEq/l なら，K を 20 mEq/時のスピードで補充
   b. K が 5〜6 mEq/l なら，K を 10 mEq/時のスピードで補充
   c. K が 6 mEq/l 以上なら，K 補充を中止
   d. K が 3〜4 mEq/l なら，K を 30 mEq/時のスピードで補充
   e. K が 3 mEq/l 以下なら，K を 40〜60 mEq/時のスピードで補充

最初の血清 K はアシデミアのために，高めに出る。治療開始後は急速に低下する。

糖尿病性ケトアシドーシスの治療の失敗は K の補充不足による不整脈死が多い。

●重曹（重炭酸ナトリウム）
糖尿病性ケトアシドーシスの治療ではメイロン®の投与は不要

case **53**

救急治療

その他の
救急疾患

case 54 脱力，手足のしびれ，呼吸がしにくい

症状

その他の救急疾患

22歳，女性

病　歴　10日前から感冒様症状で近医に通院し，「気管支炎」という診断で投薬を受けていたが軽快せず．その日の朝から手足のしびれが出現，次第に増強して救急室を受診した．

所　見　歩行にて診察室に入り，血圧 120/80，脈拍 86/分（整），呼吸 24/分，SpO_2 96，体温 37.8℃

経　過　当直医は，「急性気管支炎に過換気症候群を併発」と診断し，近医で通院を続けるようにとアドバイスして帰した．
　　　　2日後に，再度救急室に受診した．下肢の筋力が著明に低下してまったく歩けなくなり，息もしにくいという．

Q この症例は何が考えられるでしょうか？

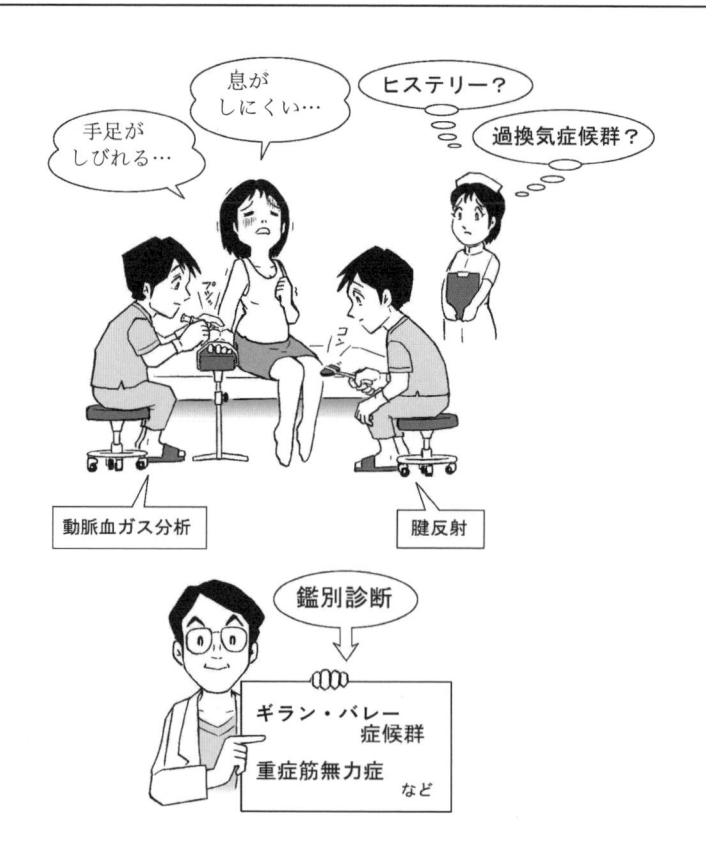

手足がしびれる…
息がしにくい…
ヒステリー？
過換気症候群？

動脈血ガス分析　　腱反射

鑑別診断 → ギラン・バレー症候群／重症筋無力症　など

case 54

過換気症候群と誤診されやすい疾患群

救急治療

その他の
救急疾患

1 過換気症候群と誤診されやすい疾患群

　　若い女性が自分でも歩けるのに，「手足がしびれる」「手足に力が入りにくい」とか，チアノーゼも喘鳴もないのに「息がしにくい」と言って忙しい救急室に受診すると，どうしても過換気症候群のほうがすぐ思いつく診断である。しかし，ここに挙げた症例はマイコプラズマ感染症とギラン・バレー症候群であった。長期にわたるレスピレータ・ケアを受けることになった。

　　筆者の経験では，初めて救急室を受診してきたギラン・バレー症候群，重症筋無力症，甲状腺機能亢進症に合併した周期性四肢麻痺，原発性肺高血圧症，肺塞栓症などが過換気症候群として帰されて麻痺が悪化したり，呼吸不全となったりして戻ってくる失敗が，救急室で働き慣れたころの研修医に多い。初期で症状が軽く，医師にとって鑑別が難しいときに診断すると予後も良好なので感謝されるが，もし最初見逃されて，危険な状態になってから初めて診断されると恨まれる病気である。過換気症候群と診断するときは，ギラン・バレー症候群や重症筋無力症，甲状腺機能亢進症に合併した周期性四肢麻痺，原発性肺高血圧症，肺塞栓症などが完全に否定できるかよく考えるべきである。

2 過換気症候群の診断におけるピットフォール

　　まず，過去に一度も過換気症候群という診断を言われていない患者に過換気症候群という診断をつける場合には，必ず上籍医にも診てもらうようにするべきである。表60-3（case 60）に示すように，生まれて初めてある診断がつけられる場合は，かなり間違いが多いのである。

3 呼吸数とSpO_2をセットで考える

　　呼吸数とパルスオキシメータの数字を検討する癖をつけることを勧めたい。真の過換気症候群の場合，来院時にも「呼吸苦」が続いているなら，呼吸数は24回/分以上で，SpO_2は99か100である。提示した症例のように呼吸数が24回/分以上なのに，SpO_2が96〜97なら，過換気症候群ではなくて低酸素血症（呼吸不全）があると考えるべきである。

4 肺（ガス交換）が悪いのか，換気が悪いのか？ それとも両方か？

低酸素血症の原因が肺疾患か，呼吸筋麻痺などによる換気の悪化によるものかの区別には，A-aDO_2（肺胞気動脈血酸素分圧較差）を求めてみるとよく理解できる。

例えば患者の動脈血ガス分析が，次の①から②に変化したとしよう。

① pH 7.42，PaCO_2 42，PaO_2 88，HCO_3^- 26

② pH 7.22，PaCO_2 72，PaO_2 50，HCO_3^- 29

それぞれの A-aDO_2 を求めてみると，

① の A-aDO_2＝150－PaCO_2/0.8－PaO_2＝150－42/0.8－88＝10

② の A-aDO_2＝150－PaCO_2/0.8－PaO_2＝150－72/0.8－50＝10

A-aDO_2 が両方とも 10 で変化していないことから，①→②の変化では，換気の低下だけで肺が悪くなったわけではないことがわかる。

このように，A-aDO_2 が計算できれば，筋無力症や薬物中毒などで換気が低下しているだけか，低換気に誤嚥や肺炎を合併しているかを，胸部 X 線撮影をしないで判断できる。

計算式は A-aDO_2＝150－PaCO_2/0.8－PaO_2 で，正常値は患者の年齢の 1/2 以下と覚えればよい。ただし，これは患者が酸素の投与を受けていない場合の計算式であり，救急車の中で酸素投与を受けていた場合は，到着直後の検査は不正確になるので注意が必要である。その場合は，患者の状況が許すなら酸素なしで 20 分ぐらい待ち，動脈血を採取すべきである。

［推奨文献］
1) 長谷川耕平，他：the M & M reports 見逃し症例に学ぶ内科 ER の鉄則．*medicina* **47**：1492-1497，2010
2) 小島勇貴，他：過換気症候群．救急医学 **34**：842-844，2010

one point study

■過換気症候群のピットフォールズ

❶身体的救急疾患を過換気症候群と誤認する（SpO_2の確認，過換気症候群ならSpO_2は99か100）
- ギラン・バレー症候群，重症筋無力症，周期性四肢麻痺
- 原発性肺高血圧症（＋肺動脈血栓塞栓症）
- クスマウル呼吸（糖尿病性ケトアシドーシスなど）

❷身体的疾患のために過換気症候群が合併した場合に身体的疾患の診断が遅れる
- SAH ➡ 過換気症候群
- AMI ➡ 過換気症候群

❸過換気症候群のために身体的疾患が起こる
- もやもや病＋過換気症候群➡脳梗塞
- 虚血性心疾患＋過換気症候群➡急性冠症候群

❹過呼吸の直後に無呼吸を呈する（Post-hyperventilation Apnea）患者がいる
- 袋による再呼吸や鎮静剤静注後に放置すると危険
- 特に解離性障害患者が過換気症候群で受診したら要注意！

case 55 甲状腺機能亢進症治療中, 咽頭痛と発熱, 翌日ショック状態

症状

その他の救急疾患

38歳, 女性

既　往　4カ月前から甲状腺機能亢進症でメルカゾール®（チアマゾール）内服中。

病　歴　3日前から「風邪をひいてのどが痛み, 38〜39℃の熱が下がらない」とのことであった。

所　見　意識清明, 血圧130/80, 脈拍120/分（整）, 呼吸26/分, 体温39.2℃。咽頭部：発赤して所々に白苔あり。胸腹部に異常を認めない。

経　過　当直医は,「咽頭炎」として抗菌薬を処方して帰宅させた。翌日の午後3時に救急車で運ばれ, 意識清明, 血圧70/？触診, 脈拍130/分（整）, 呼吸32/分, SpO_2 93, 体温38.7℃

検　査　白血球1,200

Q この患者のショックと白血球減少をどう解釈しますか？

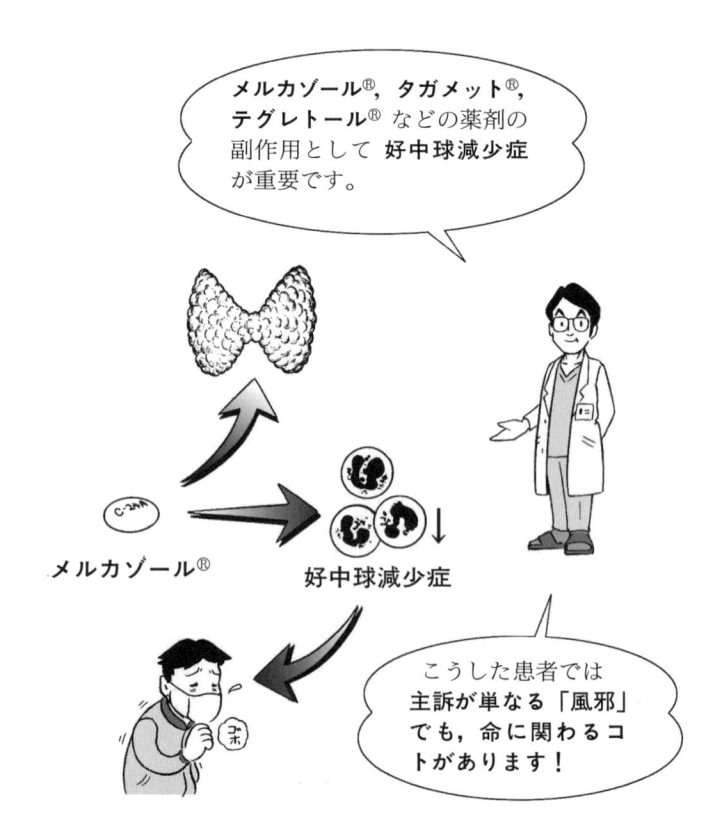

> メルカゾール®, タガメット®, テグレトール® などの薬剤の副作用として **好中球減少症** が重要です。

メルカゾール® → 好中球減少症

> こうした患者では主訴が単なる「風邪」でも, 命に関わるコトがあります！

主訴が「風邪(発熱, 咽頭痛)」でも命に関わる場合がある

case 55

救急治療

その他の救急疾患

急性喉頭蓋炎（case 22 参照），解熱鎮痛薬のために軽く見えている敗血症（case 25 参照），好中球減少症の患者などが，主訴「風邪（発熱，咽頭痛）」で救急外来を受診するので要注意である。

1 悪性腫瘍，薬剤→好中球減少症→敗血症を見逃すな

この患者は血液培養から *Klebsiella* が証明され，敗血症性ショックと診断されて ICU に入院したが，白血球数が増えてくるまでの 8 日間，高熱が続き，急性呼吸不全症候群（ARDS）や消化管出血などでレスピレータケアを含む，長い集中管理を受けてようやく回復した。好中球減少は抗甲状腺薬のメルカゾール®によるものであろう。

1 回目の救急室来院時に白血球減少を見つけて早く入院し，抗菌薬の投与を受けていたら敗血症性ショックが防げていたかどうかは疑問であるが，血液悪性腫瘍患者，骨髄抑制作用のある抗癌薬の投与を受けている悪性腫瘍患者，白血球減少を起こすことで有名なタガメット®やテグレトール®，この患者のように抗甲状腺薬を服用中の患者が，「風邪なんですが，薬をもらえませんか」と救急室を受診したときには，好中球減少症を否定しておかないとこの症例のようなことになるのである。

2 常に既往歴と使用薬剤にこだわる

忙しい救急室での大きな間違いは，既往歴，使用薬剤を聴いていなかったことから起こると銘記すべきである。研修医の先生方が「今日の受診には関係ないだろう」と省略した既往歴や使用薬剤（case 65 参照）が，診断の重要な手がかりになることがあるため，しっかり聴き出してカルテに記載することが第一歩である。表 55-1 は既往歴が診断の手がかりになった例を挙げたものである。

3 好中球減少症での感染はサインが少ない

普通，白血球数が 1,000 以下，好中球数が 500 以下の場合は細菌感染が必発と考えてアプローチすべきである。しかし，このような好中球減少症の患者では，30〜50％の患者で最初の検索で感染巣が確認できないといわれている。

肺炎を起こしていてもあまりX線撮影ではっきりした陰影が認められなかったり，尿路感染を起こしていても膿尿が認められなかったり，本来ならば膿瘍を形成すべきところなのに診察で確認できなかったりする．したがって，血液培養だけが頼りという場合が多いのである．あまり早く抗菌薬を投与し始めると，当然，血液培養で菌が確認される可能性は低くなり，後になって抗菌薬の変更のときに自分が困ることになりかねないし，起炎菌の確認を重視するあまり，長く抗菌薬を控えて血液培養ばかりとっていると手遅れにしかねないので，適切な臨床判断が要求される．普通，白血球数が1,000以下，好中球数が500以下の場合は細菌感染が必発と考え，血液培養採取後すぐに抗菌薬の投与を開始すべきである．

表55-1 既往歴が診断の手がかりとなる例

常に既往歴に注目すべし！

- 脾臓摘出，発熱➡ 重篤な細菌感染症
- 肝障害歴➡ 腹痛，ショック➡ 肝癌破裂
- 進行子宮癌➡ 徐脈，低血圧➡ 腎不全，高K血症
- 子宮癌放射線治療➡ 腹部膨満，腹水➡ 膀胱破裂
- S状結腸癌➡ 気尿症➡ S状結腸膀胱瘻
- 進行乳癌➡ 便秘，意識障害➡ 高Ca血症
- 悪性腫瘍，化学療法➡ 発熱➡ 好中球減少
- 悪性腫瘍➡ 腰痛，対麻痺➡ 転移性脊椎腫瘍
- 悪性腫瘍➡ 全身痙攣➡ 転移性脳腫瘍
- 不妊症治療➡ 子宮内妊娠＋下腹痛➡ 子宮内外同時妊娠
- 後縦靭帯骨化症➡ 転倒後，両上肢痛覚過敏➡ 中心性頸部脊髄損傷

4 好中球減少患者での抗菌薬の組み合わせ

好中球減少患者で発熱している場合は，入院させて静脈注射による抗菌薬の投与が基本である．好気性グラム陰性桿菌が第一の治療対象であるが，カテーテル関連血流感染症などが初期から強く疑われる場合やグラム陽性球菌感染症が多い施設では，最初からバンコマイシンの併用も考慮する．

感染症専門医の推奨する発熱性好中球減少症の抗菌薬を**表55-2**に示す．

表55-2 発熱性好中球減少症の治療

1．単剤使用	2．併用療法
Ceftazidime, Cefepime	Ceftazidime＋Amikacin
Imipenem, Meropenem	Ceftriaxone＋Amikacin
Piperacillin/tazobactam	Imipenem＋Amikacin
	Ceftazidime＋Vancomycin
	Piperacillin/tazobactam＋Vancomycin
	Piperacillin＋Ciprofloxacin

(青木　眞：レジデントのための感染症診療マニュアル　第2版．医学書院，p1146, 2008 より一部改変)

5 SIRS，感染症，菌血症，敗血症，敗血症性ショック

感染症の患者では，常に図 55-1 に示された円のどこに位置する患者と対峙しているのかを確認しながら診断，治療を決めていくことを勧めたい。

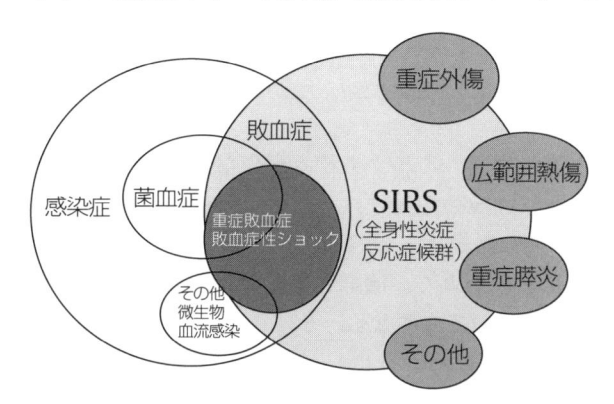

(推奨文献 1) より)

図 55-1 SIRS，感染症，菌血症，敗血症，敗血症性ショック

［推奨文献］
1) 青木　眞：レジデントのための感染症診療マニュアル 第 3 版．医学書院，pp 1177-1192，2015
2) Singer M, et al：The Third International Consensus Definitions for Sepsis and Septic Shock (Sepsis-3). *JAMA* 315：801-810, 2016

case 56 風邪様症状と嘔吐の乳幼児

症　状

その他の
救急疾患

11カ月，男子

病　歴　2日前から咳と微熱，ミルクの飲みが少ないと，午前中に近医受診し，「上気道炎」と診断され投薬を受けた。夜の11時ごろから時々ひどく泣き，3回嘔吐し，午前2時に救急室を受診した。

所　見　熱は37.2℃，顔色もよく，機嫌も悪くない。腹部の触診のときにひどく泣き，浣腸では黄色泥状便で血便なし。

経　過　「朝に小児科外来へ来るように」とアドバイスして帰宅させた。しかし患者は朝になって別の医院に行き，翌日になって近医からの紹介で再び救急室を受診した。発症後約36時間目に腸重積と診断されたが，高圧浣腸で戻らず開腹手術となった（図）。

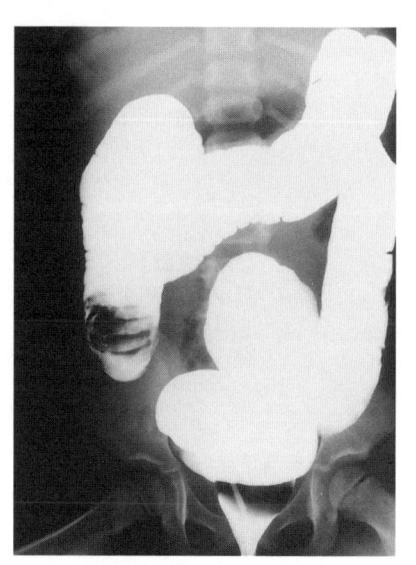

腸重積の注腸造影所見

| Q | 初診医としてこのような失敗をしないためにはどんなことを覚えておくべきでしょう？ |

case
56

症　状

その他の
救急疾患

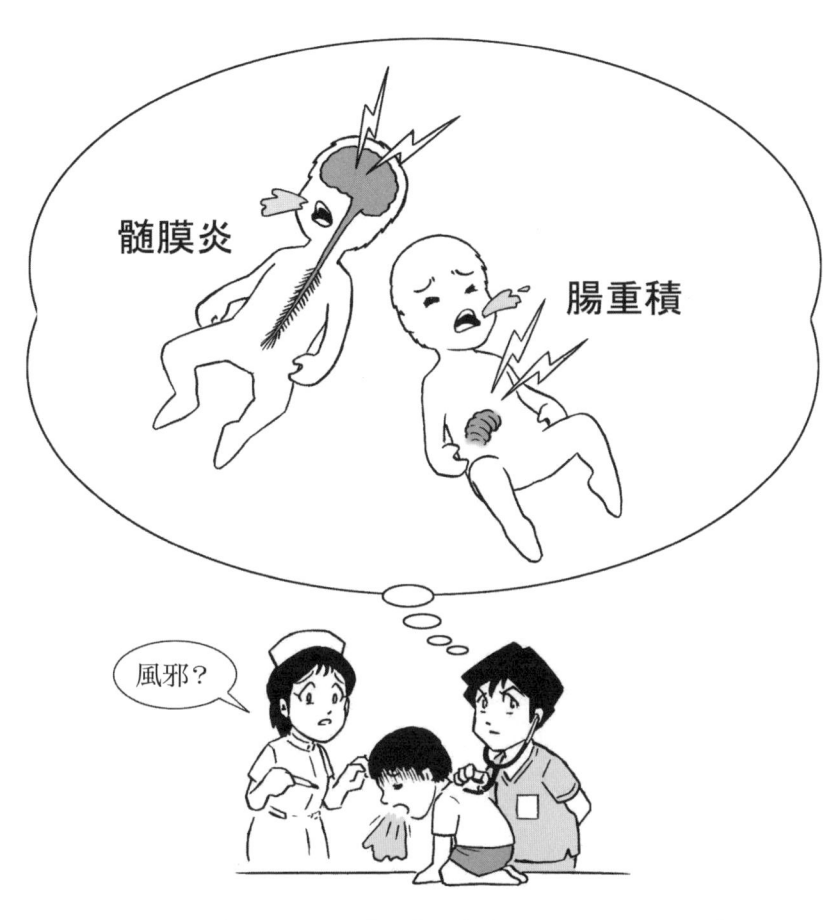

髄膜炎

腸重積

風邪？

2歳以下の嘔吐では，この2つを
絶対見逃さないコト！

case 56　2歳以下の嘔吐では腸重積と髄膜炎を見逃すな！

救急治療

その他の
救急疾患

　筆者は70歳以上と2歳以下の急病患者は，それぞれ救急に熟練した内科医と小児科医が診るべきだと思っている。しかし個々の病院の事情ではそうもいかず，当直のときは内科医が小児を，あるいは小児科医が高齢者を，病院によっては外科医も高齢者や小児の急病を診ざるを得ないことがあるはずである。そういう状況で，当直医がマークすべき疾患はここに挙げた腸重積と細菌性髄膜炎である。

1　腸重積

　腸重積は，対応が早ければ高圧浣腸での整復率は良好（24時間以内なら80〜90％以上）であるが，24〜36時間を超えると整復率は低下してくるため，観血的治療にしないために早期診断が必要であり，見逃されたときの両親の恨みは深いものである。

　本症例では腸重積を疑い浣腸して血便をチェックしているが，血便がなかったことだけで腸重積を否定してしまったことが問題である。ある報告によれば，血便のない腸重積が30％，腫瘤を触知できないものが約半数もあるのである。腸重積を疑った場合には，腹部超音波検査で図56-1のような所見を探すべきである。

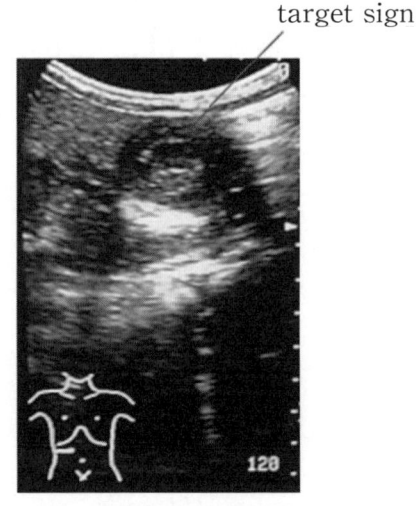

図56-1　腸重積の超音波所見

2 細菌性髄膜炎と菌血症

細菌性髄膜炎や菌血症は早く診断されれば予後は良いが，時には数時間の差で最悪の結末となるため，医事訴訟になりやすい．表 56-1 に示すように，米国の小児救急の医事訴訟でも常にワースト 3 に入っている．

表 56-1　小児救急の医事訴訟（米国）

	第 1 位	第 2 位	第 3 位
0～2 歳	細菌性髄膜炎	新生児	肺炎
3～5 歳	骨折	細菌性髄膜炎	急性虫垂炎
6～11 歳	骨折	急性虫垂炎	細菌性髄膜炎
12～17 歳	骨折	急性虫垂炎	精巣捻転

Selbst SM, et al：Epidemiology and etiology of malpractice lawsuits involving children in US emergency departments and urgent care centers. *Pediatr Emerg Care* 21：165-169, 2005

2 歳以下では，小児科医が診察してさえも髄膜刺激徴候がつかまらないような細菌性髄膜炎があり，この症例のように救急室から帰されてその数時間後に痙攣や意識障害が出現して戻ってくるという怖い例がある．

2 歳以下での発熱患者からこうした患者をできるだけ早く見つけ出すためにいろいろな指標が出されてはいるが，1 つの所見や検査データで決定できるほど簡単なものではなく，いわゆる医師の総合判断力が問われる．初診医としては菌血症や髄膜炎の初期の可能性がある患者を，そうでない安全な発熱患者からどう鑑別して小児科医にバトンタッチするかが問題である．

2 歳以下の発熱（＋嘔吐）患者で以下のことが認められる場合は，小児科医に診てもらうべきと思われる．

❶ 中耳炎，咽頭炎，扁桃腺炎，気管支炎，肺炎，胃腸炎など熱の原因となる症状や所見が認められないこと
❷ 高熱であること（直腸温 38.9～39.4℃で 4 ％，39.4℃以上で 9 ％に菌血症があると報告されている）
❸ toxic or irritable（元気がない，周囲の人や物に関心を持った目の動きがない，動くものを目で追いかけない，好きな物を与えても遊ばない，診察中に反抗する四肢の動かし方や泣き方がとても弱い，暗い静かな部屋で母親が抱いても泣きやまない，不機嫌など）

3 救急室から患者を帰すとき

この症例で当直していた研修医は万一のことも考慮して，翌朝には自分の病

院の小児科外来に来るようにとアドバイスしているが，大きな病院は待ち時間が長いことや自宅から距離が遠いことなどから，早く診てもらえる近くの医院に受診したのであろう．

教訓は2つである．

1つは間欠的に泣く，嘔吐する小児で，腸重積の可能性が少しでもあれば，深夜でも必ず小児科医に診せるべきである．

2つ目は，どんな病気や外傷の患者でも，自分の専門外の患者を当直で診て帰すことに決めたときは，優しくそして強く，翌日には熟練した専門医の診察を受けるべきであることを説明することである．

［推奨文献］
1) Fields E, et al：Assessment and initial management of feverish illness on children younger than 5 years：summary of updated NICE guidance. BMJ 346：f2866-2871, 2013
2) 日本小児救急医学会（監）：エビデンスに基づいた小児腸重積症の診療ガイドライン．へるす出版，2012

one point study

■細菌性髄膜炎の起炎菌と抗菌薬の選択

年齢	起炎菌	抗菌薬
新生児 (30日以内)	Group B strep. E. coli, Klebsiella Listeria	Ampicillin + Cefotaxime Ampicillin + Gentamicin
1カ月〜2歳	S. pneumoniae N. meningitidis H. influenzae Group B strep. E. coli	Ceftriaxone + Vancomycin Cefotaxime + Vancomycin Meropenem + Vancomycin
2〜18歳	S. pneumoniae N. meningitidis H. influenzae	Ceftriaxone + Vancomycin Cefotaxime + Vancomycin Meropenem + Vancomycin
18〜50歳	S. pneumoniae N. meningitidis	Ceftriaxone + Vancomycin Cefotaxime + Vancomycin Meropenem ± Vancomycin
50歳以上	S. pneumoniae N. meningitidis Listeria	Ampicillin + Cefotaxime + Vancomycin Ceftriaxone + Vancomycin + TMP/SMZ
特殊背景群		
免疫低下 (HIVなど)	S. pneumoniae Gram-negative bacilli Listeria	Ampicillin + Ceftazidime + Vancomycin Meropenem + Vancomycin + TMP/SMZ
開頭手術 穿通外傷	Staph. aureus Staph. epidermidis Gram-negative bacilli	Cefepime ± Vancomycin Ceftazidime + Vancomycin Meropenem + Vancomycin
頭蓋底骨折 髄液漏	S. pneumoniae various streptococcus H. influenzae	Ceftriaxone + Vancomycin Meropenem + Vancomycin
V-Pシャント	Staph. aureus Staph. epidermidis Gram-negative bacilli	Cefepime + Vancomycin Ceftazidime + Vancomycin

(Mace SE：Acute bacterial meningitis. *Emerg Med Clin North Am* **26**：281-317, 2008 より改変)

case 57 頭痛, 嘔吐が先行し, 視力障害

症状 その他の救急疾患

67歳, 女性
既　往　数年前から軽度の高血圧
病　歴　夜の9時ごろから突然, 左前頭部〜側頭部の頭痛を訴え始め, しばらくして吐いた. その後も頭痛, 嘔吐が持続するため, 翌朝, 近医を受診し, 「くも膜下出血の疑い」で転送されてきた. 左のこめかみが最も痛いという.
所　見　意識清明, 自力歩行可能, 血圧170/100, 脈拍96/分（整）, 呼吸26/分, 体温37.1℃. 頸部硬直なし. 四肢に神経学的左右差なし. 左眼の結膜が赤い, 右瞳孔2 mmで対光反射あり, 左瞳孔は6 mmで対光反射なし, 左は角膜が混濁している. 聞くと, 「左目は昨日の夜からよく見えない」という.

Q 患者の頭痛の原因は何だったと思いますか？
この患者の一般医としての救急処置は？

隅角の狭い患者の見つけ方

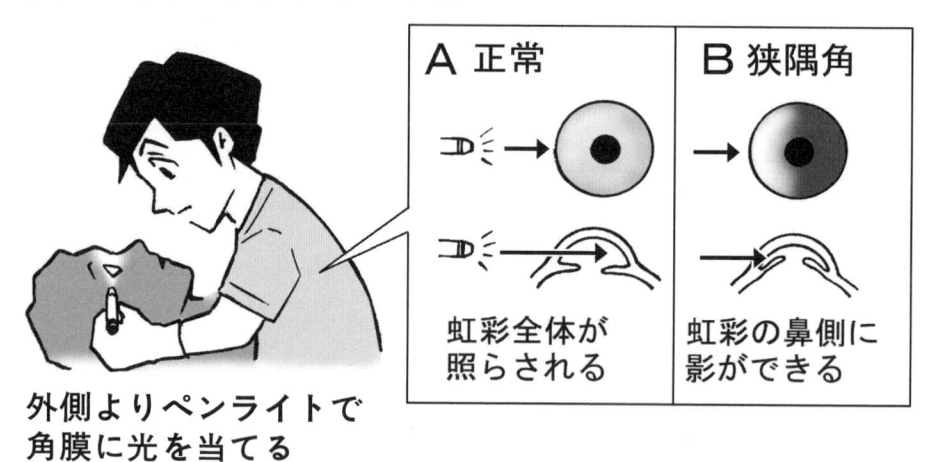

外側よりペンライトで角膜に光を当てる

A 正常　虹彩全体が照らされる

B 狭隅角　虹彩の鼻側に影ができる

頭痛，嘔吐しか訴えない緑内障

case 57

救急治療

その他の
救急疾患

「先生，急に左目から左のこめかみにかけて痛くなって，左目だけよく見えないんです」と最初から言ってくれればこんな失敗はないのであるが，残念なことに**目のことを何も言わずに，頭が痛くて吐き気がするとしか言ってくれない緑内障の患者**が救急室にはよく受診する。

意識もいいし歩けるんだから，脳血管障害だとしても「軽症だ」，と瞳孔を診察しないでCTスキャンを指示し，正常のCTスキャンを見て降圧薬や鎮痛薬を処方して帰すことになってしまう。

1 急性原発性隅角閉塞緑内障

このタイプは緑内障全体で占める割合は少ない（10％）が，救急室に受診するのはこれが最も多いと思われる。眼圧の急激な上昇の結果，角膜浮腫のための虹視，視力低下が起こり，さらにひどくなると眼痛，頭痛（患側に強く訴える），悪心，嘔吐などが起こる。頭痛が強いと，この症例のように脳血管障害や高血圧性脳症と誤診される。診断は以下のとおり。

> ❶ 散瞳：対光反射は消失ないしは遅鈍
> ❷ 毛様充血：角膜の周囲が充血する。極期には眼球結膜全体が充血する。
> ❸ 角膜：高度の眼圧上昇時には混濁し，くもりガラス様になる。左右差を見ることが大事
> ❹ 眼圧測定：閉眼させて両側眼球触診で左右比較，またはトノペン眼圧計

眼科医が診るまでに30分以上かかるなら，救急処置は以下のとおり。

> ❶ β遮断薬点眼液（気管支喘息，心不全，徐脈脈性不整脈患者には要注意）
>   0.5％チモロール（チモプトール®）点眼液，1滴，5分後に1滴
> ❷ 炭酸脱水素酵素薬（サルファ剤アレルギー患者には禁忌）
>   アセタゾラミド（ダイアモックス®）500 mg 内服，または静脈注射
> ❸ 浸透圧利尿薬（アセタゾラミドが使えない場合に代用として使用）
>   グリセリン（グリセオール®）300 cc，1〜2時間で点滴静注
>   20％マンニトール1.5〜3 g/kg，30〜40分で点滴静注
> ❹ 縮瞳点眼薬（眼圧が50 mmHg以下にならないと縮瞳効果が弱い）
>   2％ピロカルピン点眼液，1滴，15分ごと，1〜2時間
> ❺ 患眼の冷却，ペンタゾシン（ソセゴン®）15 mg 筋肉注射

case 57 救急治療 その他の救急疾患

2 隅角閉塞緑内障の候補の見つけ方

　消化管透視前や内視鏡検査前，全身麻酔前，食中毒の治療などで投与されるアトロピン，ブスコパン®，コリオパン® などの瞳孔を散大させる薬剤は，隅角の狭い患者に投与される場合には，時として，急性隅角閉塞緑内障にぶつかる。隅角が狭い人かどうか，すなわちこの種の薬剤の投与が眼科的禁忌となる患者か否かを事前に見つけるために，眼球の横から水平に光を当てて見る方法がある。

　隅角が狭くない人では，光は瞳孔の反対側まで通るが，隅角が狭い人の場合にはイラストのB（222頁）のように虹彩が邪魔をして瞳孔の反対側まで光が通らない。この種の薬剤を投与する直前に，「以前に心臓や目の病気，特に"あおそこひ"といわれたことがありませんか？」という質問と，このライトを眼球の横から水平に当てて見ることをいつも癖にすることである。

［推奨文献］
1) Gelston CD：Common eye emergencies. *Am Fam Physician* **88**：515-519, 2013
2) Pargament JM, et al：Physical and chemical injuries to eyes and eyelids. *Clin Dermatol* **33**：234-237, 2015
3) Narayana S, et al：Bedside diagnosis of the 'Red Eye'：A Systematic Review. *Am J Med* **128**：1220-1224, 2015
4) Dunlop AL, et al：Approach to Red Eye for Primary Care Practitioners. *Prim Care* **42**：267-284, 2015

one point study

■眼科救急のランクづけ

True Emergency
（一刻を争う救急：大至急処置開始，眼科コンサルテーション）

①網膜中心動脈閉塞：突然の一側の無痛性視力消失
　　　　眼球マッサージ（5秒ずつ眼球圧迫，解除を繰り返す）
　　　　袋で再呼吸（$PaCO_2$↑）
②化学熱傷：強い酸→水で洗浄　5分間
　　　　　　強いアルカリ→水で洗浄　最低 2 l / 1 時間

Urgent Cases
（一刻を争うほどではないが，すぐ眼科コンサルテーション）

❶急性隅角閉塞緑内障　　❷角膜裂傷
❸眼球破裂　　　　　　　❹網膜剝離
❺ひどい眼瞼裂傷　　　　❻角膜潰瘍
❼急性虹彩炎　　　　　　❽前房出血

アルカリ角膜化学熱傷での眼洗浄法

①まずベノキシールを点眼（局所麻酔）する。適宜，追加する。
②次に生理食塩水 500 cc を点滴セットにつなぎ，滴下しながら患側眼を洗浄する。眼を上下左右に動かしてもらいながらまんべんなく洗浄する。
③pH が正常化するまで（7.5 以下になるまで）洗浄する。通常約 1～4 l の生理食塩水を要する。500～1,000 cc 洗浄ごとに眼の pH をチェックする。
検尿試験紙の pH の部分で試験紙を切り取り（角も切って丸める），白目に当ててチェックする。

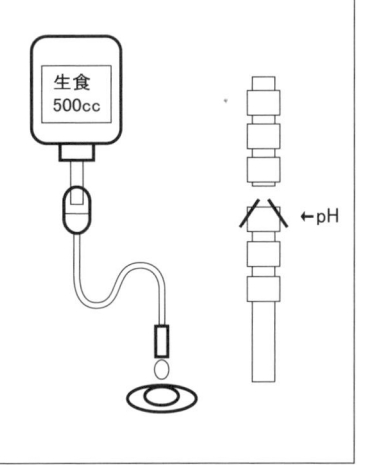

case **57**

救急治療

その他の救急疾患

case 58 変形性膝関節症治療中，急激な右膝の痛みと腫脹

症状

その他の救急疾患

63歳，女性
既　往　変形性膝関節症にて近医に通院中。
病　歴　前日から右膝の痛みを訴えていたが，急激に痛みが増強し腫脹してきたため，土曜日の夕方，救急室を受診した。
所　見　血圧 120/80，脈拍 86/分，呼吸 18/分，体温 38.6℃。右膝が腫脹し軽い発赤，熱感があり，膝関節を動かすとひどく痛がる。他の部位の関節にはどこにも疼痛や腫脹はない。
検　査　X線撮影：変形性膝関節症に合致する所見。
　　　　右膝関節穿刺：淡黄色の液体が14 mℓ。
　　　　関節液のグラム染色：多核白血球が多いが細菌は認めず。
経　過　「変形性膝関節症の増悪」と診断し，ジクロフェナク（ボルタレン®）坐薬を処方して，月曜日の整形外科外来に来るようにと説明して帰した。
　　　　しかし症状が改善しないため，翌日の日曜日の朝，再度救急室を受診。JCS 30，血圧 60/触診，脈拍 118/分，呼吸 32/分，体温 37.8℃。細菌性関節炎と敗血症性ショックと診断してICUに入院した。
　　　　最初の救急室で採取された膝関節液の培養からも，2回目の救急室受診時に採取した静脈血培養からも黄色ブドウ球菌が検出された。

Q　この当直医はどこが間違っていたのでしょう？

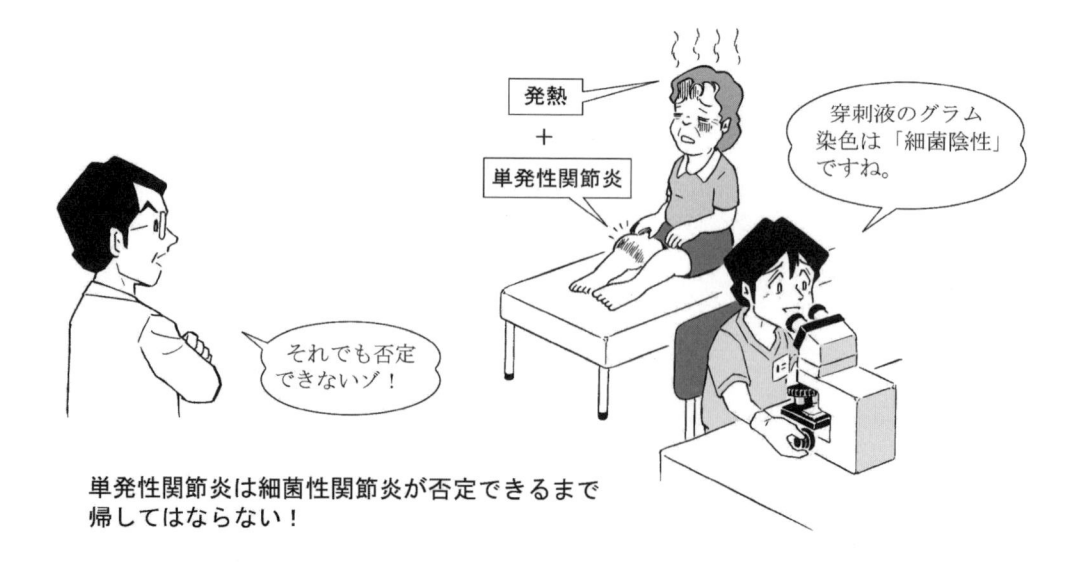

単発性関節炎は細菌性関節炎が否定できるまで帰してはならない！

それでも否定できないゾ！

発熱 ＋ 単発性関節炎

穿刺液のグラム染色は「細菌陰性」ですね。

case 58 単発性関節炎＋発熱は細菌性関節炎が否定できるまで帰すな！

救急治療

その他の救急疾患

　この当直医というのは筆者である。実をいうと細菌性関節炎もかなり考慮して，入院させようかずいぶん迷ったのである。いま思えば，細菌性関節炎は帰してはいけないと，言葉としてわかっていただけで，本当の怖さを知らなかったのである。「穿刺液が肉眼的に膿みたいでもないし，穿刺液のグラム染色で細菌が見えないのだから，まあ大丈夫だろう」と安易な結論を出したのである。

1 急性単発性関節炎はそうでないとわかるまでは細菌性関節炎として扱う

　痛風（特有の結晶），偽痛風（特有の結晶），変形性関節炎，細菌性関節炎，外傷性関節炎（病歴，血性の関節液）など単発性関節炎で救急室を訪れる患者は少なくない。これらの中で細菌性関節炎だけは，もし1〜2日遅れると関節自体の機能的な予後や，この症例のように生命の予後まで取り返しのつかないことになる可能性が高いのである。もし整形外科医がいる病院なら，細菌性関節炎を疑ったらすぐ呼ぶべきである。整形外科医がいない病院なら，転送するか，穿刺して穿刺液を培養に出し，すぐ抗菌薬を開始すべきである。

2 抗菌薬の選択

1．関節液のグラム染色で菌が見えないとき
　　Vancomycin 1g，点滴静注×2回/日＋Ceftriaxone 1g，静注×1回/日

2．関節液のグラム染色で菌が見えたとき
　①グラム陽性球菌（大小不同あり，集積傾向あり→ブドウ状球菌）
　　　Cefazolin 2g，静注×3回/日
　　　特にMRSAを考えるなら，Vancomycin 1g，点滴静注×2回/日
　②グラム陽性球菌（大小不同なく，連鎖状→連鎖球菌）
　　　Benzylpenicillin 300〜400万単位，点滴静注×4回/日
　③グラム陰性双球菌（淋菌）
　　　Ceftriaxone 1g，静注×1回/日
　④グラム陰性桿菌
　　　Gentamicin 4mg/kg，静注×1回/日，またはPiperacillin 2g静注×6回/日
　　　緑膿菌を考えるなら，

Ceftazidime 2 g, 静注×3 回/日, または Cefepime 2 g 点滴静注×2 回/日

⑤ 咬傷関連の細菌性関節炎

Ampicillin/Sulbactam 2 g 静注×6 回/日

[推奨文献]
1) 青木　眞：レジデントのための感染症診療マニュアル 第 3 版. 医学書院, pp 873-905, 2015

突然の一側の陰嚢痛

case 59
症状

その他の救急疾患

19歳，男性
病　歴　4時間前から突然左の陰嚢部を痛がり出し，午前1時に救急室を受診した。
所　見　血圧 130/90，脈拍 98/分，呼吸 24/分，体温 37.3℃。左の陰嚢部が軽く腫脹して圧痛著明，発赤軽度，熱感軽度。
検　査　検尿：白血球 10〜12/視野
経　過　当直医は「急性精巣上体炎の疑い」と診断し，入院させて翌朝まで抗菌薬，インダシン® の坐薬投与。翌朝，泌尿器科医にコンサルテーションした。

Q この判断をどう思いますか？

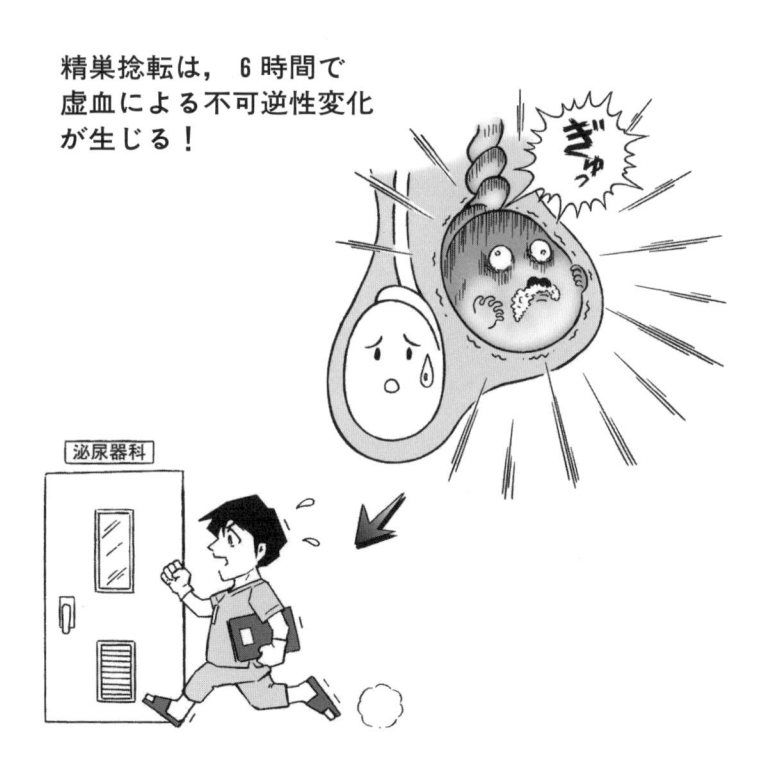

精巣捻転は，6時間で虚血による不可逆性変化が生じる！

急性陰嚢痛は深夜でも即座に泌尿器科コンサルテーション！

case 59

40歳以下の一側の急性陰嚢痛は，そうでないとわかるまでは精巣捻転として扱う

救急治療 / その他の救急疾患

1 精巣捻転は医師の見逃しによる手遅れが多い

　提示症例では泌尿器科医が精巣捻転と診断して緊急手術をしたが，すでに精巣は壊死に陥っていた。米国の12〜17歳までの医事訴訟では精巣捻転がワースト3位に入っている（case 56参照）。一側の陰嚢痛では，精巣捻転，急性精巣上体炎，精巣垂の捻転，精巣腫瘍内出血，外傷性精巣破裂，ウイルス性精巣炎などが鑑別に挙がる。このうち精巣捻転は壊死に陥るまでの6時間が勝負なので，40歳以下の一側の陰嚢痛はそうでないとわかるまでは精巣捻転として扱い，深夜でも泌尿器科医へのコンサルテーションを躊躇してはならない。

2 急性精巣上体炎 vs 精巣捻転

　精巣捻転の鑑別で最も問題となるのは急性精巣上体炎であり（表59-1），超音波ドップラー検査が用いられているが，間違ったときの罪が大きいので，この両者の鑑別を研修医の先生方が行うことは推奨しがたい。

表59-1　急性精巣上体炎と精巣捻転の鑑別

	急性精巣上体炎	精巣捻転
年齢	小児では稀 平均年齢25歳	18歳以下に多い
既往		41％に過去に同様の痛みがある
発症	ゆっくり	突然
発熱	95％ 38℃以上	平熱〜38℃以下
尿路感染症状	75％で先行	少ない
局所所見	副精巣に圧痛 副精巣に腫脹	患側の精巣が挙上 精索に腫脹，圧痛
プレーン徴候	挙上で痛み軽減	挙上で痛み増強
膿尿，血尿	多い	少ない
白血球増多	多い	少ない

3 下腹部痛だけで受診する精巣捻転がある！

　最初に一側（左側に多い）の下腹部痛で受診し，「便秘による腹痛？」「急性腸炎」として帰され，翌日に同側の陰嚢の腫脹，疼痛で再受診するパターンがある。1回目の受診時の下腹部痛は精巣捻転の関連痛なのであろう。同様に，女性の卵巣捻転でも最初は一側の側腹部痛で受診することがある。1回目の受診での下腹部痛では自発痛だけで，圧痛がない（case 32，腹部触診の5段階参照）のが特徴である。

他に「乳児が激しく泣く」という主訴や陰嚢外傷（外傷性精巣捻転）で受診する場合もあるので注意が必要である。

［推奨文献］
1) Davis JE, et al：Scrotal emergencies. *Emerg Med Clin North Am* **29**：469-484, 2011
2) Diaz EC, et al：Acute scrotal pain in pediatric emergency medicine：assessment, diagnosis, management, and treatment. *Clin Pediatr Emerg Med* **15**：248-260, 2014

case 60 腰痛で受診してショック状態へ

症状

その他の救急疾患

71歳，男性
既　往　高血圧で降圧薬を不規則に内服
病　歴　深夜に排便直後から腰痛のためにトイレの前で動けなくなったと家人が自家用車で救急室に連れてきた。介助にて自力歩行可能であった。
所　見　意識清明，血圧 106/72，脈拍 96/分，呼吸 20/分，体温 35.8℃
　　　　顔面蒼白，冷や汗あり，やや右に寄った腰痛を訴えている。
経　過　研修医は尿管結石を疑い，検尿と KUB の撮影を指示した。KUB には結石らしい陰影がなく，検尿のために排尿を待っているうちに意識レベルが低下しているとのことで，再度バイタルサインをチェックすると，血圧 60/？であった。

Q この患者には何が起きていたのでしょう？
この研修医のアプローチで改善すべき点は何でしょう？

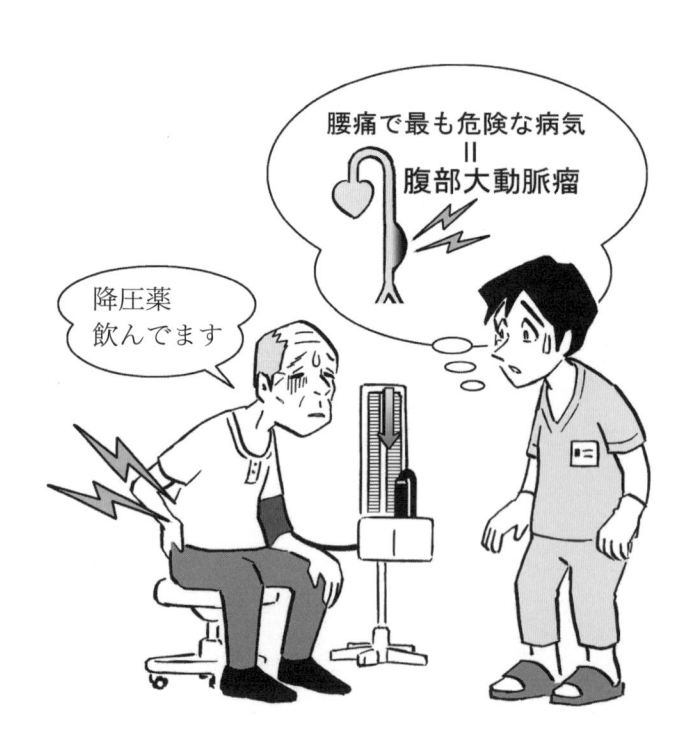

尿管結石と誤認される腹部大動脈瘤破裂

case 60

救急治療

その他の
救急疾患

　ショック状態になってから上籍医が呼ばれ，腹部超音波検査（図60-1）で腹部大動脈瘤破裂が疑われ腹部造影CTスキャン（図60-2）後に緊急手術に向かったが，手術直前に脈が触れなくなった。後に家族から「命に関わる病気だったのなら，どうして最初から上籍医が診てくれなかったのか」と抗議があった。

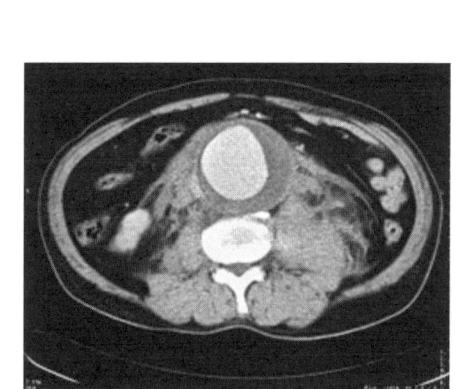

図 60-1　腹部超音波検査　　　　図 60-2　腹部造影 CT スキャン

1 腰痛で最も危険な病気は腹部大動脈瘤破裂

　尿管結石を見慣れてきた研修医が，腰痛や側腹部痛で受診する腹部大動脈瘤破裂を尿管結石疑いとして一人で長く診てしまい，上籍医の応援要請が遅れ，患者の予後に影響することがある。救急室では常に「この年齢，性別，背景，主訴で最も怖い病気は何か」という考え方からスタートすることを忘れてはならない。「70歳台，男性，高血圧，腰痛」では，最も怖い病気は尿管結石ではなく，腹部大動脈瘤破裂である。したがって，自家用車で受診しても待合室で待たせず，まずバイタルサイン，腹部診察，腹部超音波検査から開始すべきなのである。

　救急室には腰痛で多くの患者が受診する。すべての患者に大急ぎのアプローチをするわけにはいかないので，急いで検索する患者，ゆっくり検索する患者，今日は検索しないで対症療法だけで済ませ，翌日から特定の科の外来で検索してもらう患者の3群に分けることができるように研修すべきである。その際に参考にすべきなのが表60-1に挙げる Red Flag Back Pain である。

case 60 救急治療

その他の救急疾患

表 60-1　Red Flag Back Pain
要注意の腰痛に強くなるべし！

医療面接	身体診察
18歳以下，50歳以上 6週間以上持続 悪性腫瘍の病歴 悪寒戦慄 寝汗，体重減少 最近の細菌感染症 安静と鎮痛薬が無効 夜間に痛みがひどい 薬物依存 免疫不全 高エネルギー外傷 高齢者の軽い外傷	発熱 激痛 膀胱・直腸障害 サドル麻痺，会陰部感覚障害 直腸括約筋収縮力低下 ひどい，または悪化する神経学的障害 運動筋力低下

2 排便中，排便直後に発症した患者は重篤な疾患を考える

排便中や排便直後から発症して救急室を受診した患者は，表60-2のような重篤な疾患であることが多いという印象を持っている（case 13参照）。必ず，「何をしているときにどういう症状で始まったか」という質問から医療面接を開始することを勧めたい。

表 60-2　排便時の発症は要注意

高齢者の「排便時に―」は要注意

- 頭痛→くも膜下出血
- 痙攣→アダムス・ストークス症候群
- 回転性めまい→小脳出血
- 失神→心血管性失神(大動脈解離, etc)
- 胸痛→心筋梗塞，大動脈解離
- 背部痛→大動脈解離
- 腰痛→腹部大動脈瘤破裂
- 腹痛→S状結腸穿孔

3 高血圧加療患者が受診時にいつもより低血圧は要注意

提示した患者の受診時のバイタルサインに注目すべきである。筆者の経験では，高血圧で加療中の患者でも，なんらかの症状や外傷で救急室を受診するときには普段より高めの血圧で受診する。したがって，腰痛で痛がっているこの患者の受診時の収縮期血圧は150〜180と予想する。つまり，尿管結石ならば，痛みのストレスで受診時はいつもより高血圧で入ってくると予想するのである。それなのにこの提示症例のように受診時に100台ならば，かなりの低血圧に陥っていると解釈すべきなのである。

④ 研修医の先生だけで「患者が一度も言われていない診断」はつけない！

　71歳の患者に初めて「尿管結石」の診断をつけるのも抵抗を感じたほうがよい（case 13，case 54 参照）。多くの疾患には発病の好発年齢がある。特発性てんかんは35歳以下でほとんど発症してしまうとか，精巣捻転は40歳以下でしか考えないとか，いうものである。50歳以上で初めて表60-3のような診断をつけるときには必ず上籍医と相談することを勧めたい。提示症例のように，尿管結石が一度も既往にない71歳，男性に初めて尿管結石という診断をつけることに違和感を感じる感性を養うことである。

表60-3　高齢で「生まれて初めて…の診断」は要注意

- 片頭痛→くも膜下出血
- 認知症，精神科疾患→ヘルペス脳炎，慢性硬膜下血腫
- 特発性痙攣→症候性てんかん，アダムス・ストークス症候群
- 回転性めまい→小脳出血，小脳〜脳幹梗塞
- 血管迷走神経失神→心血管性失神
- 過換気症候群→肺塞栓症，原発性肺高血圧症
- 気管支喘息→心臓喘息，気管腫瘍
- 尿管結石→腹部大動脈瘤破裂
- 習慣性便秘→大腸癌，高Ca血症，S状結腸穿孔

［推奨文献］
1) Corwell BN：The emergency department evaluation, management, and treatment of back pain. *Emerg Med Clin North Am* 28：811-839, 2010
2) Wittels K：Aortic emergencies. *Emerg Med Clin North Am* 29：789-800, 2011
3) Singh M, et al：Abdominal vascular catastrophes. *Emerg Med Clin North Am* 34：327-339, 2016

case 61 股関節痛？で受診した高齢女性

症状 その他の救急疾患

86歳，女性

既　往　高血圧で降圧薬を不規則に内服

病　歴　午後から左股関節付近が痛いと午後8時に家人に連れられ，救急室を受診した。夕食は食べられなかったという。

所　見　意識清明，血圧 136/82，脈拍 86/分，呼吸 20/分，体温 36.8℃
顔面やや蒼白，冷や汗なし，左股関節を動かすと痛がるが，股関節付近に打撲痕や腫脹，皮疹などは認めない。診察中，1回，嘔吐した。

経　過　研修医は骨盤，股関節のX線撮影をし，当直室の上籍医に電話相談したが「明日の整形外科外来へ行くように言いなさい」と指示された。
翌朝，整形外科外来を受診したが，整形外科疾患でないと判断されて昼近くに消化器内科外来に紹介されて長い間待たされ，午後2時に緊急腹部CTスキャンが施行されて診断がつき，消化器外科で緊急開腹手術が始まったときには午後5時を過ぎていた。

Q この患者には何が起きていたのでしょう？
この研修医と当直上籍医のアプローチで改善すべき点は何でしょう？

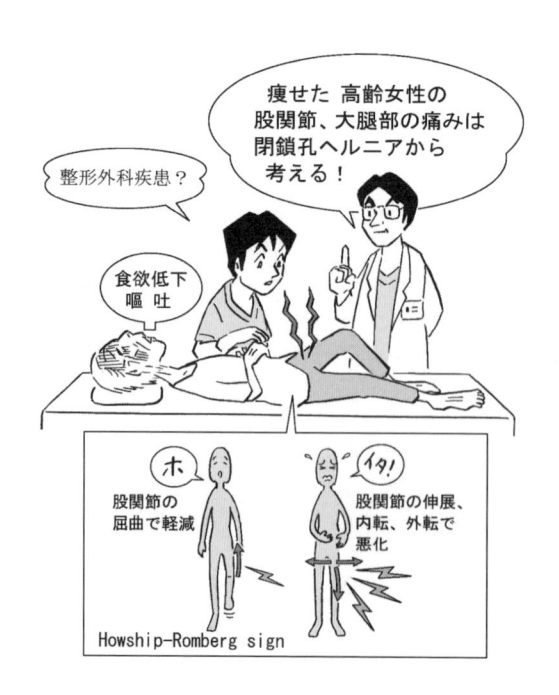

痩せた 高齢女性の股関節、大腿部の痛みは閉鎖孔ヘルニアから考える！

整形外科疾患？

食欲低下 嘔吐

ホ — 股関節の屈曲で軽減
イタ！— 股関節の伸展、内転、外転で悪化

Howship-Romberg sign

整形外科疾患と誤認される閉鎖孔ヘルニア嵌頓

case 61

救急治療

その他の救急疾患

　この患者は閉鎖孔ヘルニアが嵌頓し，小腸の一部が壊死になっていて小腸切除になった。術後ICUで長期間死線をさまようことになり，患者家族から「救急室で誤診され，翌日は病院内でたらい回しにあって手術が遅れた」と抗議があった。

1 股関節痛？で受診し，整形外科へ紹介される閉鎖孔ヘルニア嵌頓

　閉鎖孔ヘルニア嵌頓の患者が股関節から大腿部の痛みを訴えて受診した場合には，研修医の先生方のほとんどが整形外科疾患を考えて診断が遅れるようである。**痩せた，高齢の女性の股関節，大腿部の痛みは閉鎖孔ヘルニアから考えるべきなのである。**研修医の先生方が，翌日どの専門医外来に再評価を依頼するかで予後が変わる患者がいることを銘記すべきである。

　閉鎖孔ヘルニアの嵌頓では閉鎖神経（図61-1）が刺激されて股関節，大腿部などに痛みを感じて受診する。股関節付近に放散する大腿部痛が最も多く，痛みは股関節の屈曲で軽減し，伸展，内転，外転で悪化する（Howship-Romberg sign）。

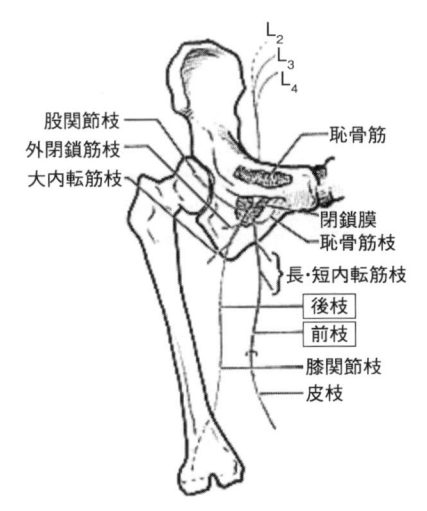

図61-1　閉鎖神経の分布

case 61
救急治療

その他の
救急疾患

2 鑑別点は食欲低下，嘔吐

　筆者は鑑別点が，食事摂取不能，嘔吐にあると思っている。ほとんどの整形外科疾患による股関節痛や大腿部痛は，ある体位でじっとしていれば食事摂取が可能で，嘔吐もしないのが普通である。本人，家族から「痛みを訴え始めてから，食事が摂れているか，嘔吐していないか」をしっかり聴けば，整形外科紹介を防げると思われる。すなわち，股関節付近の痛みの出現以後，食事摂取不能，嘔吐がある場合には，腹部の診察（膨満，腸雑音の亢進），腹部単純撮影（ニボー），超音波検査（拡張した腸管）などで腸閉塞を探すことである。

　閉鎖孔ヘルニアの嵌頓が一過性の場合には食欲低下や嘔吐がないことがあり，一過性嵌頓→（持続的）嵌頓→虚血による絞扼性腸閉塞というヘルニア特有の三段階があることを理解しておく必要がある。

3 腹部 CT スキャンの指示は股関節付近まで

　閉鎖孔ヘルニア嵌頓の診断は腹部 CT スキャンである。この場合には放射線技師に「股関節付近まで撮影するよう」指示しなくてはならない。図 61-2 のように閉鎖孔ヘルニアの所見はかなり尾側で出現するからである。

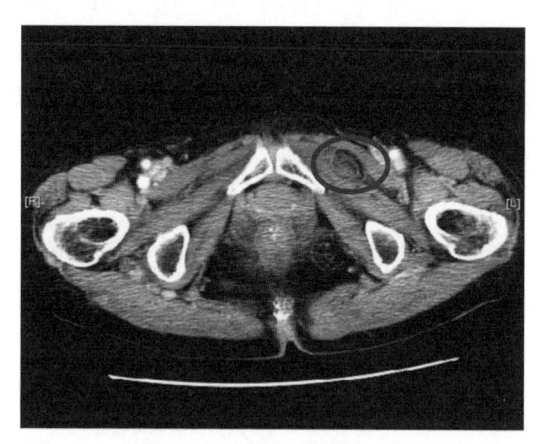

図 61-2　閉鎖孔ヘルニアの腹部 CT スキャン像
丸で囲んだ部分が閉鎖孔ヘルニアである

4 救急室では「一側の股関節痛」は鬼門！

　「一側の股関節痛」では，受診する患者の年齢，病歴で考えるものが変わる幅広い知識が要求される。初期診断や初期対応が難しいものが多く，研修医の先生方だけで対応を決めないほうがよい。例えば，びっこを引く子どもではウイルス感染後の単純性股関節炎と細菌性股関節炎の鑑別が要求されるし，スポーツ中の突然の股関節痛では大腿骨頭すべり症を考えるべきであり，高齢で転

倒後にはX線撮影でわからない大腿骨頸部骨折（case 70 参照）があり，そして，痩せた高齢の女性では，この提示症例のような閉鎖孔ヘルニアの嵌頓を考える。

［推奨文献］
1) Hayden GE, et al：Bowel obstruction and hernia. *Emerg Med Clin North Am* **29**：319-345, 2011
2) Stein MJ, et al：Emergency department evaluation and treatment of acute hip and thigh pain. *Emerg Med Clin North Am* **33**：327-343, 2015

case 62 「蜂窩織炎」で帰したらショックで搬送される！

症状

その他の
救急疾患

> 53歳，男性
> 既　往　喫煙歴，アルコール歴以外に特記すべきことなし。
> 病　歴　午後9時に「今朝から右のふくらはぎが痛い」という主訴でびっこを引きながら自家用車で救急室を受診。昨夜，建築現場で働いたための「肉離れ」ではないかという。
> 所　見　意識清明，血圧 106/72，脈拍 102/分，呼吸 20/分，体温 37.8℃
> 　　　　痛がる部位に軽度の発赤があり，圧痛も著明。
> 経　過　研修医は蜂窩織炎を疑い，当直室の上籍医に電話相談すると，「抗菌薬の点滴と，内服の抗菌薬を処方して，明日の皮膚科外来へ来るように言いなさい」とアドバイスをもらった。セファメジンα®2gの点滴静注，セフゾン®の処方で約1時間後に帰宅した。
> 　　　　8時間後に救急車で搬送され，血圧が触診で70台であった。

Q この患者には何が起きていたのでしょう？
この研修医のアプローチで改善すべき点は何でしょう？

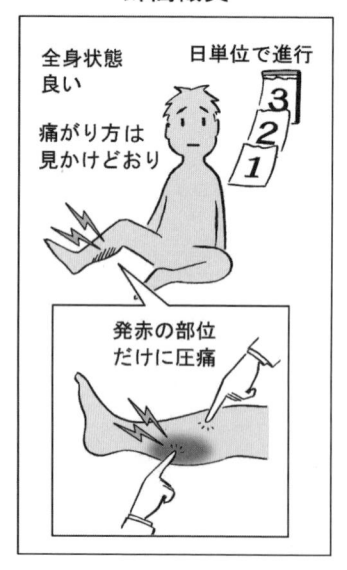

蜂窩織炎
全身状態良い　日単位で進行
痛がり方は見かけどおり
発赤の部位だけに圧痛

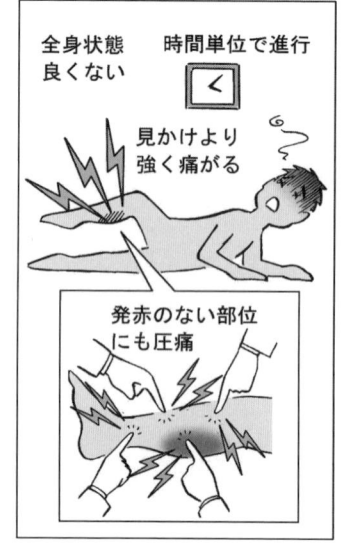

壊死性軟部組織感染症
全身状態良くない　時間単位で進行
見かけより強く痛がる
発赤のない部位にも圧痛

蜂窩織炎と誤認される壊死性筋膜炎

case
62

救急治療

その他の
救急疾患

　ショック状態で搬送されてからは当直の上籍医も呼ばれ，右下肢の腫脹，発赤の進行の早さから壊死性筋膜炎と診断されたが，形成外科医の広範デブリドマンの手術中に心肺停止し，一時的には蘇生できたが，結局死亡した。死亡後に血液培養からA群溶血性連鎖球菌（人食いバクテリア）が検出された。

1 壊死性軟部組織感染症の治療は緊急広範デブリドマン！

　蜂窩織炎ならば，この提示症例での対処も妥当といえるかもしれない。しかし，壊死性軟部組織感染症は外科系医師による広範デブリドマンなしには死亡率100％の疾患であり，しかも疾患の進行スピードが時間単位で進むため，広範デブリドマンもスピードが要求される。初診医の対応が提示症例のように明暗を分けることになるので，研修医の先生方は両疾患の違いを知っていて，疑えることが重要である。早めに上籍医に連絡できるだけで患者を救え，十分に責任が果たせるのである。

2 蜂窩織炎 vs 壊死性軟部組織感染症

　多くの蜂窩織炎に紛れてこの壊死性軟部組織感染症が受診する。多くの片頭痛に紛れてくも膜下出血が，多くの内耳性めまいに紛れて小脳脳血管障害が，多くの尿管結石に紛れて腹部大動脈瘤破裂が，多くの月経困難症に紛れて異所性妊娠破裂が…受診する。救急室はこういう怖い所である。しかし言い方を変えると，研修次第で多くのありふれた疾患に紛れて受診する致命的な疾患を見分ける能力を習得できる所でもある。文字どおり「違いを見抜く知識，医療面接，身体所見の取り方」が学べるのである。

　蜂窩織炎と壊死性軟部組織感染症の最も大きな違いは**表62-1**に挙げたが，一番重要なのは，「見かけに比べて痛がり方（自発痛）が強すぎること」と「発赤部位だけでなく，発赤周囲の発赤がない部位にも圧痛があること」である。これがわかるためには，たくさんの蜂窩織炎を診ておく必要がある。一番多いのは，夏の時期に足指間の白癬に足背部の細菌感染が合併する蜂窩織炎であろう。この時に患者の痛がり方，発赤部位の圧痛の程度，発赤周囲の圧痛の程度を診ておくことである。蜂窩織炎では発赤部位には圧痛があるが，発赤周囲の発赤がない部位にまで圧痛があることはない。

表 62-1 蜂窩織炎と壊死性軟部組織感染症の違い

	蜂窩織炎	壊死性軟部組織感染症
全身状態	良い	良くない（sick な印象）
痛がり方	見かけどおり	見かけより強く痛がる
圧痛	発赤の部位だけ	発赤のない部位にも圧痛がある
進行	日単位	時間単位

近年，蜂窩織炎と壊死性軟部組織感染症の鑑別に LRINEC スコアという血液検査が役に立つと提唱されているが，蜂窩織炎を疑った患者全員から採血して，白血球，CRP，Hb，Na，Cr，血糖をチェックするのは現実的ではないし，筆者の経験では「そのような血液変化が出る時期なら診てわかる」というのが実感である。血液変化が出る前に動き出さないといけない疾患として捉えるべきである。研修医の先生方は臨床所見で疑い，上籍医に「蜂窩織炎にしては見かけに比べて痛がり方がひどく，sick な印象なので，壊死性軟部組織感染症も気になります。先生も診ていただけないでしょうか」とコンサルテーションできる医師を目指すべきである。

③ 覚えておくべき壊死性軟部組織感染症の 5 つ

まず以下の 5 つを覚えることを勧めたい。

① 古典的ガス壊疽

Clostridium perfringens による汚染創からの古典的な感染症であり，筋肉壊死が起き，腐敗臭，握雪感や画像診断で筋肉層内のガスの存在が役立つ。ペニシリン G カリウム® 400 万単位×6 回/日＋クリンダマイシン 600 mg×3 回/日が推奨されている。高気圧酸素療法も治療手段として考慮する。

② フルニエ（Fournier's）壊疽

糖尿病などの免疫力低下患者群で起こる，会陰部の壊死性筋膜炎である。急速に進行する複数細菌による混合感染であり，腐敗臭，ガス産生のため握雪感や画像診断による皮下層のガスの存在が診断に役立つ。糖尿病患者での特異的な感染症（case 53 参照）の一つであり，糖尿病患者が肛門周囲や会陰部を痛がって受診してきたら，まずこの疾患から考えるべきである。男性が 9 割といわれており，致死率は 3〜45％とされている。セフォタキシム 2〜4 g×3 回/日＋クリンダマイシン 600 mg×3 回/日が推奨されている。

③ A 群溶連菌（人食いバクテリア）壊死性筋膜炎

基礎疾患もない患者で，軽度の損傷後，あるいは皮膚の損傷なしに発症し，急速に進行する。死亡率 30〜50％と高率で最も恐れられている。ペニシリン G カリウム® 400 万単位×6 回/日＋クリンダマイシン 600 mg×3 回/日が

推奨されている。

④ *Vibrio vulnificus* 壊死性筋膜炎

肝硬変患者の下肢に，温かい地方の生の海産物を食べてから起きることが多いとされている。寒い地方在住の患者でも最近，温かい地方に旅行に出かけたことを聞き出すことが大事である。感受性結果が出るまでは，セフォタキシム 2 g×3～4 回/日＋シプロキサン®200～400 mg×2 回/日

⑤ *Aeromonas hydrophila* 壊死性筋膜炎

淡水に接触して作業する職歴，水槽でペットを飼っていることなどが診断のヒントになる。感受性結果が出るまでは，メロペネム 1～2 g×3 回/日＋シプロキサン®200～400 mg×2 回/日

［推奨文献］
1) Stevens DL, et al：Practice guidelines for the diagnosis and management of skin and soft tissue infections：2014 update by the Infectious Diseases Society of America. *Clin Infect Dis* **59**：e10-52, 2014
2) Malghem J, et al：Necrotizing fasciitis：contribution and limitations of diagnostic imaging. *Joint Bone Spine* **80**：146-154, 2013
3) Hussein QA, et al：Necrotizing soft tissue infections. *Crit Care Clin* **29**：795-806, 2013

case 63 下肢の蜂窩織炎として紹介された1例

症状 / その他の救急疾患

69歳，女性
既　往　脂質異常症
病　歴　1週間前から左下枝が腫脹，発赤し，発熱も認めて近医に受診。蜂窩織炎として抗菌薬の点滴静注に通うも軽快せず，紹介となる。
所　見　意識清明，血圧128/86，脈拍86/分，呼吸20/分，体温37.4℃，SpO_2 97
　　　　左下肢は図のように腫脹，発赤があり，中等度の圧痛もある。
経　過　入院加療の方針で，下肢，胸部のX線撮影中に呼吸困難を訴えて一時的に意識消失する。血圧86/52，脈拍数120/分，呼吸数30/分，SpO_2 84

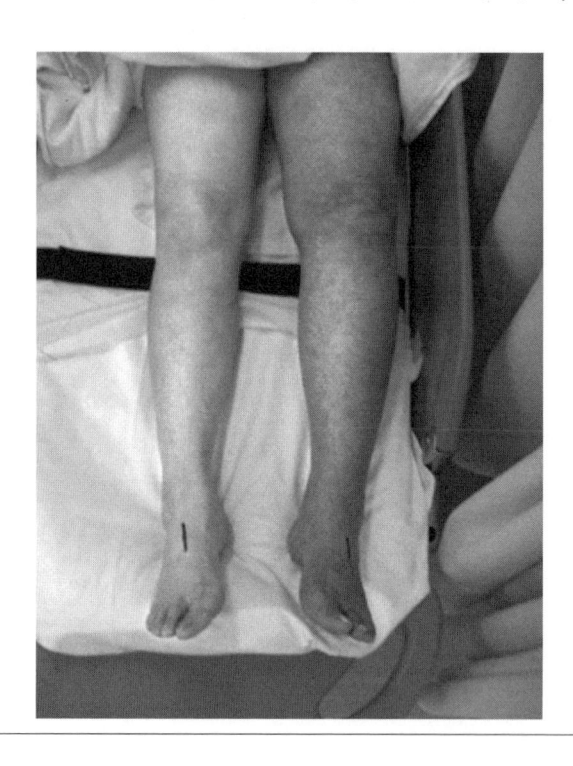

case 63

Q この患者には何が起きていたのでしょう?
この担当医のアプローチで改善すべき点は何でしょう?

症　状

その他の
救急疾患

蜂窩織炎?

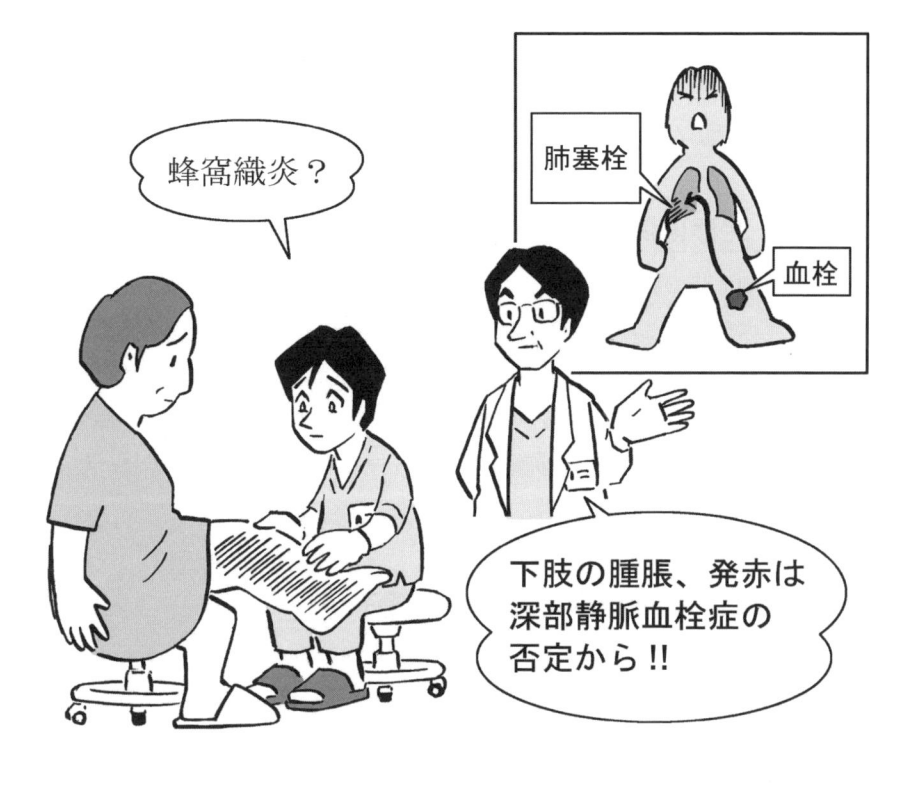

肺塞栓

血栓

下肢の腫脹、発赤は
深部静脈血栓症の
否定から!!

case 63 下肢の腫脹，発赤は深部静脈血栓症の否定から

救急治療

その他の救急疾患

　この症例は1週間前から左下肢の深部静脈血栓症を起こしていて，X線室で肺塞栓になったのである。

1 下肢の腫脹，発赤は深部静脈血栓症の否定から

　一側下肢の腫脹，発赤は壊死性軟部組織感染症と深部静脈血栓症の否定から行うべきである。さもないと，この提示例のように肺塞栓の不意打ちをくらうことになりかねない。左総腸骨静脈を総腸骨動脈が圧迫しやすい位置関係にあることから，特に左下肢が腫脹している患者では，強く深部静脈血栓症を疑うべきである。鼠径部の静脈の超音波検査とDダイマーの測定が可能な救急室なら診断は難しくない。

2 深部静脈血栓症→肺血栓塞栓症の危険因子

　欧米で多く，日本では少ないといわれてきたが，近年はそれほど少ないとは感じない。表63-1のような危険因子をしっかり聴き出すことである。

表63-1　静脈血栓塞栓症の危険因子

- 静脈血栓塞栓症の既往
- 大手術
- 外傷
- 安静（旅行，麻痺，入院臥床，長時間の座位）
- 悪性腫瘍
- エストロゲン過剰（妊娠，出産，経口避妊薬，ホルモン治療）
- 静脈内カテーテル留置
- 45歳以上
- 喫煙
- 内科疾患（心不全，COPD，脳卒中）
- 肥満
- 遺伝的凝固亢進疾患

3 造影 CT スキャンの候補選び

図 63-1 に示す 2 分法 Wells スコアが使いやすいと思うが，日本では超音波検査（鼠径部，心臓）も造影 CT スキャンの候補選びに使えるはずである。

図 63-1 肺塞栓の診断

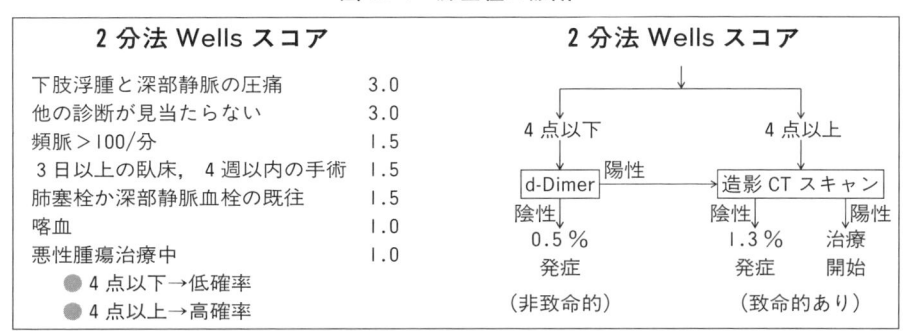

2 分法 Wells スコア	
下肢浮腫と深部静脈の圧痛	3.0
他の診断が見当たらない	3.0
頻脈＞100/分	1.5
3 日以上の臥床，4 週以内の手術	1.5
肺塞栓か深部静脈血栓の既往	1.5
喀血	1.0
悪性腫瘍治療中	1.0
● 4 点以下→低確率	
● 4 点以上→高確率	

2 分法 Wells スコア
- 4 点以下 → d-Dimer
  - 陰性 0.5% 発症（非致命的）
  - 陽性 → 造影 CT スキャン
- 4 点以上 → 造影 CT スキャン
  - 陰性 1.3% 発症（致命的あり）
  - 陽性 治療開始

4 肺塞栓を疑うポイント

医療面接では危険因子があること，身体所見では頻呼吸，努力呼吸なのに SpO_2 が低いこと，説明できない頻脈，頸部静脈の怒張，心音で 2 音の分裂，心電図で右室負荷所見，「胸部 X 線写真に SpO_2 が低下する理由が見当たらないこと」などが疑うポイントである。心臓超音波の得意な医師に右室負荷の所見の存在を確認してもらえば，胸部の造影 CT スキャンの決断は難しくないであろう。

5 肺血栓塞栓症の誤診パターン

表 63-2 に研修医の先生方が間違うパターンを整理してみた。

表 63-2 肺血栓塞栓症診断のピットフォールズ

- 長時間座位の病歴を聴き逃す
- 下肢深部静脈血栓症を蜂窩織炎と誤認する
- 失神、前失神型めまいの鑑別に肺塞栓を考えない
- 血栓移動後の大腿静脈超音波検査でだまされる
- 単純胸部 CT のみを施行し肺塞栓を見逃す
- 胸部 X 線画像診断で肺梗塞の陰影を肺炎と間違える
- 原発性肺高血圧症＋肺動脈血栓塞栓症を考えない

[推奨文献]
1) Fields JM, et al：Venothromboembolism. *Emerg Med Clin North Am* 26：649-683, 2008
2) Wang RC, et al：The impact of clinical decision rules on computed tomography use and yield for pulmonary embolism：a systematic review and meta-analysis. *Ann Emerg Med* 67：693-701, 2016

case 64 顔面の発疹から全身痙攣，意識障害

症状／その他の救急疾患

68歳，女性

既　往　糖尿病，脂質異常症で内服加療中

病　歴　数日前から右前額部に痛みを感じ，次第に増強し，その日（金曜日）から発疹が出てきたので午後8時に救急室に受診した。食事は摂れているという。

所　見　意識清明，血圧150/90，脈拍82/分，呼吸16/分，体温36.9℃
右前額，右眼瞼，右鼻翼に限局して一部水疱を伴った赤色丘疹が散在している。
眼球結膜に充血なし。視力問題なし，瞳孔左右差なし，対光反射正常。

経　過　研修医は右三叉神経第一枝の帯状疱疹と診断し，バルトレックス®を処方して，月曜日に皮膚科外来受診を勧めて帰宅とした。
月曜日の明け方，全身痙攣と意識障害のために救急車で搬送された。

Q この患者は何が起きたのでしょう？
この研修医のアプローチで改善すべき点は何でしょう？

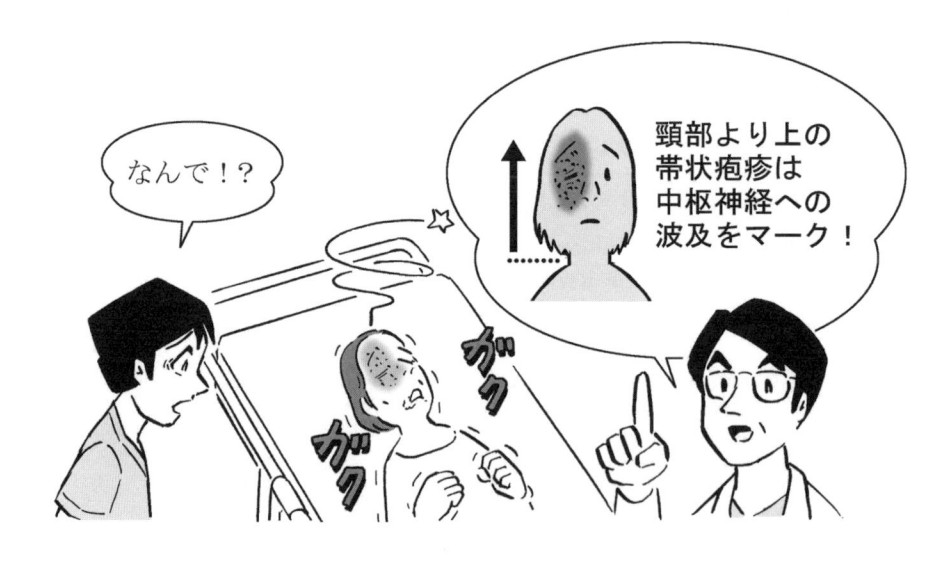

頸部より上の帯状疱疹は中枢神経への波及をマーク！

頸部より上の帯状疱疹は中枢神経への波及をマークする

case 64

救急治療

その他の救急疾患

　この提示症例は，三叉神経第一枝の帯状疱疹が中枢神経に波及して，帯状疱疹ウイルス性髄膜脳炎をきたしたのである。家族から「こんなに悪化しうるなんて聞いていない」と猛烈な抗議があった。帯状疱疹は早期に診断しないと，治療開始が遅れて帯状疱疹後神経痛で長期間，患者が苦しむことになる。また帯状疱疹は決して皮膚だけの疾患ではなく，多くの合併症が起きうるので，診断して帰宅させる際には上籍医にも同席してもらい丁寧な説明が必要なのである。

1 帯状疱疹診断のピットフォールズ

　以下にいくつかのピットフォールを挙げる。

❶ 深刻な合併症を考慮しない

　帯状疱疹後神経痛：全患者の2割，65歳以上になると約5割の患者で発疹が消失後も長く痛みで苦しむことになる。診断，治療開始の遅れがこの合併症を増やすので，救急室での見逃しは罪が重い。帯状疱疹は知覚神経だけでなく，時には運動神経にまで波及して表64-1のような合併症がありうるので要注意である。提示例のように頸部より上の帯状疱疹，特に三叉神経領域の帯状疱疹は中枢神経に波及しやすいといわれており，糖尿病などの基礎疾患がある場合などは，入院させてアシクロビルの点滴静注も考慮すべきである。また三叉神経第一枝領域では眼球への波及（角膜炎，網膜炎，視神経炎）が高率なので，

表64-1　帯状疱疹の合併症

帯状疱疹後神経痛
三叉神経領域：髄膜脳炎，眼球（角膜炎，網膜炎，視神経炎）
Ramsay Hunt症候群：難聴，顔面神経麻痺，味覚障害
腹部：麻痺性イレウス
臀部，陰部：膀胱障害（排尿障害，尿閉），直腸障害

早期に眼科へのコンサルテーションが必要である。

❷ 頭皮に隠れた帯状疱疹を見逃す

　一側の後頭部痛で受診してきた患者では，必ず髪をかき分けて頭皮に帯状疱疹が出ていないか，診なくてはならない。

❸ 胸痛，腹痛で受診する帯状疱疹を見逃す

　一側の胸痛や腹痛で受診してきた場合には，必ず帯状疱疹を鑑別に挙げる癖

をつけておくべきである。主訴が一側の前胸部痛だが，背部に発疹が出始めている場合があるので，必ず背部を診る。主訴が一側の腹痛でも必ず同側の背部を診るようにしなくてはならない。帯状疱疹の初期で，一側の腹痛を訴えて受診してきたときには，自発痛であり圧痛はないはずである（case 32，触診の5段階評価参照）。

❹「湿布にかぶれた」と受診する帯状疱疹を見逃す

患者の言うことをう呑みにして，接触性皮膚炎としてステロイド入りの軟膏を処方して帰すと正反対の治療をしたことになるため，皮膚科医からの厳しい叱責を免れない。必ず，なぜその部位に湿布を貼ったのか，なぜその部位が痛くなったのかを聴くことが大事である。湿布を貼った部位が痛くなった理由が説明できないなら帯状疱疹の可能性がある。

❺ 隠れた基礎疾患の考慮を忘れる

帯状疱疹をみたら，高齢者では悪性腫瘍，若者ではHIVなど免疫力の低下をきたす疾患が隠れていないかを考えるべきである。皮膚科受診だけでなく，内科医による隠れた基礎疾患探しを勧めて紹介することも忘れてはならない。

2 帯状疱疹早期診断のコツ

痛みが一側であること，患者が痛みの原因に心当たりがないこと，痛みを訴えている部位の皮膚の知覚に異常があることを見つければ，早期診断も可能である。発疹が出る前に帯状疱疹の可能性が説明できる医師を目指すことを勧めたい。

3 帯状疱疹の初期対応

2つ以上のデルマトームに発疹が出現している場合，発疹が全身に拡大しつつある場合，免疫低下の基礎疾患があるとわかっている場合，頸部より上の帯状疱疹，すでに無視できない合併症が出ている場合などは，帰宅させないで，上籍医にコンサルテーションするか，アシクロビルの点滴静注を開始して救急室の観察ベッドで翌朝まで待機（入院）させ，翌朝に上籍医に再評価してもらうことをするべきである。

上記のようなことが認められない患者ではバルトレックス®を処方して，翌日や週明けの皮膚科外来などで再評価してもらえばよい。

4 カポジ水痘様発疹

アトピー性皮膚炎の既往がある小児〜若年成人が顔面や上肢に疼痛（痛痒いという場合もある）を伴って，小水疱の発疹が集積した皮膚病変で受診してく

る場合に，ヘルペスウイルスによるカポジ水痘様発疹を疑うべきである。残念ながら，ほとんどの研修医の先生が「アトピー性皮膚炎の増悪」と誤認して，ステロイド入りの軟膏を処方する。まったく正反対の治療をしたことになるため要注意である。

［推奨文献］
1) Sampathkumar P, et al：Herpes zoster (shingles) and postherpetic neuralgia. *Mayo Clin Proc* 84：274-280, 2009
2) Wareham DW, et al：Herpes zoster. *BMJ* 334：1211-1215, 2007
3) Dworkin RH, et al：Recommendations for the management of herpes zoster. *Clin Infect Dis* 44 Suppl 1：S1-S26, 2007
4) 青木 眞：レジデントのための感染症診療マニュアル 第3版．医学書院，pp 794-795, 2015

case 65 転倒して腰痛から意識障害へ

症状

その他の救急疾患

73歳，女性

既　往　C型ウイルス肝硬変で通院，内服加療中

病　歴　1週間前に自宅で転倒し，以後，腰痛のために介助歩行となり，翌日，近医（整形外科）を受診し，「腰椎圧迫骨折の疑い」で鎮痛薬をもらって飲み始めたという。数日前から元気がなくなり，食事が摂れなくなった。「腰を痛がって，食事が摂れない」という主訴で深夜に救急搬送された。

所　見　意識 JCS 10，血圧 82/56，脈拍 48/分，呼吸 24/分，体温 36.1℃，SpO_2 93。腹水があり，肝臓は触知できない。両下肢に浮腫がある。側臥位にして脊椎の痛い部位を診察しようとすると痛いと言うが，部位は特定できない。

経　過　当直医は腰椎圧迫骨折から臥床する時間が長くなり，尿路感染や誤嚥性肺炎を起こしたと疑い，胸部X線撮影，腰椎X線撮影を行い，採血，輸液路を確保して，検尿のための排尿を待っていた。来院1時間後に著明な徐脈（心電図）となり不穏状態となった。

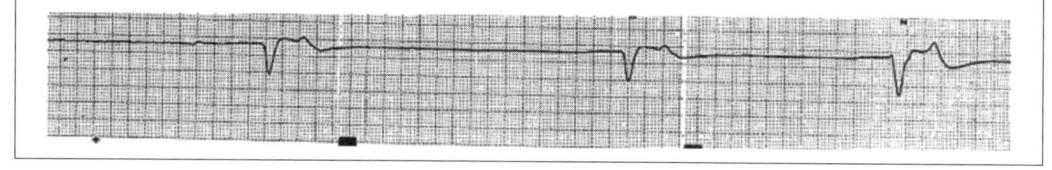

Q この患者には何が起きていたのでしょう？
この当直医のアプローチで改善すべき点は何でしょう？

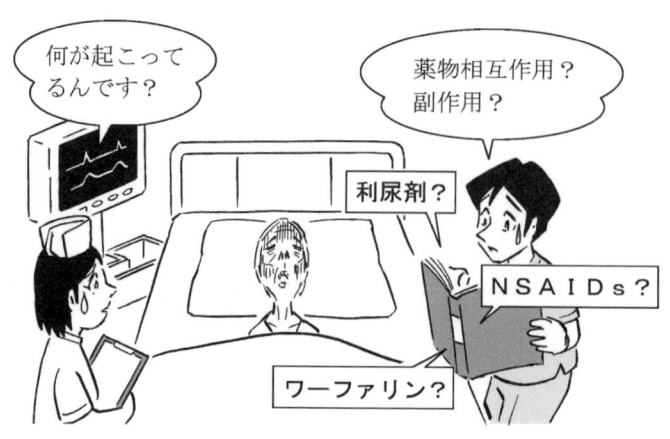

高齢者では必ず、既往歴、使用薬を把握すべし！

高齢者では必ず，既往歴，使用薬を把握すべし

case 65

救急治療

その他の救急疾患

　この当直医は筆者である。「どうして1週間前の圧迫骨折の患者がこんな深夜に来るのだろう」とカリカリしながら診療していたのをよく覚えている。冷静に医療面接（肝硬変のための使用薬剤，近医整形外科からの鎮痛薬剤）を行い，受診時のバイタルサイン（徐脈，低血圧）に注目できていれば，アプローチは変わったであろう。提示症例は高K血症（血清K；7.8）で受診していたのである。高K血症の原因は，肝硬変のために処方されていたスピロノラクトン（アルダクトンA®）と鎮痛薬として処方されたジクロフェナク（ボルタレン®坐薬）の相互作用である。

1 高齢者では治療量でも中毒，せん妄が起きうる

　高齢者の救急受診は疾患だけでなく，使用されている薬剤の副作用も考慮すべきである。若い患者では薬の代謝能力がしっかりしているために問題にならないが，高齢者では代謝能力が低下しているため，抗コリンの作用を持つ薬（抗ヒスタミン薬など），鎮静薬，睡眠薬，向精神薬などは治療量の内服でも中毒やせん妄が起きる。

2 複数薬剤の内服中なら常に薬物相互作用を考慮する

　高齢者では複数の薬剤が処方されていることが多いため，薬剤同士の相互作用が起こりやすい。表65-1は米国で高齢者が薬剤の相互作用のために緊急搬送されたワースト10である。ワースト5までがワーファリンと他の薬剤の相互作用であることは注目すべきである。救急室にワーファリン内服中の患者が

表65-1　介護老人保健施設における危険な薬物相互作用ワースト10

1.	ワーファリン−NSAIDs	→消化管出血↑
2.	ワーファリン−サルファ剤	→出血傾向↑
3.	ワーファリン−マクロライド剤	→出血傾向↑
4.	ワーファリン−キノロン剤	→出血傾向↑
5.	ワーファリン−アレビアチン®	→出血傾向↑，アレビアチン作用↑
6.	ACE阻害剤−K製剤	→血清中のK↑
7.	ACE阻害剤−スピロノラクトン	→血清中のK↑
8.	ジギタリス製剤−アミオダロン	→ジギタリス毒性↑
9.	ジギタリス製剤−ベラパミル	→ジギタリス毒性↑
10.	テオフィリン−キノロン剤	→テオフィリン毒性↑

(Gurwitz JH, et al：Incidence and preventability of adverse drug events in nursing homes. *Am J Med* 109：87-94, 2000)

受診してきたら，他の薬との相互作用で何か起きたのではないかと疑い，救急室で他の薬剤を処方して返すときに，相互作用で嫌なことが起きないか考えることが必要である。

筆者は表65-2のような薬物相互作用の事例も経験している。

表65-2 薬物相互作用の事例

薬物相互作用を考慮すべし！
- 肝硬変（アルダクトンA®），高血圧（ACE阻害剤）→高K血症
- 高血圧（Caブロッカー），過活動膀胱（αブロッカー）→腰椎圧迫骨折
- 高血圧（Caブロッカー），心房細動（ジギタリス製剤）→大腿骨頸部骨折
- 高血圧（Caブロッカー），緑内障点眼薬（βブロッカー）→失神発作
- 心房細動（ワーファリン），膀胱炎（クラビット®）→血尿

③ 副作用で注目すべき薬剤

表65-3は高齢者が副作用で入院加療にまで至る薬剤群である。利尿薬，ワーファリン，NSAIDsがワースト3であることは知っておくべきである。

表65-3 高齢者の薬物副作用による入院

1. 利尿剤
2. ワーファリン
3. 非ステロイド性抗炎症薬（NSAIDs）
4. 抗癌剤
5. 糖尿病薬
6. 心血管性薬
7. 抗てんかん薬
8. 免疫抑制薬
9. 抗菌薬

（Blenkiron P：The elderly and their medication：understanding and compliance in a family practice. *Postgrad Med J* **72**：671-676, 1996 より改変）

④ 高齢者の転倒では使用薬を疑う

表65-4は薬剤のために転倒して（外傷で）搬送されるものである。

筆者の経験では内科からの降圧薬を服用していた患者が，泌尿器科から前立腺肥大の薬を処方されて起立性低血圧が起こり転倒する事例が多いと感じている。

表65-4 高齢者転倒のリスクが高い薬剤

1．血圧降下薬
2．解熱鎮痛薬
3．血糖降下薬
4．前立腺肥大治療薬
5．睡眠導入薬
6．抗うつ薬

(Juurlink DN, et al：Drug-drng interactions among elderly patients hospitalized for drug toxicity. *JAMA* **289**：1652-1658, 2003/Gaeta TJ, et al：Potential drug-drng interactions in elderly patients presenting with syncope. *J Emerg Med* **22**：159-162, 2002)

[推奨文献]
1) Samaras N, et al：Older patients in the emergency department：a review. *Ann Emerg Med* **56**：261-269, 2010
2) Wallace J, et al：Appropriate prescribing and important drug interactions in older adults. *Med Clin North Am* **99**：295-310, 2015
3) Benetos A, et al：Polypharmacy in the aging patient：management of hypertension in octogenarians. *JAMA* **314**：170-180, 2015

case 66 「排尿時にプツプツした感じがする」

症状

その他の救急疾患

59歳，男性
既　往　喫煙歴，アルコール歴以外に特記すべきことなし。
病　歴　午後9時に「数日前から排尿時にプツプツした感じがする」という主訴で夜の救急室を受診した。仕事でひどいストレスが続いているという。
所　見　意識清明，血圧 138/82，脈拍 76/分，呼吸 16/分，体温 36.9℃
　　　　身体診察では腹部に異常を認めない。
経　過　研修医はその病院の心療内科に受診を勧めた。
　　　　数週間後に病院の廊下で同じ患者とばったり出会い，患者から「先生，大腸癌で明後日手術するんです」といわれる。

Q この患者には何が起きていたのでしょう？
　　この研修医のアプローチで改善すべき点は何でしょう？

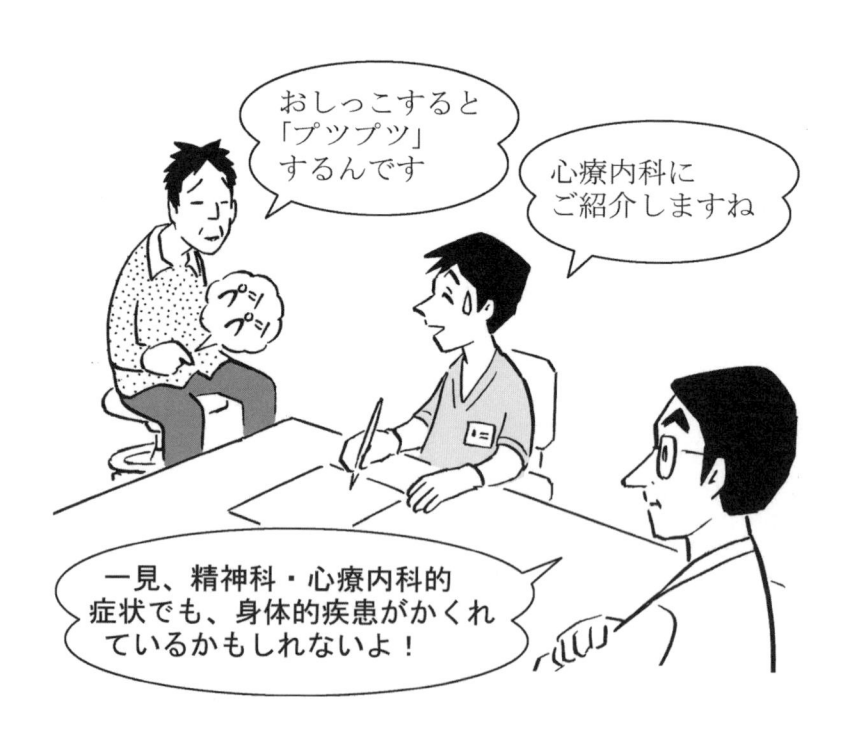

> おしっこすると「プツプツ」するんです

> 心療内科にご紹介しますね

> 一見、精神科・心療内科的症状でも、身体的疾患がかくれているかもしれないよ！

case 66

精神科？ 心療内科？の患者への対応術を磨くべし

救急治療

その他の救急疾患

　この患者は救急室受診の時点で，大腸癌が膀胱に浸潤し大腸膀胱瘻ができていたため，排尿時に大腸内のガスが混入する気尿症が起きていたのである。一見，精神科疾患，心療内科疾患と思われる患者は，やはりほとんどが精神科疾患，心療内科疾患である。しかし，稀にこういう深刻な身体疾患の患者がいて，医師が患者や家族をひどく傷つけてしまうことがある。初期研修時代にこそ，忙しい救急室でもこういう患者の対応で大きな間違いを犯さない診療姿勢を習得すべきである。

1 精神科？ 心療内科？ の患者でのトラブル

　救急室で研修医の先生方が巻き込まれるトラブルには，以下の5つのパターンがあるようである。

❶ 一見，精神科，心療内科に見える症状で受診して器質的疾患や薬物中毒を見逃す（例：case 3 参照）
❷ 深刻な疾患を「過換気症候群」と誤認する（例：case 54 参照）
❸ すでに精神科，心療内科に通院中なので，今回の訴えも精神科，心療内科疾患によるものと決めつけて身体疾患を見逃す（例：統合失調症の急性心筋梗塞，急性虫垂炎）
❹ 精神科疾患特有の救急受診を見逃す（例：統合失調症の水中毒，異物誤食による腸閉塞）
❺ 精神科，心療内科の治療薬の副作用を誤認する（例：躁うつ病のリチウム中毒，悪性症候群，セロトニン症候群）

2 Dr. Peter Rosen の言葉

　筆者は若い時代にデンバー総合病院の救急室で Dr. Peter Rosen（Rosen's Emergency Medicine の Rosen は彼の名前である）の診療に付いて研修する機会を得た。彼は「重篤な状態で受診する患者では皆が注目し，慎重な対応をするのでほとんど間違いが起きないが，一見軽症者では，医師も看護師も油断して手遅れにする間違いが多く，医事紛争になりやすい」と言って，軽症者ほど特に慎重な診療をしていた。

　彼が『Minor Emergencies』（Philip Buttaravoli 著，大滝純司監訳，斉藤

裕之編，医歯薬出版，2009年）という本の序文に「軽症の救急患者に重大な問題が隠れている可能性を否定するための診療を，あまり時間と費用をかけずに適切に行うには高度の専門知識と経験が必要です」と書いているように，「高度の専門知識と経験」が不十分な研修医の先生方は，救急室に受診してくる一見軽症患者を軽く診てはいけないのである。

③ 精神科？ 心療内科？ の患者ではないかと思ったとき

　筆者も最近になって重症な救急患者より軽症にみえる患者が怖いと感じるようになった。ほぼ間違いなく精神科か心療内科の患者だと思っても，必ず以下のような説明をするように決めている。

　「今日の症状で考えられる救急の身体の病気を探す検査をしましたが，異常が見つかりませんでした。よかったですね。明日から内科外来で，救急ではない身体の病気探しを続けてやりましょう。そして，もう一つの可能性として，心の健康を損なったときにも身体の病気のような症状が出ることがあります。その可能性も考えて，一度，精神科か心療内科にも受診しましょう。身体と心の両面から病気探しをしましょう」。この説明をしておけば，結論がどちらになっても必ず感謝される。

④ To understand all is to forgive all（推奨文献2）より）

　「どうしてこれくらいの症状で救急室に受診したんだ！」「どうしてこれくらいでこんな時間に受診するんだ！」という怒りがこみ上げてきたら，自分が医事紛争に巻き込まれる可能性が高い危険な状態に入っていると銘記すべきである。憤りながらの診療は必ず間違いを犯す診療になるからである。理解できない患者を理解するためには，まず許すことである。

　ある日，若い医師らから「とても手に負えません，先生，診てください」と言われて診た患者がいた。中年の女性で確かに攻撃的で会話にならない状態で，最初は困り，精神科疾患や人格障害ではないかと疑ったが，「まず許して」優しく話を聴く努力をした。結果，過去1年半の間に，父親が医療事故で亡くなったこと，患者自身が子宮筋腫の手術で腹腔にガーゼを置き忘れられて除去されるまで長い期間，苦しんだことを聴き出し，「短期間にこの2つの経験をされると，誰でも医療不信になりますね」と言うと，涙をこぼして「医者にそのような言葉をかけてもらったのは初めてだ」と言われ，その後はまったく普通の患者になった。

5 演技力の習得

　研修医の先生方は「医師の仕事が癒し屋を何万回も演じるプロ」だと銘記するべきである。演技が上手な上籍医をまねて，優しい医師を演じて，やがて演技が板についてきて，自分自身の人生経験の積み重ねから，患者の心情が手に取るようにわかるようになり，演技でなく自然にできるようになったら，医師として一人前になったと考えるべきである．一人前の医師への近道はない．

[推奨文献]
1) 中村陽子（訳），太田　凡（監訳）：case 6 泣き虫がもう一人：ER・救急のトラブルファイル―診察室のリスクマネージメント．メディカルサイエンスインターナショナル，pp 18-20, 2007
2) 中村陽子（訳），太田　凡（監訳）：case 10 そう言ったじゃない．ER・救急のトラブルファイル．メディカルサイエンスインターナショナル，pp 29-31, 2007

11 検査(1)画像検査

case 67　バイク事故で呼吸困難

case 68　X線撮影の指示の出し方が鍵！

case 69　単純X線写真のみかた

case 70　外傷後，歩行可能な股関節痛，X線で骨折は認めない

case 71　大動脈解離を疑って胸部CTスキャンをしたが…

case 67 バイク事故で呼吸困難

症状

検査(1)
画像検査

29歳，男性
病　歴　バイクの運転中，トラックにはねられて救急室に運ばれてきた。
所　見　意識清明だが呼吸困難で苦悶状態。血圧60/？触診，脈拍124/分，呼吸36/分，SpO_2 81，体温37.2℃。軽いチアノーゼあり。頸部の触診で気管がやや左に偏位，右の呼吸音が弱い。
経　過　担当医は輸液ルートを確保し，マスクで10 l/分の酸素を投与して，X線室にポータブルでの胸部撮影を依頼したところ，電話に出た放射線技師が，「今日は技師が少ない日だから，できるなら患者をX線室に連れて来てもらえないか？」と言う。X線撮影が終了して緊張性気胸とわかり，救急室に戻る途中で意識がなくなり，下顎呼吸となった。

Q 救急室でポータブル撮影にするか，X線室まで行くかはどこで決めますか？

撮影室

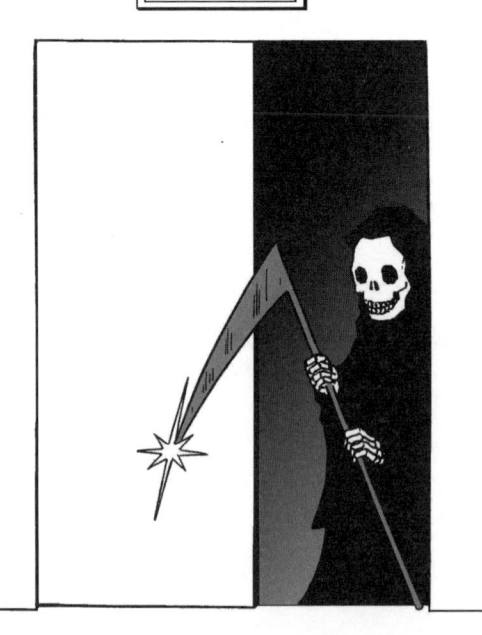

病院の中で最も危険な場所，
それはX線室，CT室

ポータブル撮影にするか，X線室まで行かせるか

case 67
救急治療

検査（1）
画像検査

1 病院の中で最も危険な場所，それはX線室

　質問の答えはどんな教科書にも書かれていないはずである。しかし，救急室の中や救急室のすぐ近くにX線室がない病院では，この判断で患者が危険な状態になったり助かったりするので，重要な判断なのである。誰が言い出したのか，「病院の中で最も危険な場所，それはX線室」，という有名な言葉がある。おそらくこの症例のようなことを，あるいは，X線撮影中に心肺停止して，心肺蘇生の道具や酸素，吸引の設備がないために救急室に患者を戻すか，それらの道具を救急室から運んでくる間に時間を無駄にして，最悪の結末となった患者を何例も経験した医師が言い出したのであろう。筆者も何例か経験している。

　このようなことを少しでも少なくするためには，救急室の中，あるいは救急室のすぐ近くに，X線撮影室やCTスキャン室を作ること，X線撮影室やCTスキャン室にも心肺蘇生の道具や酸素，吸引の設備を置くことと，医師がX線室までの往復の間に急変する可能性がどれくらいあるかを見積れる正確な判断力をつけることが必要である。

　外傷でショック状態の患者，急性心筋梗塞，大動脈解離，肺塞栓，重症左心不全や重症呼吸不全で酸素を投与してもチアノーゼがとれない患者などでは，たとえX線写真の質が落ちても，筆者はポータブル撮影をすべきと思う。

2 緊張性気胸の診断はX線でなく臨床症状で

　緊張性気胸の診断はX線撮影に頼るべきではないと思う。最も重要なサインは，この症例に認められているように頸部での気管の偏位であり，胸部外傷患者でショック＋頸部気管の偏位，あるいはショック＋胸壁の皮下気腫の患者では，X線撮影の時間を惜しんで胸腔ドレナージチューブを挿入すべきである。もし，胸腔ドレナージチューブの挿入ができないならば，せめて第2肋間鎖骨中線で太めの静脈留置針を数本挿入して減圧を図り，致命的にならぬようにして，胸腔ドレナージチューブを挿入できる医師を待つべきである（case 38，case 41参照）。

case 68 X線撮影の指示の出し方が鍵！

症状

検査（1）
画像検査

23歳，女性
病　歴　交通事故で運ばれてきた。
所　見　意識清明。血圧 90/70，脈拍 114/分，呼吸 34/分，SpO$_2$ 96，体温 37.2℃。左の呼吸音が右に比べて弱い。
検　査　（臥位）胸部X線撮影：左第5，6肋骨骨折あり。気胸や血胸は認められない（図68-1）。

Q X線撮影の指示の仕方をどう思いますか？
あなたが担当医ならどういう撮影の仕方を指示しますか？

X線撮影の指示の仕方

血気胸では座位か立位

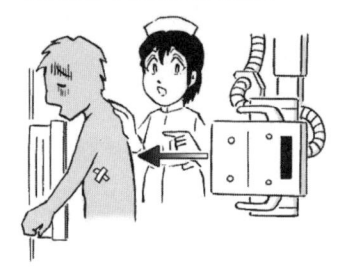

急性腹症には腹単よりKUB

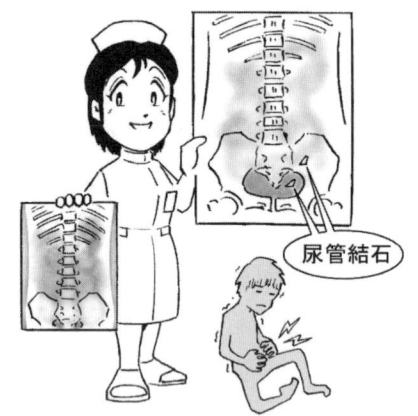

尿管結石

X線撮影の指示の仕方が勝負

case 68

救急治療

検査（1）
画像検査

1 臥位の胸部撮影 ➡ 血気胸の有無，程度はわからない

　　血気胸を臥位の胸部撮影で判断しようとすると，胸腔の血液が背側全体に流れてしまうため，大量にならないとはっきりした左右の肺野の透過性の違いが生じない。また，気胸は胸腔に貯留した空気が，臥位では前（上）側に移動するため小さい気胸は見逃しやすく，かなりの大きな気胸も，小さい気胸だと読影してしまうことが多い（図68-1）。血気胸を疑ったら，患者の状態が許すなら座位か立位で，無理ならdecubitus viewやCTスキャン（図68-2）をとるべきである。

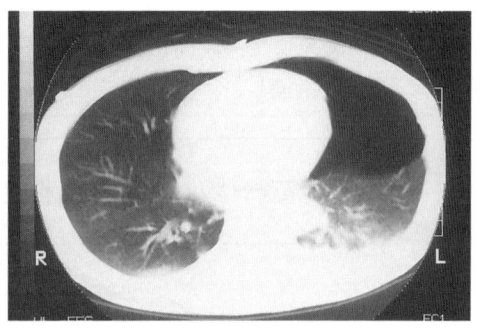

図68-2　外傷性気胸，血胸
臥位胸部X線でやっと認められるくらいの気胸も，CTでは大きな外傷性気胸であることがわかる

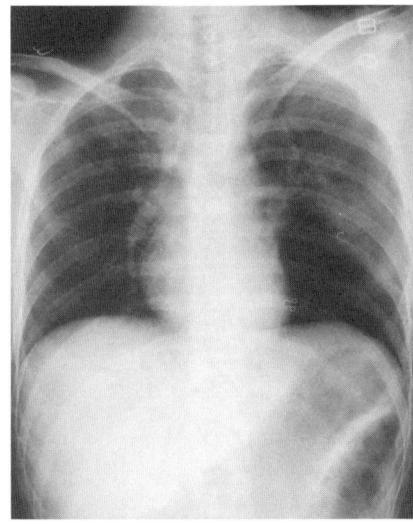

図68-1　臥位の胸部X線像
気胸がかすかに認められるが，わかりにくい

2 急性腹症におけるX線撮影指示 ➡ KUBを忘れない！

　　主訴が上腹部痛でも下部尿管結石のための水腎症や卵巣捻転の関連痛の場合もある。小骨盤腔付近の石灰化像が診断の手がかりになるのでKUBを指示すべきである。筆者は立位胸部正面，立位腹部正面，KUBの3枚を指示する。

［推奨文献］
1) Rodriguez RM, et al：A pilot study to derive clinical variables for selective chest radiography in blunt trauma patients. *Ann Emerg Med* 47：415-418, 2005
2) Kellow ZS, et al：The role of abdominal radiography in the evaluation of the nontrauma emergency patient. *Radiology* 248：887-893, 2008

case 69 単純 X 線写真のみかた

症状

検査 (1) 画像検査

58歳，女性
既　往　7年前から糖尿病でインスリン使用中。
病　歴　2日前からの側腹痛と発熱で救急室を受診した。
所　見　血圧 110/80，脈拍 114/分，呼吸数 28/分，SpO_2 97，体温 39.2℃。左の側腹部に圧痛，左の背部に叩打痛あり。
検　査　糖尿（＋），尿ケトン（－），尿沈渣：白血球多数，細菌多数
　　　　白血球数 26,000，BUN 23，Cr 1.4，血糖 220，KUB 正常
経　過　糖尿病患者の急性腎盂腎炎として，トブラシン® 60 mg 筋注を1日3回の指示で内科病棟に入院した。高熱が続き，激しい左側腹痛を訴えて左側腹が赤く腫脹してきたため，泌尿器科医にコンサルテーションとなった。泌尿器科医は救急室で来院時に撮影された KUB を見て，左の腎臓に一致して気腫像があると指摘し，手術することになった。

Q 左腎に一致してみられた気腫像は何だと思いますか？

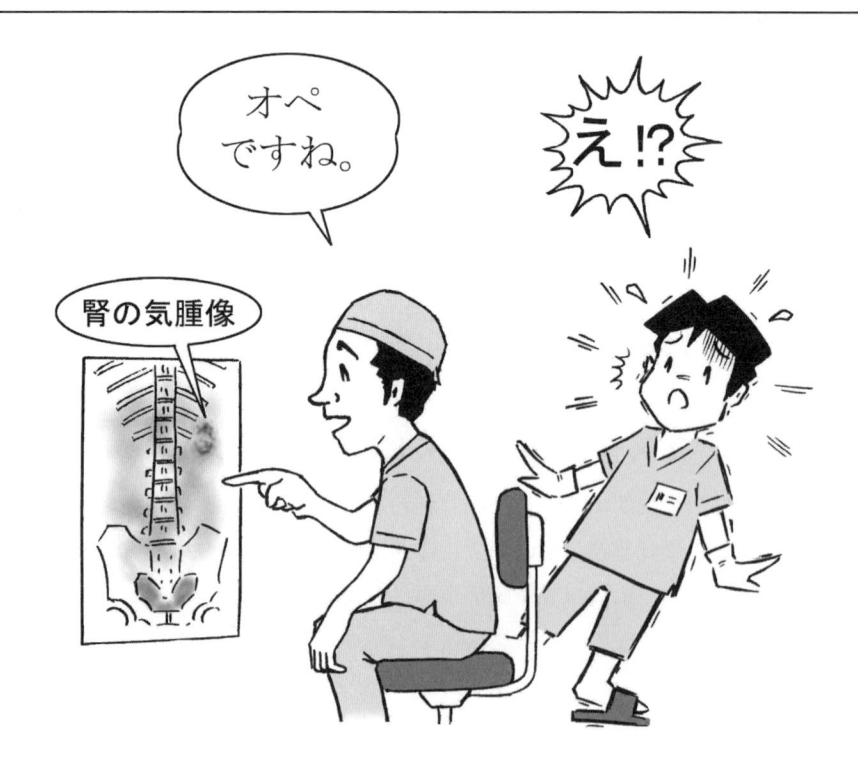

単純撮影の読影に強くなれ！

case 69

救急治療

検査（1）
画像検査

稀な病気や外傷でも，それが重篤なものであるならば，救急室での1枚の単純撮影の読影で大きく予後が左右される。以下に単純撮影で診断できる危険な救急疾患や外傷をいくつか挙げてみよう。

1 外傷での胸壁の皮下気腫（どんなに小さくても意味がある）

肺野に気胸のラインが見つからなくても必ず気胸がある。やがて緊張性気胸になり得る（図69-1，図69-2）。

2 外傷性大動脈損傷

左の鎖骨下動脈の直下で損傷することが多く，縦隔拡大，大動脈球の不鮮明化，左血胸，apical cap，気管や鼻胃チューブの右への偏位，左主気管支の下への偏位，第1, 2肋骨を含む肋骨骨折などが特徴である（図69-3，図69-4）。

3 縦隔の拡大 ＋ 左胸水（血胸）

解離性大動脈瘤で左胸腔に破裂するとX線で縦隔の拡大と左血胸が認められる（図69-5，図69-6）。

4 Aortic knob の石灰化の移動（大動脈解離）

大動脈解離によって内膜の石灰化が移動して，外膜との距離が4 mm以上となる（図69-7）。

5 特発性食道破裂

突然の激しい心窩部～胸痛で，縦隔気腫と左胸水＋気胸（hydropneumothorax）が認められる（case 23 参照）。

6 胆嚢か胆道系にガスが認められる

糖尿病患者で右上腹部痛，発熱，黄疸で胆嚢～胆道にガスが認められる場合は気腫性胆嚢炎（emphysematous cholecystitis）と呼び，*E. coli* や *Klebsiella* などの重篤な感染で胆嚢が壊死に陥ることが多く，早期の手術が望ましい。

case 69 救急治療

検査(1) 画像検査

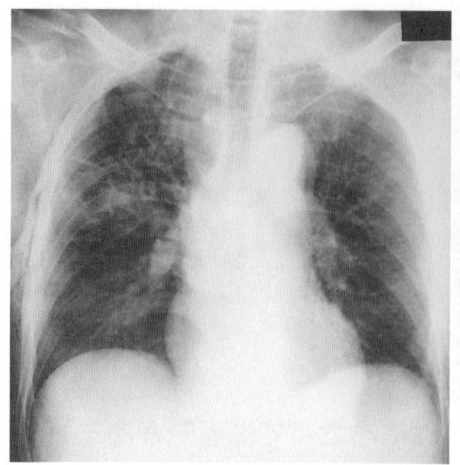

図 69-1　右胸壁の皮下気腫

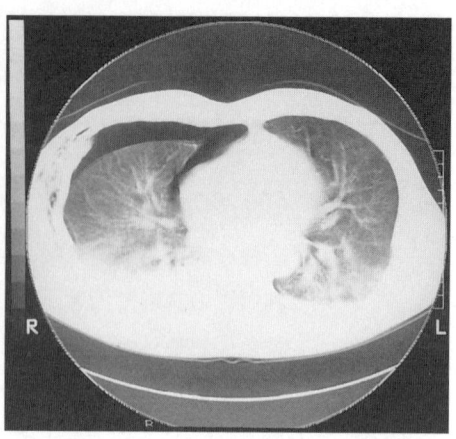

図 69-2　右に皮下気腫と気胸が存在

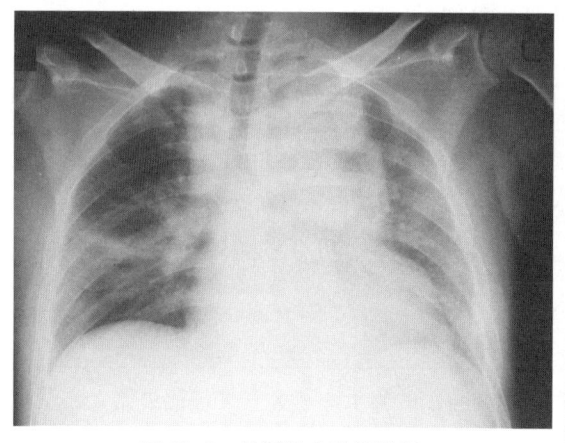

図 69-3　外傷性大動脈損傷

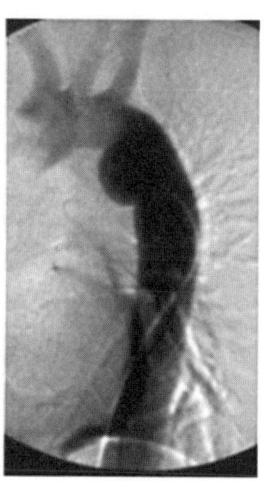

図 69-4　外傷性偽大動脈瘤

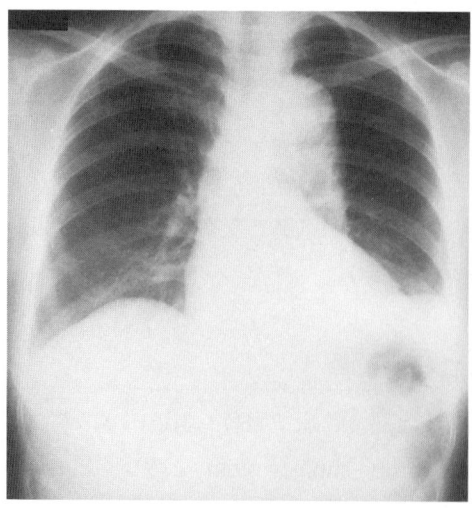

図 69-5　縦隔の拡大と左胸水

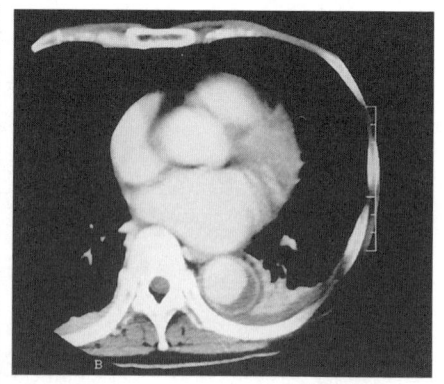

図 69-6　エンハンスメント胸部 CT スキャン
解離性大動脈瘤の true lumen と false lumen がはっきりわかる。左胸腔に血胸もあり、解離した大動脈からの leak と思われる。急死する可能性がある

大動脈解離前　　　　　　　　　　　　大動脈解離直後

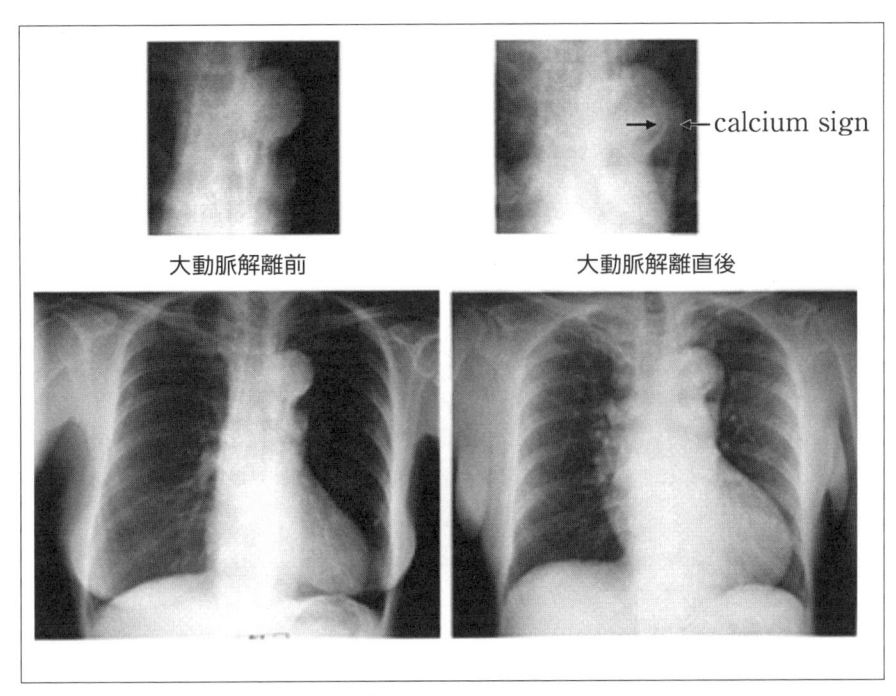

図 69-7　calcium sign

7 腎臓に一致してガスが認められる

　ここに挙げた症例のように気腫性腎盂腎炎（emphysematous pyelonephritis）と呼び，早期に泌尿器科医にドレナージ手術をしてもらうべき重篤な感染である．糖尿病患者に多くみられる起炎菌は，やはり *E. coli* や *Klebsiella* などが多い．もし腹部外傷患者で特に右の腎周囲にガス像が認められる場合は後腹膜気腫（pneumoretroperitoneum）であり，十二指腸の後腹膜への穿孔を考える有名な所見である．

[推奨文献]
1) 林　寛之：外傷患者に胸部 X 線はルーチンか？ Step Beyond Resident 5．羊土社，pp 72-76, 2008
2) 林　寛之：大動脈断裂の Myth. Step Beyond Resident 5．羊土社，pp 77-81, 2008
3) Wittels K：Aortic emergencies. *Emerg Med Clin North Am* 29：789-800, 2011
4) Griffin SM, et al：Spontaneous rupture of the oesophagus. *Br J Surg* 95：1115-1120, 2008
5) Carrascosa MF, et al：Emphysematous cholecystitis. *CMAJ* 184：E81, 2012
6) Huang JJ, et al：Emphysematous pyelonephritis：clinicoradiological classification, management, prognosis, and pathogenesis. *Arch Intern Med* 160：797-805, 2000

case 70 外傷後，歩行可能な股関節痛，X線で骨折は認めない

症状
検査（1）画像検査

64歳，男性

病　歴　午後4時ごろ，自転車に乗っていて誤って右側に転倒した。起き上がろうとしたら右下肢の付け根に痛みを感じた。自分で自転車をひいて自宅まで帰ったが，痛みがかなり強くなったため，その日の午後8時に救急室を受診した。

所　見　少しびっこを引いて診察室に入ってきた。血圧 140/80，脈拍 86/分，呼吸 24/分，体温 36.6℃。右の股関節はどの方向に動かしても痛みがあり，股関節付近に軽度圧痛がある。しかし腫脹はない。

検　査　骨盤〜股関節のX線撮影：骨折は認められず（図70-1）。

経　過　「打撲」という診断で鎮痛薬のみ処方して帰した。3日後に近医より，骨折ありという診断で整形外科外来に紹介されてきた（図70-2）。

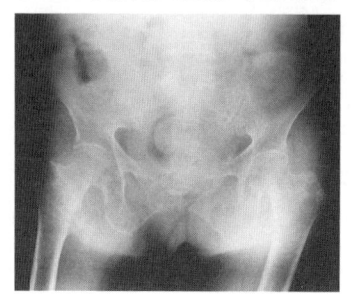

図 70-1　初診時X線写真

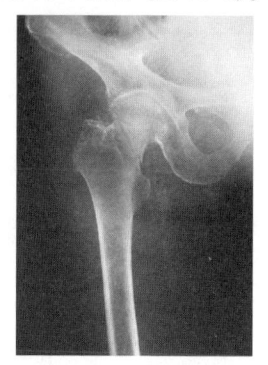

図 70-2　2回目の受診時のX線写真

Q どこのどういう骨折だと思いますか？

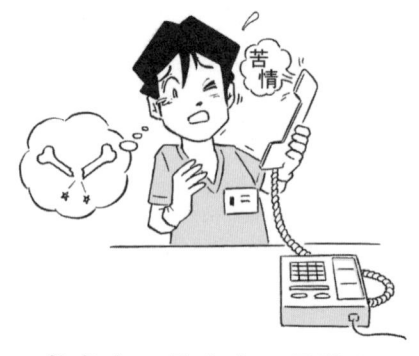

救急室で最も多い見逃し，それは骨折

救急室で最も多い見逃し，それは骨折

case 70

救急治療

検査（1）
画像検査

1 大腿骨頸部骨折でも歩ける場合がある

ほとんどの大腿骨頸部骨折では直後から歩行不能となり救急車で搬送されるため，診断は容易だが，提示症例は**大腿骨頸部の** nondisplaced or impacted fracture と呼ばれているもので，疼痛が軽く，自力歩行可能で，初診時によく見逃される有名なものである。臨床上，大腿骨頸部骨折が疑われる患者で，X 線撮影で骨折がはっきりしない 73 名に MRI を施行したところ，大腿骨頸部に 17 例，寛骨臼に 18 例，骨折が見つかったという報告がある。X 線写真で骨折の有無がはっきりしない場合には，平日日中ならば整形外科医に CT スキャンや MRI の施行に関して相談するべきである。当直時間帯なら朝まで救急室の観察ベッドで安静にして翌朝，相談すべきである。

2 救急室で最も多い見逃し，それは骨折

米国のある報告では，救急室で最も多い見逃しは骨折という。その報告の中で，162 例の骨折の見逃しで最も多かったのは肋骨の 23 例であった（表 70-1）。

表 70-1 骨折の見逃し

肋骨	23 例
肘関節部	19 例
趾骨か指骨の関節部	19 例
足関節の内外顆	12 例
手根骨	10 例

救急室でこのような骨折の見逃しを減らすために，米国では以下のように指導している。

❶ 頸椎の X 線撮影では必ず第 7 頸椎まで写っているか確認する。
❷ 手関節外傷 ➡ 橈骨骨頭をチェック
❸ 尻もちをついた外傷 ➡ すべての脊椎チェック
❹ 顔面〜頭部外傷 ➡ 必ず頸椎チェック
❺ 骨盤骨折 ➡ 必ず股関節をチェック
❻ 股関節外傷 ➡ 骨盤と大腿骨遠位部もチェック
❼ 膝関節外傷 ➡ 股関節と足関節もチェック
❽ 肩外傷 ➡ 肩鎖関節もチェック
❾ 転落で踵骨骨折 ➡ 胸腰椎チェック

③ 骨折は X 線撮影の指示の出し方が勝負

　骨折の診断は以下の3ステップである。まず，前述の受傷機転から骨折部位を予想すること，次に診察で最も痛がる部位から骨折部位を予想すること，そして最後にどの撮影方法を指示したら骨折が描出されるか考えて指示を出すことである。表70-2に挙げたように，疑った骨折に特有の撮影方法もあるので，その指示もしないと，X線写真ができてから上籍医に追加撮影を命ぜられ，患者，家族，そして放射線技師，看護師から信用をなくすことになる。研修医の先生方は，受傷機転を聴き，診察で最も痛がる部位を探したら，その時点で上籍医に撮影の指示の仕方を相談するべきである。またベテランの放射線技師が当直の場合には，彼らからアドバイスをもらうことも忘れてはならない。

表70-2 骨折部位による撮影方法

撮影の指示の出し方が勝負！
頭蓋骨骨折→タウン撮影
頸椎骨折→第7頸椎まで撮影
顔面骨骨折→ウォーターズ撮影
下顎骨骨折→パノラマ撮影
肩鎖関節損傷→立位，両側撮影
脊椎圧迫骨折→胸腰椎移行部
肩甲骨骨折→肩甲骨軸写
膝蓋骨骨折→膝蓋骨軸写
踵骨骨折→踵骨軸写
舟状骨骨折→舟状骨撮影
小児の四肢骨折→両側撮影して比較

［推奨文献］
1) Cannon J, et al：Imaging choices in occult hip fractures. *J Emerg Med* **37**：144-152, 2009
2) Tyson S, et al：Easily missed fractures of the upper extremity. *Radiol Clin North Am* **53**：717-736, 2015
3) Yu JS：Easily missed fractures in the lower extremity. *Radiol Clin North Am* **53**：737-755, 2015

case 71

大動脈解離を疑って胸部CTスキャンをしたが…

症　状

検査(1)
画像検査

81歳，女性
既　往　高血圧で不規則な内服加療中
病　歴　トイレで排便中に胸背部痛が出現し，家人の車で深夜の救急室に受診した。
所　見　意識清明，血圧 156/86，脈拍 92/分（整），呼吸 20/分，体温 36.1℃，SpO_2；96。心肺の聴診では著変なし。
経　過　研修医は心電図，胸部X線撮影を行い，上籍医と相談して大動脈解離を疑って胸部CTスキャンを施行することにした。上籍医と研修医はできあがった胸部単純CTスキャン（図）を見て，異常なしと判断し，患者は午前2時に帰宅することになった。
　　　　翌朝，放射線科医が夜間に行われたこの患者の胸部CTスキャンを見て，研修医に慌てて電話をかけてきた。

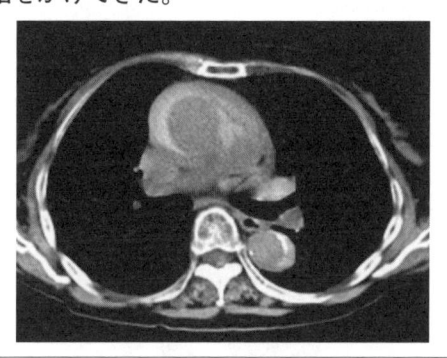

Q この患者には何が起きていたのでしょう？
この研修医のアプローチで改善すべき点は何でしょう？

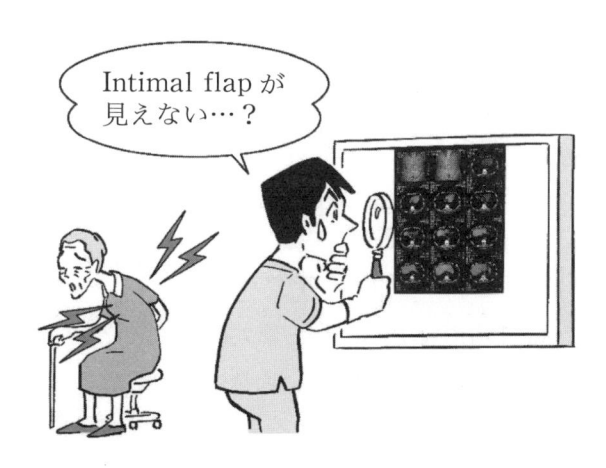

Intimal flap が見えない…？

case 71 単純CTスキャンで大動脈解離を否定しない

救急治療

検査(1)
画像検査

　翌朝，放射線科医は提示症例の胸部単純CTスキャンで急性血栓閉塞型の急性大動脈症候群と読影したのである．大動脈起始部の周辺が少し高吸収域でとり囲まれていること，胸部大動脈の石灰化の位置が内側へ移動していることから，この単純CTスキャンでも読影力のある医師が見ると一目瞭然なのである．

1 大動脈解離を急性大動脈症候群として捉える

　図71-1に示すように，大動脈壁潰瘍，大動脈壁内血腫，大動脈解離の3つを急性大動脈症候群として捉えておくとわかりやすい．このうちCTスキャンでintimal flapが見えるのは大動脈解離だけであり，提示症例のような大動脈壁内血腫（急性血栓閉塞型）ではintimal flapは認められず，読影は新鮮な血栓が単純CTスキャンで，やや高吸収域になることに注目しなくてはならず，単純CTスキャンだけでは難しいものとなり見逃される確率が高くなる．

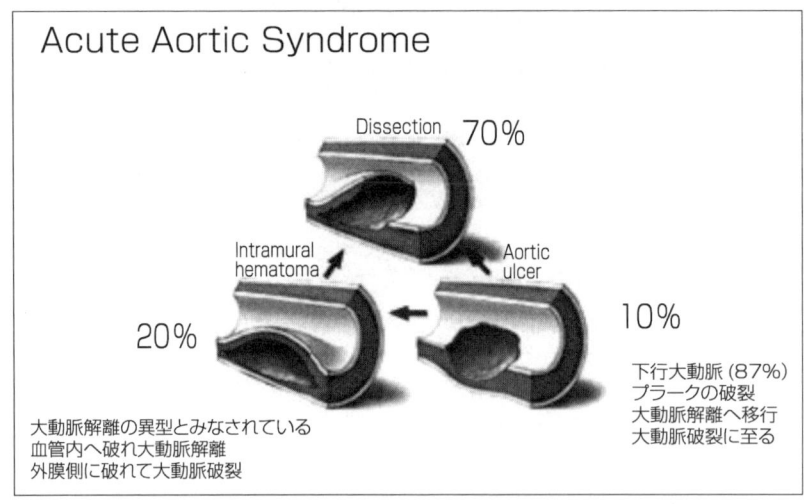

Haro LH, et al : challenges, controversies, and advances in aortic catastrophes.
Emerg Med Clin North Am **23**:1159-1177, 2005

図71-1　急性大動脈症候群

2 急性大動脈症候群診断のピットフォールズ

　突然発症，移動する痛み，脈拍の欠損や血圧の左右差，胸部X線撮影での縦隔拡大，d-Dimer上昇などで，典型例での診断は何科の医師になってもはずしてはいけない．しかし，痛みを訴えない急性大動脈症候群のような熟練医

でも難しいものがあることを銘記すべきである。研修医の先生方が巻き込まれる急性大動脈症候群のピットフォールを整理すると表 71-1 のようになる。

表 71-1　大動脈解離診断のピットフォール

❶ 腰背部痛で「整形外科的疼痛」と誤診する
　→体動で影響を受けない背部痛に注目
❷ 胸痛と胸水で「肋膜炎」と誤診する（case 69 の図 69-5，図 69-6 参照）
　→縦隔陰影の読影に注目
❸ 片麻痺で受診し「脳梗塞」と誤診する
　→胸背部痛の先行，左右の血圧測定
❹ 「良性のめまい」と誤認する（case 13 参照）
　→高齢者の初めての「めまい」＋低血圧に注目
❺ 単純 CT スキャンで急性血栓閉塞型を見逃がす
　→必ず造影 CT スキャンも施行する

③ 画像診断の限界を知るべし

　急性大動脈症候群の大動脈壁潰瘍の場合や脳動脈瘤の切迫破裂の場合には，画像診断でははっきりした所見がないことが予想される。したがって，疑わしい症状で受診した患者が画像診断で異常が認められない場合にも「まだ完全に否定できていない」という慎重な姿勢が必要である。急性大動脈症候群，肺塞栓，脳動脈瘤破裂などの致命的な疾患を疑って，画像診断した場合には「画像上異常なし＝疾患が否定できた」わけではないと銘記すべきである。決して研修医の先生方だけで読影して帰してはならない。夜間なら少なくとも明朝まで帰さず，朝一番にその領域の専門医に再評価してもらうべきである。

④ 画像診断の質を 24 時間維持するために

　提示例のように，画像診断へのアクセスはいいが，夜間，週末なので造影 CT スキャンまでできず，単純 CT スキャンだけで済ませて診断が遅れることや読影力のある医師が画像を見るまで診断が遅れることが起きている。これらを少しでも改善するために，下記のような工夫を提案している救急医もいる。それぞれの施設で話し合ってみてはどうだろう。

救急室における画像診断の読影

・夜間の画像を翌日に放射線科医が読影
　重大なことは電話連絡
・夜間にも放射線科医による読影
　来院，自宅へ画像転送，外部委託
・整形外科医による骨折の有無の読影
・腹部 CT スキャンを腹部外科医が読影
・CT スキャン，MRI は複数科で輪番読影

（志賀隆氏　EM Alliance，メーリングリスト（2010.9.24）より）

［推奨文献］
1) Song JK, et al : Outcomes of patients with acute type a aortic intramural hematoma. *Circulation*　120：2046-2052, 2009

12

検査 (2)血液・心電図

case 72　発症後早期の赤血球数，ヘモグロビン，ヘマトクリット

case 73　慢性腎不全治療中，食欲不振，全身倦怠

case 74　戸外で倒れていて心肺停止状態

case 72 発症後早期の赤血球数，ヘモグロビン，ヘマトクリット

症　状

検査(2)
血液・心電図

23歳，女性

病　歴　約30分前から出現した激しい下腹部痛のため，救急車で来院した。月経が3週間遅れているという。

所　見　血圧80/60，脈拍120/分，呼吸32/分，体温36.1℃。意識清明，顔面蒼白，苦悶状。眼瞼結膜は貧血様。腹部は平坦，下腹部全体に圧痛あり。圧痛の部位に一致して筋性防御と反跳圧痛あり。

経　過　担当医はすぐ異所性妊娠の破裂を考え，輸液ルートを確保，採血し，緊急で血算，血液型などを提出し，ラクテック® を全開で点滴静注し始めた。

検　査　赤血球数445万/mm³，ヘモグロビン13g/dl
貧血がないため，異所性妊娠の破裂は考えられないと判断して輸液のスピードを落とし，外科医に連絡をとった。約40分後に不穏状態となり，血圧を測定すると触診で60/？であった。

Q この患者は何が考えられるでしょうか？

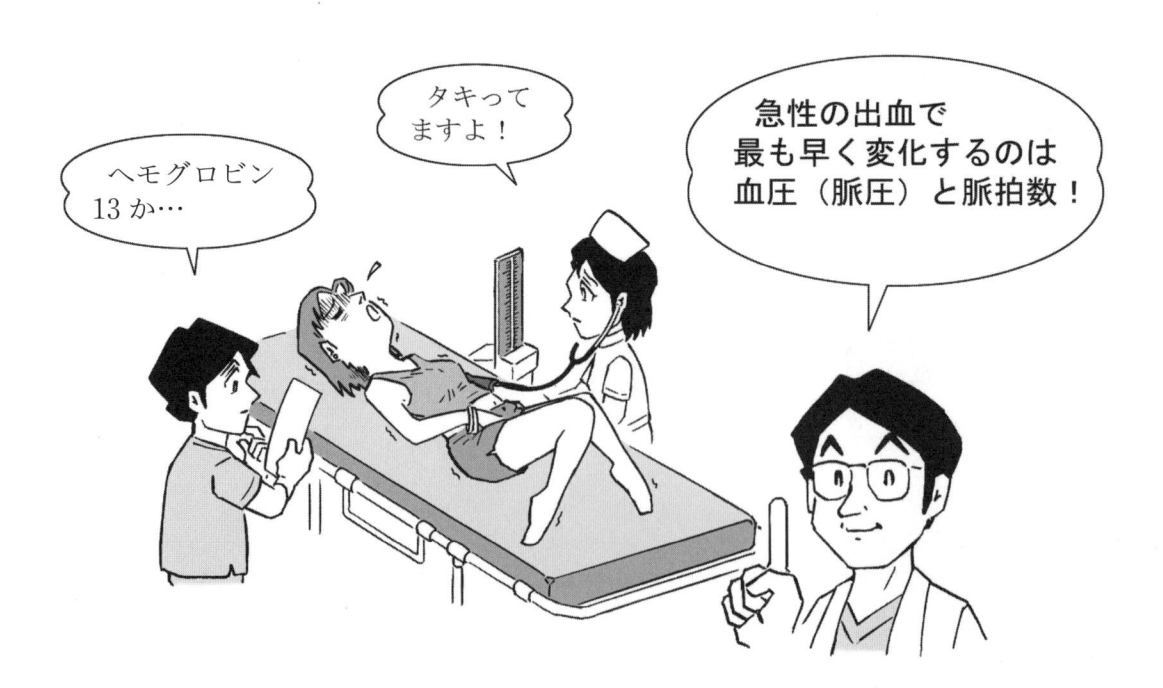

― ヘモグロビン13か…

― タキってますよ！

― 急性の出血で最も早く変化するのは血圧（脈圧）と脈拍数！

発症後早期の1回の血算で急性の出血の有無や出血量の判定をしてはならない

case 72

救急治療

検査（2）
血液・心電図

1 急性の出血で貧血が出現するまでには時間がかかる

　若い女性の下腹部痛は，そうでないとわかるまでは異所性妊娠として扱う（case 28 参照）という鉄則に基づいてスタートしたのは正しかったが，救急室で来院時に採血された血算が正常であったことで出血を否定してしまったところが問題である。赤血球数やヘモグロビンは/mm³，g/dl という単位をみてもわかるように，一定量の血液の中の赤血球数やヘモグロビンの量，すなわち濃度を示すものであるため，急性の出血では大量に出血しても，血液が輸液や間質液の血管内への移行によって希釈されるまでは赤血球数やヘモグロビン，すなわち濃度は下がってこないのである。したがって，この症例もラクテック® が 1,000 ml 入ったころに再度血算を調べてみれば貧血の存在がわかるはずであるが，救急室では出血の有無の判定が必要な場合にそのようなアプローチは許されるべきではない。輸血量が増えるばかりでなく，いたずらに患者を危険にさらすことになるからである。また同じような考え方から，すでに出血があることがわかっている患者の輸血量を決める場合，現在出血がまだ続いている最中に採血された血算は正確ではないといわざるを得ない。すなわち，**1回きりの血算で急性の出血の有無や出血量の判定をしてはならない**のである。

2 急性の出血で最も早く変化するのは血圧（脈圧）と脈拍数

　救急室で働き始めて間もない，検査に頼る傾向が強い時期の若い研修医が頻回に犯す過ちであり，急性の出血が起きたときには血算などよりも，ベッドサイドですぐ測れる血圧（脈圧）と脈拍数が最も早く変化してくることを覚えておいてほしい。この症例のように脈圧が減少し脈拍数が増えている場合は，体位性低血圧の有無をみる（臥位から立位にして，平均血圧が 20 mmHg 下がり，脈拍数が 20/分増えれば陽性，もし立位が無理ならばせめて臥位から座位での変化をチェック）ことによってすばやく判定すべきである。この症例は異所性妊娠の破裂で約 1,800 ml の出血が手術時に確認された。

［推奨文献］
1) Strehlow MC：Early identification of shock in critically ill patients. *Emerg Med Clin North Am* **28**：57-66, 2010
2) Finfer SR, et al：Circulatory shock. *N Engl J Med* **369**：1726-1734, 2013

case 73 慢性腎不全治療中，食欲不振，全身倦怠

症状

検査(2)
血液・心電図

48歳，女性
既　往　慢性腎不全で内科外来に通院中。
病　歴　4～5日前からの食欲不振，全身倦怠のため，日曜日の午後，救急室を受診した。救急外来の待合室で，臥位のまま，約40分待って診察の順番がきた。
所　見　意識清明，血圧100/70，脈拍60/分，呼吸28/分，SpO$_2$ 97，体温35.8℃，胸腹部異常なし。
経　過　担当医は採血を指示し腎機能，電解質を提出した。約30分後，検査結果の報告が来ないうちに不穏状態となり，血圧60/？触診，脈拍40/分（不整）となった。

Q 高K血症が疑われる患者のアプローチをどう思いますか？
急変したこの患者にはどう対処すべきでしょうか？

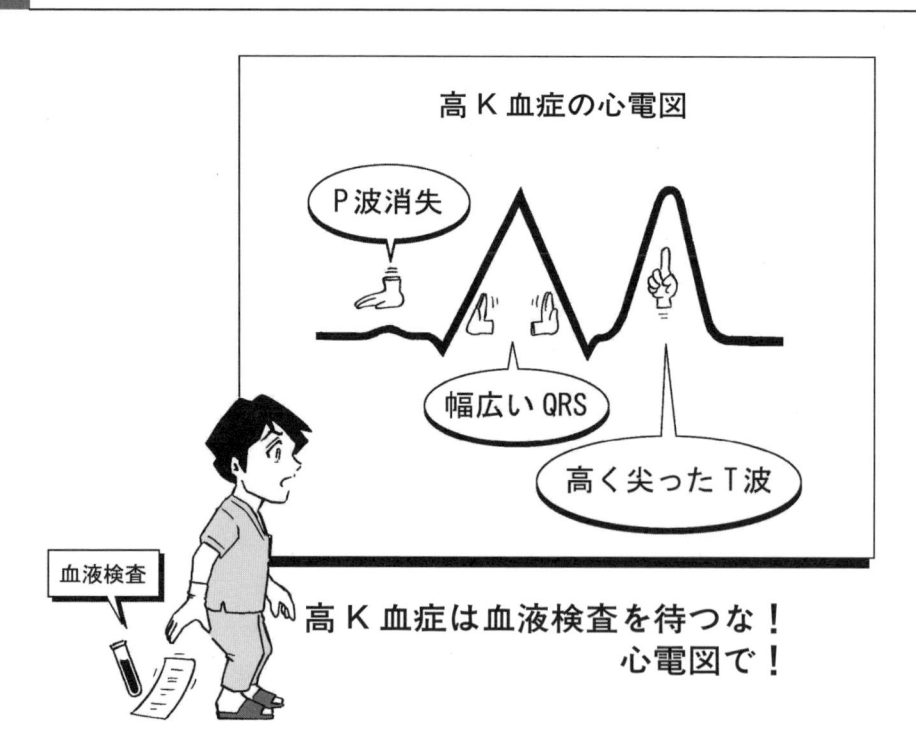

高K血症の心電図

- P波消失
- 幅広いQRS
- 高く尖ったT波

血液検査

高K血症は血液検査を待つな！
心電図で！

case 73 検査結果を待つ時間が命とり

救急治療

検査（2）
血液・心電図

1 高K血症は血液検査を待つな！ 心電図で！

　この症例は，心電図で徐脈，P波の消失，幅広いQRS，そして高く尖ったT波が確認され（図73-1），高K血症と診断された。ただちにカルチコール®，メイロン®が静注され，その後，ブドウ糖とインスリンの点滴静注が開始され，約15分後からP波が出現してきた（図73-2）。救急室では**検査結果を待つ時間が命とり**になる患者がいる。この高K血症はその代表的なものである。

　高K血症を疑った場合は，血液検査を待たず，すぐ心電図チェックなのである。理由は明白である。高K血症の患者は不整脈死するのであり，心電図さえ大丈夫なら高K血症で死ぬことはないからである。もし心電図でしっかりP波が確認できるのなら，血液検査でKが $8\,mEq/l$ とかえってきても慌てる必要はないし，また心電図でこの症例のような変化が出ているのならば，血液検査がわからなくても，あるいは血清K値が $6.4\,mEq/l$ とかえってきていても，すぐこの患者に行われたような治療をすべきである。なぜなら，血清K値が $6.4\,mEq/l$ というのはあくまでも採血されたときの値であって，今もまだ $6.4\,mEq/l$ とは限らないからである。

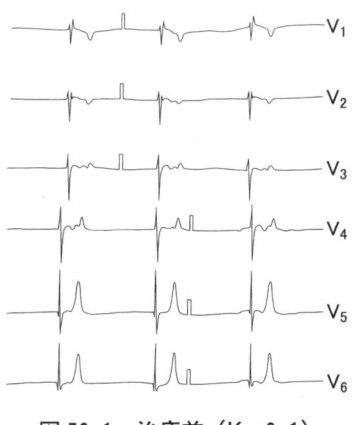

図73-1　治療前（K=8.1）　心電図 $V_1 \sim V_6$

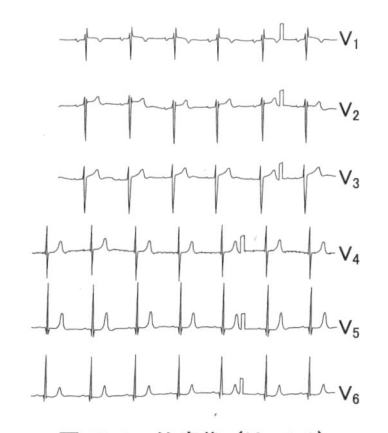

図73-2　治療後（K=4.2）　心電図 $V_1 \sim V_6$

2 高K血症の治療は緊急度に合わせて

　高K血症の場合，心電図でのP波の消失が救急に治療を要する1つの目安といってよい。高K血症の救急治療は**表73-1**のようにまとめることができる。

効果発現時間と効果持続時間から，患者の緊急度に合わせた治療法の選択が必要である．ここに挙げた症例のように，P 波が消失し，循環状態に影響が出ている場合は，当然，表 73-1 の①と②が必要であり，その後に③，④と考慮すべきである．

表 73-1　高 K 血症の救急治療

治療薬	投与法	効果発現	持続時間
①グルコン酸カルシウム	8.5％液 10 ml 静注	1〜3 分	20〜60 分
②インスリン＋ブドウ糖	10 単位インスリン＋50％ブドウ糖 40 ml 静注	10〜20 分	2〜4 時間
③アルブテロール吸入	10〜20 mg を生食水 4 ml 20 分以上かけて吸入	20〜30 分	2〜4 時間
④メイロン®（代謝性アシドーシスのときだけ有効）	50〜100 mEq を 5 分以上で静注	30 分以内	1〜2 時間

③ 腎不全の患者の救急：2 つのタイプ

慢性腎不全の患者が救急室を受診してくる場合は，水と塩が身体に多く貯留しすぎて高血圧，浮腫を伴った呼吸困難（肺水腫）という形でくるものと，この症例のように何かの理由で数日食事が摂れず，いつもより血圧は低めで，浮腫がほとんどなく，全身倦怠が強いもの（高 K 血症）の 2 通りあるように思う．このうち前者はすぐ医師や看護師の注意を引くが，後者はすぐには注目されず，長く待たされやすいために，救急室で高 K 血症の診断，治療が遅れることが多いので注意が必要である．**腎不全→高 K 血症？→心電図チェック**が救急室での鉄則の 1 つである．

④ 腎不全＋「完全房室ブロック？」→重症高 K 血症

腎不全の患者が，重症高 K 血症のために P 波が消失し，幅の広い QRS がゆっくり出ている場合，心疾患による洞停止，あるいは，完全房室ブロックとして循環器の専門医が呼ばれ，ペースメーカーが挿入されてしまうことが少なくない．腎不全の病歴，心電図で P 波の消失，胸を突き刺すような，尖ったT 波（tent on the desert）が鑑別の鍵である．

ローレンス・ティアニーもその著書で，血液透析（腎不全）患者の心電図で P 波のない等間隔の QRS を見たら，高 K 血症を考えるようにとアドバイスしている．

[推奨文献]
1) Kovesdy CP, et al：Management of hyperkalemia：an update for the internist. Am J Med　128：1281-1287, 2015
2) ローレンス・ティアニー（著），松村正巳（訳）：ティアニー先生のベスト・パール 2 高カリウム血症．医学書院，p 48, 2012

戸外で倒れていて心肺停止状態

case **74**

症　状

検査 (2)
血液・心電図

82歳，女性
病　歴　夜の8時に，道路で倒れていたということで救急車で運ばれてきた。
所　見　心肺停止状態。両側瞳孔散大，対光反射なし。心電図モニター：心静止
経　過　当直医は，患者が高齢であり，家族が「認知症がひどく，以前から放浪癖があった」と言うので，心肺蘇生をせずに，死亡と判定した。死亡と判定してから約5分後，自発呼吸が不規則に出現してきた。

Q 症例のようなことにならないためには，どんな注意が必要でしょうか？

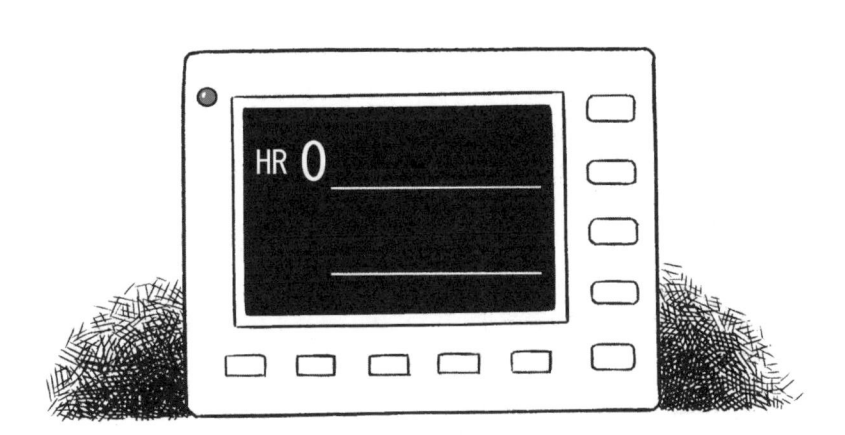

case 74 心電図が心静止（フラット）だから死亡，とは限らない

救急治療

検査 (2)
血液・心電図

　まるで笑い話のようであるが，いったん「ご臨終です」と言って家族が泣き出してから，患者が大きな呼吸を1回でもすると，医師の立場はとてもまずいものになるので笑うに笑えない話である。言い方を変えると，**心電図がフラットだから死亡，とは限らないのである**。

1 心電図フラットにはいくつも鑑別診断がある

❶ 誘導の電極やラインがどこか1つはずれている場合，特定の誘導ではフラットになる。
❷ 機械の sensitivity のダイヤルが最低にまで回されてしまっている場合
❸ 除細動器のパドルからの誘導のところにダイヤルが設定されている場合
❹ A，B 2つの誘導がとれる心電計で，誘導コードが B に接続されているのに，A のボタンが押されている場合
❺ 他の誘導では心室細動なのに，ある誘導だけがフラットに出る場合
❻ 本当に心静止（asystole）の場合

　したがって，❶～❺ではまだ死亡していない患者を死亡と判定する可能性があるので注意が必要である。これらを避けるために，筆者はその時使っている機械（普通の心電計，カウンターショックのできるモニター，心電図モニターなど）でとれる誘導をすべてとり，もし1mVのスケール（calibration）を入れることができる機械なら，各誘導に必ず1mVのスケールを入れて記録するようにしている。もし1つの誘導しかとれないモニターならば，電極を貼る位置を変えて別の誘導でもフラットかどうか，1mVのスケールが1mVの大きさで記録されるか，確認するようにしている。

2 心静止と誤認される心室細動

　実際は心室細動なのに，誘導によってその振幅に大きな差の見られることがあったり，極端な場合，誘導によってはフラットに出ることがあるという報告がある。したがって，心肺停止の患者が来院した際，除細動器のパドルの誘導でフラットの場合は，パドルの位置を90°変えてもフラットかどうか確認すべきであるという専門家もいる。

3 死亡の宣告

　　筆者はこれらのことに注意して心電図がフラットであることを確認し，患者が32℃以下の低体温でないことを確認し（case 49 参照），心電図フラットが3～4分続くのを確認してから，「○時○分から心臓が止まっていますので，その時間を死亡時間とします」と言うようにしている。

4 病理解剖と法医解剖はまったく異なる

　　患者が倒れた際のことを目撃した人がいない場合は，犯罪に関係する外因死（他殺，けんか，ひき逃げなど）のこともあるので，必ず警察に連絡するべきである。犯罪に関係している可能性がある患者を病理解剖してしまうと，警察から厳しい追及を受けることになる。

　　表74-1に示すように解剖はそれぞれに従うべき法律があるので，どの解剖を選択するかは慎重な検討が必要である。このうち病理解剖と広義の行政解剖の中の承諾解剖（1の④）は，遺族の承諾を得て行う点では同じだが，前者は病理学医師，後者は法医学医師が行う点で異なる。

表74-1　救急患者死亡時の解剖

【病理解剖】死体解剖保存法に基づき病理学医師が行うもので遺族の承諾が必要。
【法医解剖】法律に基づき行われる以下の行政解剖と司法解剖をいう。
　1．**広義の行政解剖**：死因があきらかでない場合（伝染病，中毒，災害など）で行政上の理由で行われるもの
　　①**狭義の行政解剖**→死体解剖保存法に基づき監察医が行うもので，遺族の承諾なしで可能。
　　②**食品衛生法による解剖**→食品などの中毒の可能性がある死体で行われるもの。原則として遺族の承諾が必要だが，重大な被害の可能性があれば承諾なしでも可能。
　　③**検疫法による解剖**→船や飛行機で発生した死体で伝染病の疑いがある場合に行われるもの。原則として遺族の承諾が必要だが，連絡がとれない場合は承諾なしでも可能。
　　④**承諾解剖**→①②③以外で死体解剖保存法に基づき遺族の承諾を得て行うもの。ただし，遺族と連絡がとれない場合には承諾なしでも可能。
　2．**司法解剖**：犯罪の可能性が高い場合に刑事訴訟法に基づき，裁判所命令で行われるもので，遺族の承諾は不要。

5 簡易 Autopsy Imaging

　　最近，AIが広まってきたが，筆者は20年以上前から，死亡原因がわからない患者にCTスキャンによる死亡原因検索を行ってきた。解剖を嫌がる遺族も，遺体を傷つけないCTスキャンは必ず承諾してくれるものである。まず頭部CTスキャンでくも膜下出血がないかを見る。くも膜下出血が見つからなかったら，次に胸部CTスキャンをする。心膜腔や胸腔の大量液体貯留，あるいは大動脈内にintimal flapが確認できたら大動脈解離と診断する。頭部にも胸

部にもCTスキャンで異常を認めず，冠状動脈の石灰化が確認できたら，急性心筋梗塞と死亡診断書に記載してきた。しっかりしたAIの体制ができていない場合には，このような方法も一手である。

［推奨文献］
1) 林　寛之：本当に心静止？．Step Beyond Resident 1．羊土社，pp 53-54, 2006
2) 林　寛之：Advanced ACLS：心静止の亜形を知るべし．Step Beyond Resident 1．羊土社，pp 55-58, 2006

one point study

■検査のまとめ

❶ 検査の途中，結果を待っている間に患者が手遅れになる可能性がないか考える
　〔例〕X線撮影：ポータブル撮影？　X線室で？
　　　　CTスキャン：検査前に気道確保？　輸液確保？
　　　　血糖：デキストロメーターで？　検査室結果待ち？
　　　　血清K：心電図で？　検査室結果待ち？
　　　　出血疑い：バイタルサイン？　検査室（血算）結果待ち？
　　　　細菌性髄膜炎疑い：即抗菌薬投与？　検査室（髄液）結果待ち？
❷ 救急検査をいつもたくさん出していると，いつか自分が困る
　検査検体が多いと，大至急結果のほしい患者が来たとき，結果が遅れる。
❸ 夜間の救急検査は間違いが多い
　医師に得意，不得意があるように，検査技師にも得意，不得意がある。
❹ 救急検査を指示するとき，どうしても今必要か自問する
　「この救急検査の結果で，患者の治療方針が変わるか？」
　「明日の朝，指示しても患者の治療方針が変わらないのではないか？」
❺ 救急検査を指示するとき，いつも結果を予想する
　将来，救急検査があまりできない病院で働くとき，自分の診断に自信が持てなくなる。
　検査値と臨床診断が食い違ったら，臨床診断を信じる。
❻ 検査の優先順位を考える
　ありふれた urgency〜non-emergency より，稀な emergency から検索し否定すべし。
　ショックの治療・検索はいつも頭蓋内病変，損傷の治療・検索より優先する。
❼ 検査の異常を治療するのではなく，患者を治療すべし
　検査は異常でも患者が良い状態なら慌てるな（例：K 7.2 mEq/l，心電図でP波あり）
　検査の異常が軽くても患者が良くない状態なら治療すべし（例：Na 122 mEq/l，痙攣あり）

13

手技・機器

case 75　気管支喘息発作で意識障害，転送中嘔吐のため呼吸停止

case 76　心肺蘇生での気管内挿管

case 77　腹部刺創で右大腿静脈に輸液ルート

case 78　心室細動で電気ショックを行うも，除細動器が作動しない

case 79　チューブの挿入ミス

case 80　血胸を疑い，胸腔穿刺するも陰性

case 81　酸素投与器具の選択

case 75 気管支喘息発作で意識障害，転送中嘔吐のため呼吸停止

症状

手技・機器

9歳，女子
既　往　3歳ごろから気管支喘息で通院中。
病　歴　午後7時ごろに発作が出現したため，父親と一緒にタクシーでいつもの病院に向かった。到着したとき，呼吸，脈拍はあったが意識がなかった。重症の喘息発作と診断され，救命救急センターに転送された。
所　見　気管内挿管はされておらず，顔面は吐物で汚れて呼吸停止，頸動脈で脈触れず。心電図：フラット。右上肢に点滴がされていたが，翼状針ですでにもれていた。
経　過　気管内挿管：咽喉頭は吐物がいっぱいで，それらを吸引してから気管内挿管ができるまでにずいぶん手間どり，その後輸液ルートを「確保」し，心肺蘇生をし，心臓も呼吸も一時はもとに戻ったが6日後に脳死となった。
　　　　転送してこられた医師の話では，小児用の気管内挿管チューブがなかったために気道の「確保」ができなかった。救急車に乗せる時点では呼吸していたが，途中で嘔吐してから呼吸が止まったとのことであった。

Q この患者は転送中，気道と輸液ルートの「確保」がなされていたといえるでしょうか？

「輸液ルートが確保されている」とは「留置針が入って　しっかり固定されている」というコト！

「気道が確保されている」とは「気管内挿管されてカフがふくらまされている」というコト！

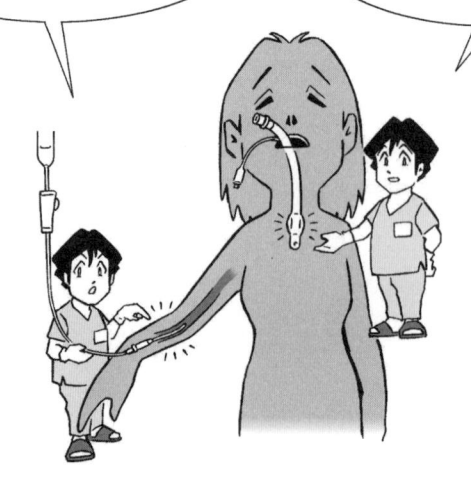

輸液ルートの「確保」，気道の「確保」とは何か？

case 75

救急治療

手技・機器

1 輸液ルートの「確保」，気道の「確保」

　この症例は輸液ルートと気道さえ「確保」されていたら救命できていた可能性がある。この症例のように，肝心なときにもれてしまっているような（翼状針や金属針で）輸液がされているのは，輸液ルートが「確保」されているとはいえない。

　患者が暴れようと，痙攣しようと，もれない輸液（静脈留置針）が入っていて，しっかり固定されていてはじめて**輸液ルートが「確保」されている**といえる。

　また，意識のない患者がどんなに嘔吐しても誤嚥や窒息しないように，あるいは呼吸が止まったとき，すぐに人工呼吸ができるように気管内挿管されていて，カフがふくらまされている状態を**気道が「確保」されている**というのである。

　ショックなどで血管の見えにくい患者に，静脈留置針を四肢のどこからでも入れられるようになるには相当の熟練が必要であり，気管内挿管にいたっては救急室での挿管は手術室でのそれとは違った緊迫感と難しさが伴うため，熟練した医師からの指導とトレーニングが必要である。医師が受けたトレーニングによって医師の技術に差があることは仕方のないことであり，技術を修得していない医師ばかりを非難しても解決にはならない。重症患者の救命のために必要な気道と輸液ルートの「確保」ができるようになるトレーニングのために，重要な麻酔科のローテーションが，卒後臨床研修の必修科からはずされたのは理解しがたいことである。

2 完璧な心肺蘇生の道具のチェック

　小児用の気管内挿管チューブがなかったために気道の「確保」ができなかったことは，誰が責められることになるのだろう。あってはならないことだが，現実には患者に合った喉頭鏡や気管内挿管チューブがその場になくて，よその病棟まで看護師が走ることは意外に少なくないし，喉頭鏡の電気がつかないとか挿管チューブの固定道具がないとかで大騒ぎになったことは，どの医師も看護師も一度ぐらいは経験があるはずである。病棟の夜勤や救急外来の当直が始まるとき，看護師の完璧な道具のチェックが重症患者の救命のためには必要である。

case 76 心肺蘇生での気管内挿管

症状

手技・機器

62歳，女性
病　歴　心肺停止で救急室に搬送された。
所　見　呼吸なし，脈なし。両側瞳孔中等度散大，全身チアノーゼあり。
検　査　心電図：心静止
経　過　気管内挿管し，輸液確保してボスミン® 1Aが投与された。4分後に洞性頻脈となり，自発呼吸も出現してきたので，ICUに入院と決まり，胸部X線撮影をしてみると，挿管チューブが右の主気管支にまで入っていた（図76-1）。

Q 気管内挿管チューブの入れ過ぎを避けるためには，どうすればいいでしょうか？

心肺蘇生での気管内挿管は入れ過ぎが多い

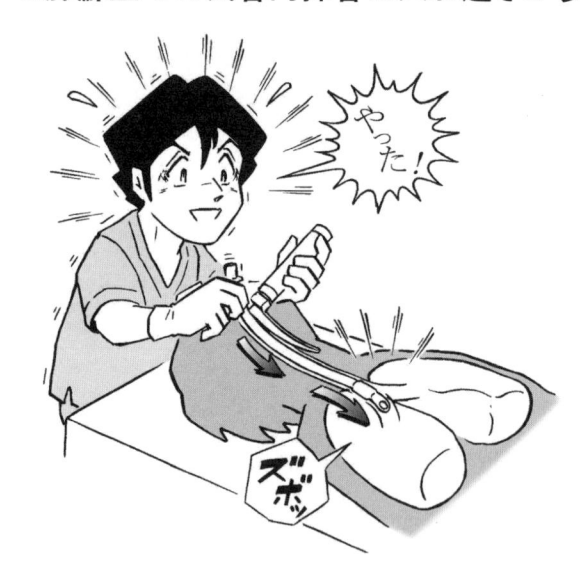

case 76

心肺蘇生での気管内挿管は入れ過ぎが多い

救急治療

手技・機器

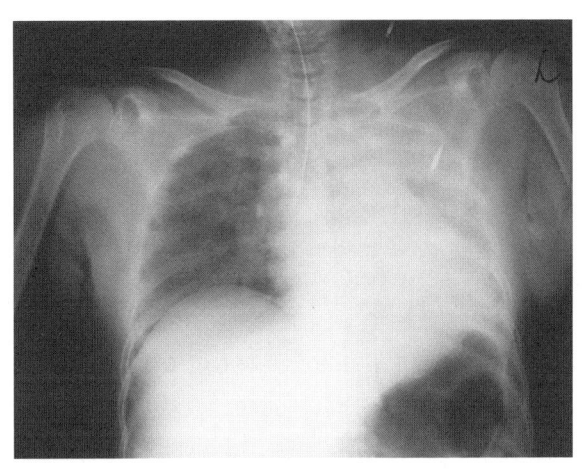

図 76-1　右偏側気管内挿管

1　救急室での気管内挿管は手術室のそれとは違う

　救急室で心肺停止や急性呼吸不全の患者に急いで気管内挿管する場合には，成功までの時間のかかり過ぎること，嘔吐による誤嚥，右偏側気管内挿管，長い心肺蘇生の中断などが起こりやすいとされている．

　筆者の経験では，特に研修医が心肺停止患者に急いで気管内挿管した場合には，40〜50％に右偏側気管内挿管，すなわち挿管チューブが深過ぎることが多い．救急室における気管内挿管は手術室のそれとは違った一種独特の緊迫感があり，研修医の先生方が挿管チューブを深く入れ過ぎる要因になっているのであろう．まず，麻酔科ローテーションによって気管内挿管の基本動作をしっかり習得し，それから後に，救急室での気管内挿管に挑戦するという順番を勧めたい．その際に，患者に不利益が発生しないよう指導，監督する救急室常駐の救急医がいればさらに理想的である．

2　気管内挿管の確認

　まず第1に食道でなく気管に入っていることを確かめ，次にその深さが適当かどうかをチェックする癖をつけてしまうことである．

1．挿管直後，5カ所の聴診をする

　バッグマスク人工呼吸器を押しながら，①右肺尖部，②左肺尖部，③右中

腋窩領域，④左中腋窩領域，⑤心窩部を聴診する。もし①〜⑤で呼吸音がはっきり聴取されず，心窩部でガーガーという音が聴こえるなら食道挿管であり，すぐやり直すべきである。もし呼吸音が①と③でしか聴きとれないときは右偏側気管内挿管であり，チューブをゆっくり引き抜いて，左右の呼吸音に差がなくなる位置で固定すべきである。

2．挿管チューブが気管に正しい深さで入っているのを確認する方法

胸骨柄の直上で挿管チューブのカフをすばやくふくらませ，カフがふくらむのを触知するやり方が推奨されている。筆者自身は，経口挿管用のチューブではカフをふくらませるための細いラインが挿管チューブに合流する部位が口腔内で見えるくらいなら，少なくとも深すぎないと判断している。

③ 気管内挿管のキーポイント

1．気管内挿管はいつでも絶対必要なものではない

気管内挿管なしでも十分いい心肺蘇生ができる。気管内挿管にこだわりすぎないことが大事で，声門が見えない場合は慌てて挿管しようとしない。

2．ほとんどの気管内挿管の失敗は喉頭鏡を持つ前のミスによる

① 道具の準備不全：十分強い吸引，ライトが十分明るい喉頭鏡

② 頭部の位置：図 76-2 のように，頭頸部の過伸展ではかえって声門は見えにくくなる。肩枕よりドーナッツ型枕のほうが気管内挿管には適している。

3．喉頭鏡の位置

図 76-3 のように，喉頭鏡で舌がしっかり左に寄せきれていない場合，挿管チューブを挿入しようとすると，まったく声門が見えなくなる。喉頭鏡は右側から挿入していくのである。

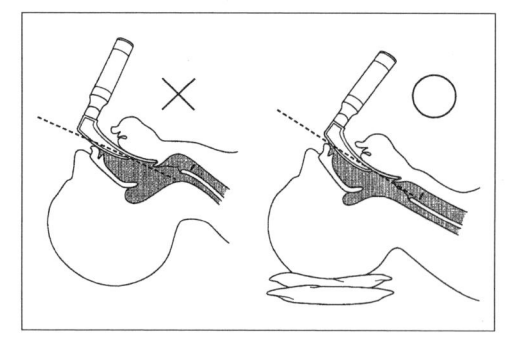

図 76-2　頭部の位置
喉頭鏡を挿入するとき，左のように頸部を過伸展してはいけない

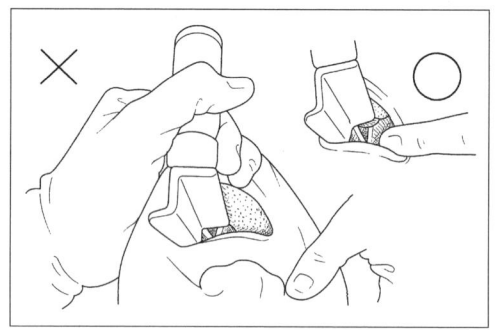

図 76-3　喉頭鏡の挿入の仕方
喉頭鏡は中央から挿入すると舌がじゃまするので，右の図のように右から挿入し，舌をブレードの左へ寄せる

④ 心肺蘇生の分業

A 医師：気道確保
B 医師：輸液ルート確保（前肘窩静脈ないし外頸静脈）
救急隊員：胸部圧迫（心マッサージ）
A 看護師：心電図モニター，除細動器準備と介助
B 看護師：気道確保の道具準備と介助
C 看護師：輸液ルート確保の道具準備と介助，ボスミン® 準備，投与

　心肺蘇生の場合は上記のように，患者の到着前に役割分担を決めて対応するのが有効だと思う．ACLS（advanced cardiac life support）では，最初の心電図によっては気管内挿管よりも除細動のほうが先行することもあるため，到着と同時に真っ先に除細動器のパドルなどでの心電図チェックや心電図モニターの装着が必要である．

［推奨文献］
1) 林　寛之：極上救急レシピ集 ER の裏技　確実な気管挿管．CBR, pp2-11, 2009
2) 林　寛之：極上救急レシピ集 ER の裏技　気道確保のマーフィーの法則．CBR, pp118-126, 2009

case 77

腹部刺創で右大腿静脈に輸液ルート

症状

手技・機器

42歳,男性
既　往　統合失調症で通院中。
病　歴　包丁で腹部を刺して自殺を図り,約30分後に運ばれた。
　　　　血圧80/60,脈拍120/分で,腹腔内出血や腸管損傷の可能性があるとの判断で救急センターへ転送された。
所　見　意識清明,顔色蒼白,血圧60/触診,脈拍120/分,呼吸32/分,体温35.4℃。
　　　　腹部全体が膨隆し,下腹部に3カ所の刺創がある。右大腿静脈から輸液ルートが確保されており,ラクテック® が全開で点滴されていた。

Q 大腿静脈での輸液ルート確保をどう思いますか？

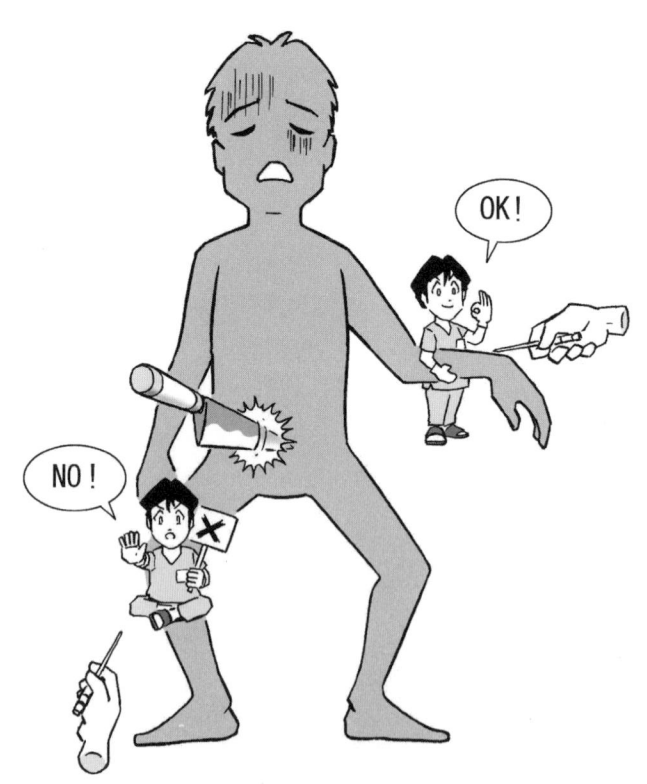

腹部,骨盤の外傷では
下半身に輸液ルートをとるな！

case 77

腹部，骨盤の外傷では下半身に輸液ルートをとるな！

救急治療

手技・機器

　この患者は左前腕と左鎖骨下静脈の2カ所に輸液ルートを追加して，輸血を20単位依頼して手術室に入った。開腹すると右下腹部の刺創が右総腸骨静脈に達しており，その静脈損傷部位から透明に近い薄い血液がもれ出てきていた。大腿静脈から輸液されたラクテック®の大半が，右総腸骨静脈の損傷部位から腹腔内に出血と一緒にもれ出ていたわけである。**腹部，骨盤の外傷では下半身に輸液ルートをとるな**という有名な教えがある。それはまさしくこの症例のようなことがあるからである。

1 外傷患者での輸液ルート

　腹部外傷，骨盤骨折での大量出血の患者には，上半身から太い輸液ルートを2カ所以上確保するというのが鉄則なのである。胸部の外傷もありそうな場合は上半身から1カ所，下半身から1カ所というアプローチを推奨する専門家もいる。ショックの場合は18 G以上の太さで最低2カ所（上肢に1カ所と中心静脈ラインを1カ所）というのが妥当なアプローチと思われる。中心静脈ラインを上半身から入れる際には，

① 左右のどちらからアプローチするか，
② 鎖骨下静脈をねらう2つの方法（鎖骨下からか，鎖骨上窩からか）にするか，それとも，
③ 内頸静脈をねらう3つの方法（anterior, posterior, middle route）にするかの選択をする（図77-1）。

　最近は超音波装置を使って中心静脈ラインを確保するのが主流になったが，機器が使えないときのために知っておくことを推奨したい。

2 中心静脈ライン：左からか右からか？

　特別な問題のない患者の場合は，左の胸管の損傷を恐れて右からアプローチするのが普通のようにいわれているが，米国での報告では，鎖骨下から鎖骨下静脈を穿刺した252例（右126例，左126例）では，挿入されたカテーテルの位置が不適当だったものは左で3例/126例，右で16例/126例と，むしろ左からのアプローチのほうが優れており，気胸や動脈穿刺の合併症は左右で違いはなく，胸管の損傷は問題にされていない。また，もし片方の肺に重篤な病変や

case 77 救急治療

手技・機器

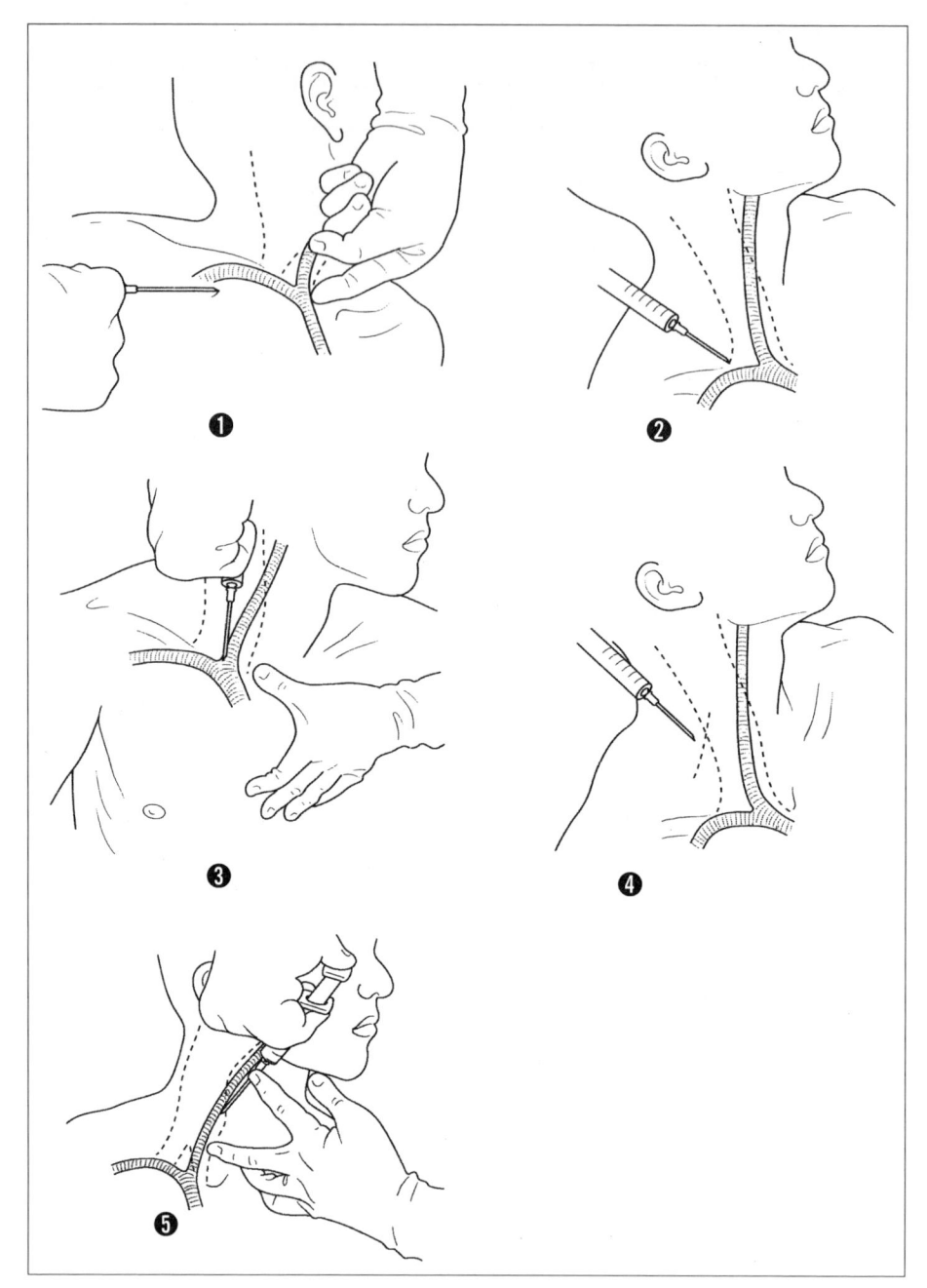

図 77-1 中心静脈ライン
❶ 鎖骨下静脈穿刺（鎖骨の下から）
❷ 鎖骨下静脈穿刺（鎖骨の上から）
❸ 内頸静脈穿刺（middle route）
❹ 内頸静脈穿刺（posterior approach）
❺ 内頸静脈穿刺（anterior approach）

血気胸，肺挫傷などがある場合は，健側からアプローチして気胸を作ったときのことを考えると，すでに病変や外傷のある側からアプローチすべきだと思う。ただし，刺入部位付近に外傷のために著明な腫脹や皮下気腫がある場合は反対側を選択すべきであろう。

③ 中心静脈ライン：鎖骨の下からか鎖骨の上からか？

卒後間もない医師の心肺蘇生時の実技成績の比較検討があるが，鎖骨上窩からのアプローチのほうが成功率，手技の難易度，カテーテル先端の位置，心肺蘇生の中断の頻度など，あらゆる点で，鎖骨下からのアプローチよりも優れていたとのことである。筆者も心肺蘇生のときのために，普段から鎖骨上窩からのアプローチ（図77-1の❷）を若い医師に勧めている。

④ 中心静脈ラインが確実に入ったかどうかの確認

① 輸液をつないでから点滴のボトルをベッドよりも下に下げてみて逆流があるかどうか
② 胸部X線撮影
③ 挿入したラインから採取した血液のガス分析（動脈穿刺との鑑別）

などで確認すべきである。さもないと，縦隔内や胸腔に輸液する恐れもある。

⑤ 頸部や鎖骨付近からの中心静脈ライン挿入禁忌

出血や気胸の合併症のために中心静脈ラインを頸部や鎖骨付近からアプローチすることを避けるべき患者群として，
① 著明な出血傾向のある患者
② 針の刺入部位に外傷のある患者
③ 重症のCOPD
④ 小児

などが挙げられている。

［推奨文献］
1) 南　太郎，他：中心静脈カテーテル挿入．レジデントノート　11：217-224，2009
2) 林　寛之：ニトロなどによる末梢静脈路の確保．極上救急レシピ集　ERの裏技．CBR，pp16-23，2009

case 78 心室細動で電気ショックを行うも，除細動器が作動しない

症状
手技・機器

68歳，女性
既　往　高血圧で通院中。
病　歴　急性心筋梗塞で救急外来に運ばれてきた。来院してから8〜10/分の頻度で心室性期外収縮が出現したため，キシロカイン®の点滴静注がされていたが，突然目をつり上げて痙攣を起こし，モニターを見ると，心室細動となっていた。
経　過　担当医は電気ショックの機械を取り上げて，200ジュールでスイッチを押したが通電が得られず，数回同様の操作を試みたが成功せず，とうとう「この除細動器壊れている」と言って看護師に別の除細動器を取りに行くように指示した。翌日，除細動器を点検したが，まったく異常なかった。

Q 壊れてもいない除細動器が作動しなかったのはなぜ？電気ショックをするときにはどんなことに気をつけるべきでしょう？

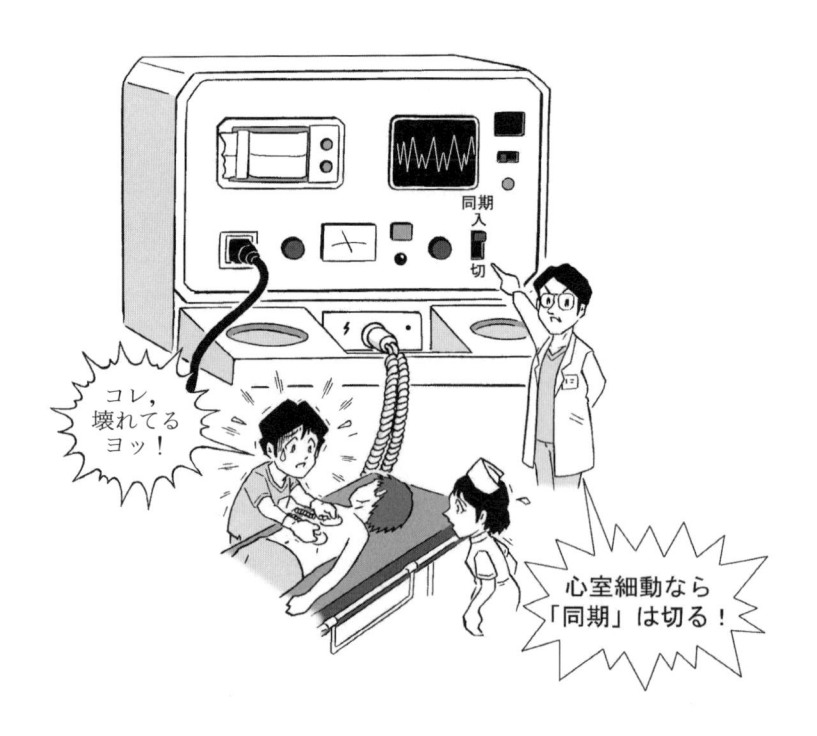

コレ，壊れてるヨッ！

心室細動なら「同期」は切る！

除細動器が壊れていた？

case 78

救急治療

手技・機器

　どの医師にも電気ショックのやり方に精通しておくよう要求するのは無理なことかもしれないが，実際にはできるかできないかが，心室細動の患者が助かるか助からないかに直結するのである．

1 心室頻拍，心室細動の電気ショック：同期させて？　それとも非同期で？

　この症例の場合，担当医は慌てて「同期」のボタンを押してしまったのである．本症例は，心室細動だったので，同期せずに電気ショックすべきであった．同期のボタンが押され，心室細動だったため機械がR波を感知できず，何回スイッチを押しても通電しなかったのである．上室性頻拍症の際には電気ショックの通電がT波の上にくると心室細動になる危険がある．それを避けるために，「同期」のボタンを押して，R波の10 msec後に通電がくるように機械に指示を与えるのである．同期のボタンが押されると，電気ショックのスイッチが押されてから機械が感知したR波の10 msec後に通電を送るのである．

2 上室性頻拍症のcardioversion：絶対，同期させる

　上室性頻拍症での電気ショックでもよく似た失敗が時々みられる．同期のボタンは押されているが，電気ショックのモニターに出ているR波の高さが十分でないため，機械自身がR波を感知できないことがある．この状態では通電のスイッチを押しても，この症例の場合と同様に通電が起きず，「**この電気ショック壊れている**」ということになるのである．

　この場合は電気ショックのモニターの感度のダイヤルを回して感度を上げて，R波の高さを大きくして，機械がR波を感知できるようにしてやらねばならない．ほとんどの機械は同期のボタンが押されると，R波を感知できているときはR波の出現に一致してピッ，ピッと音が出て光が点滅するようになっているし，モニターにもR波の上に感知していることを示すサインが出るようになっているので，それらを確認してから通電のスイッチを押せばよいのである．

3 電気ショックの効果に影響する因子

① ジュール数
② 皮膚とパドルの間（生理食塩水ガーゼ，通電ペースト，通電パッド）
　※通電ペーストがベストという報告あり
③ パドルを胸に押しつける圧：10〜15 kg は必要
④ パドルの大きさ（直径）：成人 13 cm，小児 8 cm，乳児 4.5 cm
⑤ パドルの位置（(1) anterior-apical，(2) anterior-posterior）
　※(1)が一般的である．(1)が無効なときやペースメーカの入っている患者では，(2)が推奨されている．
⑥ 自発呼吸がある場合では通電が患者の呼気相であるほうがよい．
⑦ 直前の電気ショックが次の電気ショックの効果を高める（同じジュール数でも，2回目，3回目が有効のことあり）．
⑧ 心筋の環境（アシデミア，低酸素血症）

[推奨文献]
1) Reynolds JC, et al：Cardiopulmonary resuscitation update. *Emerg Med Clin North Am* **30**：35-49, 2012

チューブの挿入ミス

case 79
症状
手技・機器

56歳，男性
病　歴　職場での転落事故で右胸部を強打して運ばれてきた。
意識清明，血圧110/90，脈拍114/分，呼吸26/分，体温36.3℃，SpO₂ 94（両鼻カテーテルで酸素3 l/分）。皮下気腫は触れず，右側の呼吸音が減弱あり，頸部気管の左への偏位なし。
検　査　胸部X線撮影：右に血気胸あり。
担当医が右の第8肋間，中腋窩線から胸腔ドレナージチューブを挿入。少量の血液がチューブから出てくるが，チューブ内の液体の呼吸性移動がはっきりしないので胸部X線撮影をしてみると，チューブは右の横隔膜下に入っていた。

Q このような失敗をしないためにどんな注意が必要でしょう？

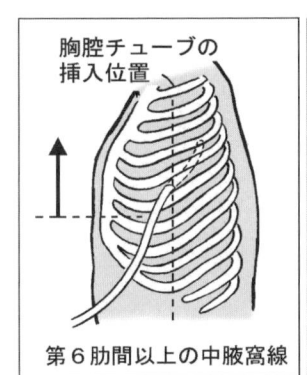

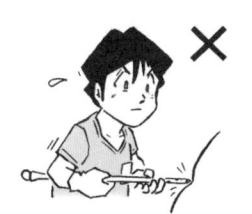

胸腔チューブの挿入位置
第6肋間以上の中腋窩線

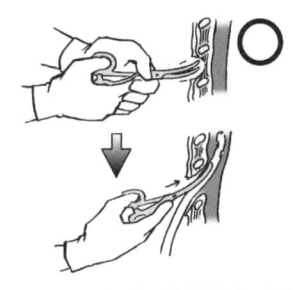

胸腔チューブの挿入法
✗ トロッカーカテーテルで一気に貫く方法は危険！
○ コッヘルなどで肋膜腔まで開き，チューブを鉗子ではさんで胸腔に導き入れる方法が安全

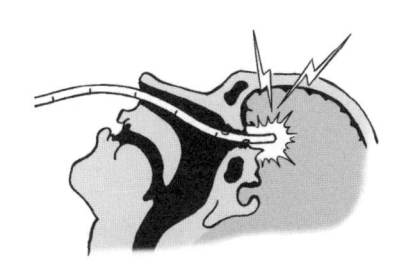

頭部顔面外傷で鼻，口腔から出血のある意識障害患者では，鼻胃チューブの盲目的挿入は禁忌！

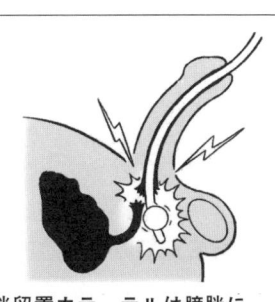

膀胱留置カテーテルは膀胱に挿入されていることを確認してからバルーンをふくらませる！

case 79 胸腔チューブ，膀胱留置カテーテル，鼻胃チューブ，どれも合併症あり

救急治療

手技・機器

　およそ医師や看護師が患者の身体にチューブを挿入する手技で合併症のないものはない。正しい手順でやらなければ，ここに挙げたような失敗は誰でもやりかねないのである。

1 胸腔チューブ挿入

　外傷での血気胸患者では横隔膜が挙上していることもあり，この症例のようなことが起きやすいために，**必ず第6肋間以上で挿入する**というのが鉄則である。また，トロッカーカテーテルを用いて反動をつけて一気に胸壁を貫く方法は胸部臓器の損傷の報告があるので避けるべきである。

　必ずコッヘルなどでまず肋膜腔まで達し，指で鈍的に穴を広げつつ胸腔であることを確かめて（プシューという空気のもれる音がする）から，チューブだけを止血鉗子などではさんで胸腔に導き入れ，その後で内筒をチューブにゆっくり挿入して方向づけをし，チューブだけを挿入するべきである。

　気胸のために第2肋間鎖骨中線に1本，血胸のために中腋窩線に1本と計2本のチューブを挿入する専門医もいるようであるが，普通の外傷性血気胸は太めのチューブを1本，第6肋間以上の中腋窩線に挿入するだけで十分といわれている（case 41 イラスト参照）。

2 鼻胃チューブ

　普通は間違ってチューブが気管に入った場合は，患者はひどく苦しがり，声が出せずひどく咳込むためすぐわかるのであるが，高齢者や球麻痺などがあったり，意識障害のある患者ではこのようなことが起こりうるのである。

　この種の患者ではあまり咳込んだり苦しんだりしなくても，チューブが胃に入ったかどうかは，吸引して胃液が出てくるか，あるいは空気を注入してその際に上腹部に聴診器をあてて空気の入っていく大きな音がするかどうかで確かめるべきである。もし自信が持てない場合は他の医師や看護師にも確認してもらうか，X線撮影をしてみるべきである。頭部顔面外傷で鼻，口腔から出血のある意識障害の患者では，鼻からの盲目的な鼻胃チューブ挿入が禁忌とされている。これらの患者では，鼻胃チューブが頭蓋底骨折部から頭蓋内に挿入されることが報告されているからである。

③ 膀胱留置カテーテル

　尿道損傷の起こりうる骨盤骨折の患者での膀胱留置カテーテルの挿入（case 44 参照）は経験のある医師や泌尿器科医がやるほうが無難であるが，患者の来院する時間や病院によっては，研修医や看護師が挿入せざるを得ないはずである．尿道損傷が考えられる骨盤骨折の患者では，必ず尿道造影をしてから膀胱留置カテーテルを挿入する施設もある．

　もし研修医や看護師がやるのなら，まずゆっくり挿入して，明らかに尿とわかる液体が出てくればバルーンをふくらませればよいが，もし尿が出てこない場合や血液そのものか血尿かわからないような赤い液体が少量出てきたなら，バルーンをふくらませずにそのままそのカテーテルから造影剤を注入し，X線撮影で膀胱に入っていることを確かめてからバルーンをふくらませるべきである．

［推奨文献］
1) 林　寛之：速攻裏技！ 胸腔チューブ挿入．極上救急レシピ集 ER の裏技．CBR，pp70-77，2009
2) 林　寛之：知って得するマニアな裏技．極上救急レシピ集 ER の裏技．CBR，pp128-135，2009

case 80

症状

血胸を疑い，胸腔穿刺するも陰性

手技・機器

67歳，男性
既　往　高血圧あり。
病　歴　トイレの中で昏睡状態で発見され，運ばれた。
所　見　JCS 100，血圧 140/90，脈拍 96/分，呼吸 24/分，体温 36.9℃，SpO$_2$ 95（酸素投与なし）。神経学的左右差なし。
検　査　頭部CTスキャン：くも膜下出血
経　過　来院から約4時間後に開頭手術が始まった。
開始直前から，降圧薬も使用していないのに血圧が 90/60，脈拍 112/分となり，手術を続けるうちに 70/50 と下降したためドパミンを点滴し始めた。術前の胸部X線撮影を再検討して，「左の肺野の透過性が右側に比べてやや悪い」ことに気づき，術中に左の胸腔穿刺をしたが陰性であった。
手術後の胸部X線撮影で強く血胸を疑い，左に胸腔チューブが挿入されたが，血液の流出がなくそのまま手術場から脳神経外科病棟に移された。

Q この患者には何を考えてどうすべきだと思いますか？

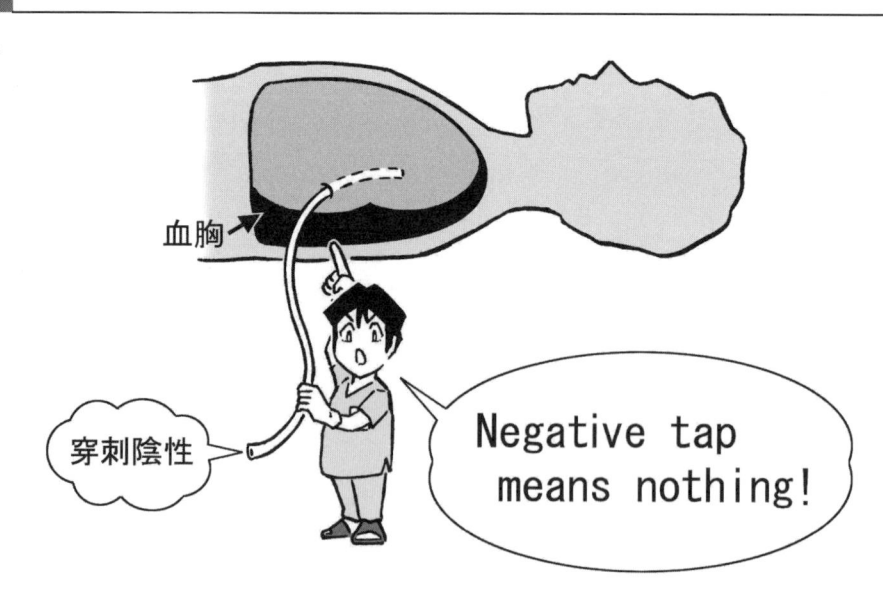

血胸
穿刺陰性
Negative tap means nothing!

Negative tap means nothing！

case 80

救急治療

手技・機器

1 穿刺陰性が意味するもの

　　くも膜下出血で高いはずの血圧が下降していくことから疑問が持たれ，胸部X線撮影の異常から血胸を考えたのは正しいと思う。残念なことは「胸腔穿刺が陰性であり，さらに胸腔チューブの挿入で何も出てこないことから血胸ではないようだ」という判断で終わってしまったことである。この症例は2日後に再度胸腔穿刺されて血胸と確認され，挿入されていた（？）チューブを抜いて，あらたに胸腔チューブが挿入されると1,200 ml の血液が流出した。本症例はトイレでくも膜下出血を起こして倒れた際，左胸部を強打し，肋骨骨折と血胸をきたしたと思われる。

　　Negative tap means nothing（穿刺が陰性のときは何の意味も持たない）。液体の貯留を疑い，穿刺して何も出てこなかった場合，それは疑ったものがないという意味ではなく，何の意味も持たない，つまり穿刺する前と考え方を変える根拠にはならないということである。すなわち，別のアプローチで，あるいは手を変えて別の医師に穿刺してもらい，それらの存在の有無を確認する必要があるということである。

2 座位になれない患者の胸腔穿刺

　　この症例では手術台で臥位であったために胸腔の血液が背側に流れてしまい，普通に穿刺しても血液が出てこなかった可能性がある。このように座位にできない場合は，ベッドから左の胸が少しはみ出るくらいに患者の身体をずらし，下から（背側から）穿刺してみるのがよい。この症例でも，2日後には，この方法で穿刺して血胸が確認された。最初に挿入されたチューブは，胸部X線撮影ではいかにも胸腔に入っているかのように見えていたが，おそらく皮下に挿入されたものであろう。

　　また，使用されていた胸腔チューブも14 Fr と血胸のためのものとしては明らかに細すぎるものであり，挿入直後に詰まってしまった可能性もあると思われる。通路を作るときに指でしっかり胸腔に達したことを確認すべきであり，また，チューブ挿入後にチューブ内の液体の呼吸性移動がない場合は，この症例のようなことが考えられるために，入れ替えるくらいの配慮が必要である。

case 81 酸素投与器具の選択

症状

手技・機器

31歳，女性

既　往　4年前から気管支喘息で通院中。

病　歴　2日前から，咽頭痛，微熱を認めていたが，昨日の夕方から咳が出現。深夜になって，喘鳴を伴った呼吸困難が出現し，未明に近医を受診。近医にて治療中，急速に呼吸困難が悪化し救急センターへ転送された。

所　見　JCS 30，血圧 130/90，脈拍 130/分，呼吸 32/分，体温 35.8℃，SpO_2 78（両鼻カテーテルで 2 l/分の酸素投与）。発汗著明，全身チアノーゼあり，両肺野に wheezing を聴取する。

運んできた救急隊員に「酸素はどうやっていたの？」と聞いてみると，近医に「大量に酸素をやるのは危険だから 2 l/分ぐらいにするように」と言われたという。

Q この酸素投与のアドバイスは正しいでしょうか？

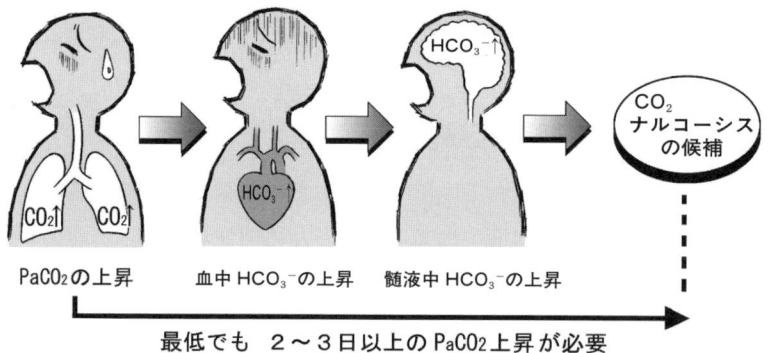

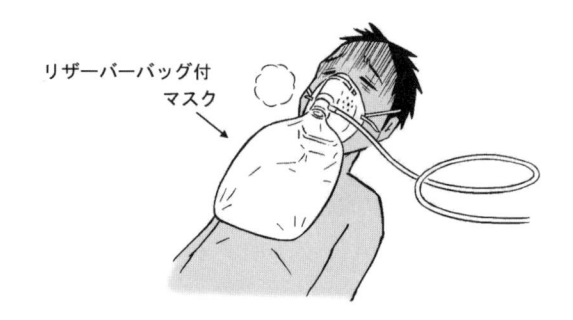

$PaCO_2$の上昇 → 血中 HCO_3^- の上昇 → 髄液中 HCO_3^- の上昇 → CO_2 ナルコーシスの候補

最低でも 2〜3日以上の $PaCO_2$ 上昇が必要

リザーバーバッグ付マスク

酸素投与に強くなれ！

case 81
救急治療
手技・機器

1 CO_2 ナルコーシスの誤解

　CO_2 ナルコーシスを誤解している医師が多い。この症例の場合も最初に診た医師は，「喘息」の患者に大量の酸素を投与すると，CO_2 ナルコーシスとなり危険だと考えてアドバイスしている。しかし，提示したこの症例には大量の酸素が必要なのである。

　CO_2 ナルコーシスは単に $PaCO_2$ が上昇している患者すべてに起こるわけではない。2～3日以上 $PaCO_2$ が上昇していた患者にしか起きないのである。すなわち，2～3日以上 $PaCO_2$ が上昇していると，血中の HCO_3^- も上昇してくる。血中の HCO_3^- が上昇すると，呼吸中枢のある延髄の脳脊髄液の HCO_3^- も上昇する。正常では血中の $PaCO_2$ が上昇して延髄の髄液が酸性になることで呼吸中枢は刺激される。

　しかし，髄液の HCO_3^- が上昇したために，$PaCO_2$ が上昇しても呼吸中枢は刺激されなくなってしまう。つまり，PaO_2 の低下だけが呼吸中枢の唯一の刺激となってしまう。このような状態の患者に高濃度の酸素を投与して，PaO_2 を上げると，呼吸中枢の唯一の刺激がなくなり，患者は十分な呼吸をしなくなるのである。

　数時間～1日ぐらいの $PaCO_2$ の上昇では HCO_3^- の上昇は軽度であり，CO_2 ナルコーシスを起こすはずはないのである。上気道異物での急激な窒息で $PaCO_2$ が上昇した場合などでは，誰も CO_2 ナルコーシスなど考えずに大量に酸素を投与するはずである。普段，肺機能が正常な気管支喘息の患者が，急激な発作で数時間前から $PaCO_2$ が上昇し始めた場合も，上気道異物での急激な窒息と似たような考え方でいいはずである。決して CO_2 ナルコーシスなど気にする必要はないのであり，十分な酸素を投与しないと，この症例のように低酸素血症のため患者は危険な状態となる。

　CO_2 ナルコーシスを心配すべきなのは，慢性閉塞性肺疾患（COPD）などで長年にわたり肺疾患をわずらっていて普段から息ぎれがあり，$PaCO_2$ の上昇が数日以上続いている患者群である。普段，肺機能が正常な気管支喘息の患者では，CO_2 ナルコーシスはまずないと考えてアプローチすべきなのである。

2 「HCO_3^- ナルコーシス」の提唱

　CO_2 ナルコーシスという言葉が，高炭酸ガス血症になれば皆 CO_2 ナルコーシスになる，と誤解された原因だと考えている．筆者は「HCO_3^- ナルコーシス」と考えれば，誤解されずに済むように思う．すなわち，高濃度の酸素投与で呼吸低下が起きる慢性の高炭酸ガス血症（COPD＋肺炎など）では，HCO_3^- が 30 mEq 以上に上昇している．一方，高濃度の酸素投与で呼吸低下が起きない急性の高炭酸ガス血症（上気道異物の窒息や純粋の気管支喘息発作など）では，HCO_3^- は 29 mEq 以上には上昇していない．したがって，高濃度の酸素投与で呼吸低下が起きるかどうかが，あたかも HCO_3^- の値によって決まっているかのようである．それで CO_2 ナルコーシスと呼ばずに「HCO_3^- ナルコーシス」と呼ぶようにすれば，研修医の先生方の誤解が減るのではないかと考えている．

3 肉を切らせて骨を切る

　高炭酸ガス血症と低酸素血症の両方がある呼吸不全患者に酸素を投与すれば，必ず高炭酸ガス血症は悪化する．しかし，われわれはそのリスクを背負って低酸素血症の改善のために酸素投与をしなくてはならない．なぜなら，このような呼吸不全の患者は，高炭酸ガス血症のせいではなく，低酸素血症のせいで死ぬからである．たとえ高炭酸ガス血症が悪化するとわかっていても，低酸素血症を改善しなくてはならない．つまり，肉を切らせて（高炭酸ガス血症を悪化させてでも），骨を切る（低酸素血症を改善させる）治療なのである．

　CO_2 ナルコーシスによる呼吸低下に陥った患者は，最後には低酸素血症で死ぬのである．万一，低酸素血症の改善のために高濃度の酸素投与を行って CO_2 ナルコーシスが起きたら，バッグマスクで補助換気をすれば，死ぬことはない．CO_2 ナルコーシスを怖がり過ぎて，低酸素血症で死なせることは罪が重いといわざるを得ない．

4 喘鳴を伴った呼吸困難患者の酸素投与法

　筆者は救急室での喘鳴を伴った呼吸困難患者では，case 20（図 20-3 参照）のように酸素投与法を決めている．

［推奨文献］
1) Wills CP, et al：Pitfalls in the evaluation of shortness of breath. *Emerg Med Clin North Am* 28：163-181, 2010
2) DeVos E, et al：Approach to adult patients with acute dyspnea. *Emerg Med Clin North Am* 34：129-149, 2016
3) Qaseem A, et al：Diagnosis and management of stable chronic obstructive pulmonary disease：a clinical practice guideline update from the American College of Physicians, American College of Chest Physicians, American Thoracic Society, and European Respiratory Society. *Ann Intern Med* 155：179-191, 2011

14
輸液・薬品

case 82 点滴ボトルのとり違え

case 83 輸液のもれ，スピード調節

case 84 気管支喘息発作でアミノフィリン静注

case 85 ジアゼパムの投与スピード

case 86 膿胸からひどい悪臭のある膿

case 82 点滴ボトルのとり違え

症状

輸液・薬品

救急室にほとんど同時に2人の患者が搬送された。1例は31歳,分娩後5日目の女性で,左下肢の腫脹と突然発症した呼吸困難があり,もう1例は78歳の男性で,徐脈と失神発作であった。

この2人の患者は隣り合わせのベッドになった。女性には下肢深部静脈血栓症からの肺塞栓症との診断で,ヘパリン5,000単位を混注した生理食塩水500 ml の持続点滴の指示,男性には完全房室ブロックによる失神発作(アダムス・ストークス症候群)の診断で,一時的ペースメーカ挿入の準備ができるまで,プロタノール®5Aを混注した生理食塩水500 ml の持続点滴が,ほとんど同時に指示された。

点滴が始まって約15分後に女性が激しい動悸を訴え始めた。肺塞栓症の症状が悪化したと考えて酸素の投与量を増やしてみたが,心拍数は140から170/分と増加する一方。ふと,その患者の輸液ボトルにマジックでプロタノール®5Aと書いてあるのに気づいた。

Q このようなことを防ぐためにはどうしたらよいと思いますか?

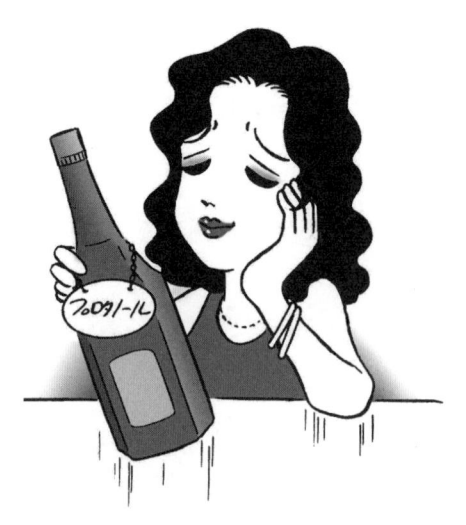

病院でも,ボトルにはすぐ名前を!

病院でも，ボトルにはすぐ名前を！

case 82

救急治療

輸液・薬品

1 輸液ボトル，注射器に薬品名を

　この担当医は筆者自身である。ペースメーカ挿入の準備のためにベテランの看護師がいなくなり，救急室に若い看護師が1人残って，この2人の患者のケアをすることとなった。緊張した若い看護師が5,000単位のヘパリンを生理食塩水500 mlに混注，5アンプルのプロタノール®を生理食塩水500 mlに混注という指示で，混乱してしまったのであろう。

　しかし彼女がそれぞれの生理食塩水500 mlのボトルにこの危険な2つの薬剤を混注したとき，しっかりマジックでボトルに薬の名前を書いてくれていたため，大事に至らずに済んだ。忙しくて複数の患者が同時に点滴静注や側注を受けるときほど，ボトルや薬剤を詰めた注射器にすぐマジックで薬品名を書く癖をつけることが医療過誤を防ぐ1つの方法だと思われる。

　夜飲みに行って，ボトルをいれたときすぐ名前を書くように，**病院でも，ボトルにはすぐ名前を！**

2 急速大量の輸液の場合はボトルに番号を！

　また出血性ショックや重症な熱傷患者に急速に大量の輸液をする場合に，点滴のボトル自体に最初からの通し番号を書く癖をつけ，現時点での輸液量が途中からケアに加わった医師や看護師にも，一目でわかるようにすることも大事な工夫である。

3 病院（病棟）間の緊急移送時，ボトルに引き継ぎ事項を！

　急変して病院（病棟）間を急いで移送するときには，医師がゆっくり紹介状や診療録の記載ができないことも少なくない。そのような場合に，点滴ボトルに急変時の時刻やバイタルサイン，処置内容，点滴の中の薬剤名などを書いておくと，引き継ぎのときに情報伝達がより正確になる。

case 83 輸液のもれ，スピード調節

症状

輸液・薬品

69歳，女性
既　往　総胆管胆石で手術を勧められていた。
病　歴　胆管炎による敗血症性ショックで救急室に運ばれた。
経　過　血圧が70/40だったので，静脈留置針にて静脈ルートを確保し，イノバン®（ドパミン）が点滴静注された。血圧が100/70と安定し尿量も30 mℓ/時以上が維持されたので，一般病棟に入院した。午前4時，イノバン®の輸液がもれているのを看護師が見つけ，医師が来る朝まで翼状針でイノバン®の持続点滴を続けようとしたがなかなか輸液が入らない。午前6時になってしまい，血圧が60/？に低下。

Q ドパミンの輸液がもれて翼状針で刺し替えようとしたことをどう思いますか？

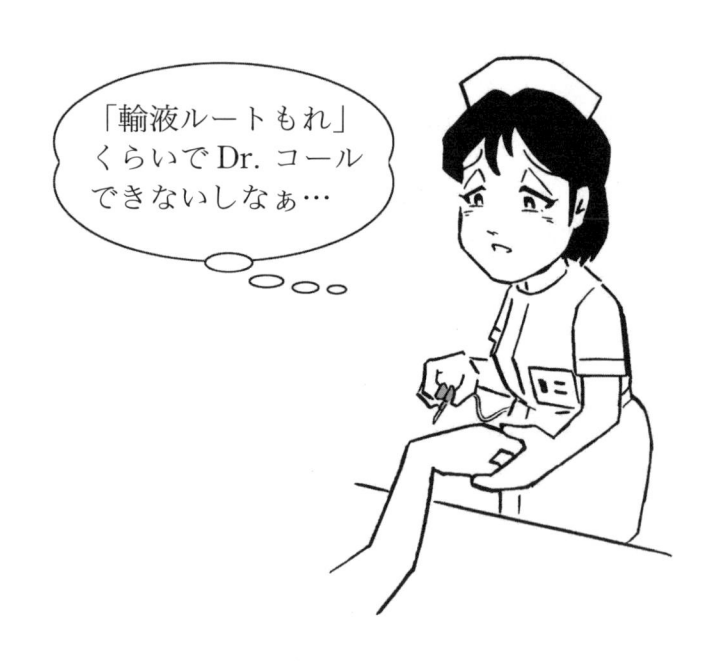

「輸液ルートもれ」くらいでDr. コールできないしなぁ…

ドパミンの輸液がもれた！

case 83

救急治療

輸液・薬品

1 輸液の刺し替え

　　ビタミン剤，抗菌薬などを点滴するための輸液がもれたのであれば，翼状針での刺し替えは妥当な処置といえよう。しかし，急変時にすぐに救急薬品が側注できるようにと静脈留置針で確保してある輸液ルートや，この症例のようにショックの患者の血圧，尿量を維持するための薬剤や，重篤な不整脈のための薬剤，あるいは昇圧薬や抗癌薬などがもれた場合に，皮膚〜皮下組織が壊死に陥る可能性のある薬剤を点滴静注している輸液がもれたときには，翼状針での刺し替えは許されない。

　　この症例はショックをドパミンでよい状態に維持しているのであり，もれてしばらくドパミンの点滴が中断すればたちどころに血圧が下降してくるのは明らかである。躊躇せず主治医，当直医，通りがかりの医師でも誰でも静脈留置針を入れてくれるように頼むべきであったと思われる。

2 持続点滴のスピード調節

　　救急室で多い持続点滴スピードが問題なものとしては，ドパミン，ドブタミン，ニカルジピン（ペルジピン®），ニトログリセリン，デュプリバン®などがある。これらは注入ポンプを使ってスピード管理されながら投与されるべき薬剤である。もし器械の問題などでスピードが早すぎたり，遅すぎたことがわかったら，担当医に報告して指示を仰ぐべきである。医師から薬剤入りの輸液のスピードが指示された場合に，自分の知らない薬剤ならば，どれくらいの正確さが必要なのか聞いておくべきである。

　　医師も（自分が無知だったころのことを思い出して）看護師の無知を責めるのではなく，このような無知な時期の看護師も働いていることを予想しておくべきであり，ベッドサイドに自分も足を運んで確かめる慎重さが必要である。

case 84 気管支喘息発作でアミノフィリン静注

症状

輸液・薬品

41歳，女性
既　往　20歳代から気管支喘息で通院中
病　歴　実家に帰省したとたんに喘息発作が出現し，救急室に受診した。当直の研修医はサルブタモール（ベネトリン®）の吸入を20分ごとに3回行ったが軽快せず，上籍医に連絡した。上籍医はメチルプレドニゾロン（ソル・メドロール®）の点滴静注の指示をしたが，一向に軽快傾向にならず入院加療を決めた。そして，アミノフィリンの側注と点滴静注の指示もした。看護師がアミノフィリン1管を約1分で側注した直後，患者は全身痙攣して呼吸停止した。

Q この患者のマネジメントはどこが間違っていますか？

ネオフィリン® 使用時の留意点

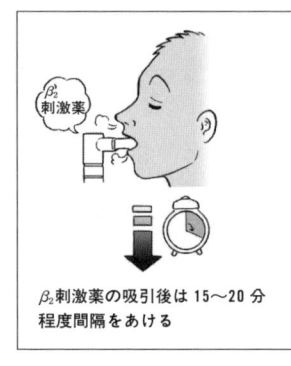

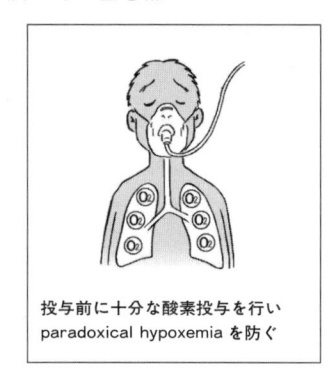

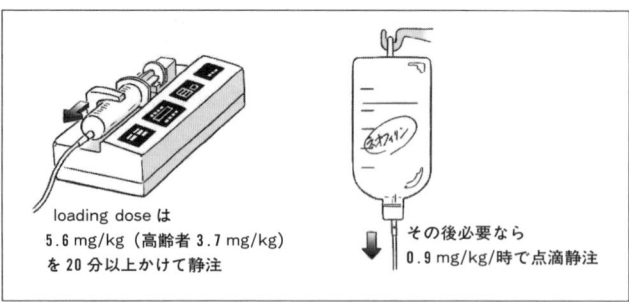

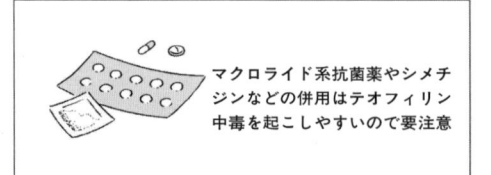

- $β_2$刺激薬の吸引後は15〜20分程度間隔をあける
- 投与前に十分な酸素投与を行い paradoxical hypoxemia を防ぐ
- loading dose は 5.6 mg/kg（高齢者 3.7 mg/kg）を20分以上かけて静注
- その後必要なら 0.9 mg/kg/時で点滴静注
- マクロライド系抗菌薬やシメチジンなどの併用はテオフィリン中毒を起こしやすいので要注意

など…

case 84
アミノフィリン（ネオフィリン®）静注での心肺停止

救急治療

輸液・薬品

1 気管支喘息の発作の治療（case 18 参照）

提示症例のように，気管支喘息発作の救急室での初期治療として，β_2刺激薬の吸入を20分ごとに3回試みて，反応が良くなければ，副腎皮質ステロイドホルモンの投与というのは定番である。そして，さらに反応が悪いため入院加療としたことも妥当である。問題はアミノフィリンの投与法である。最近ではアミノフィリンがあまり使われなくなったため，その投与法に習熟している看護師が少ないので，医師は注意が必要である。

2 ネオフィリン® の loading dose の決定

救急でテオフィリンの血中レベルが測定できることは少ないので，テオフィリンを服用している場合に，ネオフィリン®静注の量とスピードをどのようにするかは，患者が最後にテオフィリンを服用した時間や量から判断しなくてはならないのが実状である。テオフィリンを内服していない患者では，**ネオフィリン® は loading dose として 5.6 mg/kg（高齢者では 3.7 mg/kg）を 20 分以上かけて静注し，必要ならその後，表 84-2 のように点滴静注する**。

もし12時間以内にテオフィリンを内服している患者なら，loading dose はこの半分量（2.8 mg/kg）を静注することを推奨する人もいる。ここに挙げた症例は，ネオフィリン® 1A（250 mg）の静注のスピードが明らかに早すぎるため，重篤な不整脈が起きたと思われる。

3 paradoxical hypoxemia

ネオフィリン®を気管支喘息の発作中の患者に投与すると，気管支の拡張がまだ不十分な時期に換気の良くない肺胞に血流が増えるため，一過性に低酸素血症になることがあるといわれており（paradoxical hypoxemia），この低酸素血症の時期にも不整脈が生じやすくなる。これを防ぐため，中等症以上の気管支喘息発作の患者にネオフィリン®を静注する場合は，ネオフィリン®を静注する前に酸素を投与し，PaO_2を少し上げてからやるほうが安全という専門家もいるのである。

case 84 救急治療 輸液・薬品

④ テオフィリン中毒

ネオフィリン®中毒では悪心，嘔吐，頻脈や心室性期外収縮などの不整脈，全身痙攣などが起きることが報告されているが，血中レベルが救急で測定できないことが多いので，ネオフィリン®を投与中に悪心，嘔吐が出現した場合は，中毒を考慮すべきである。ネオフィリン®がエリスロマイシンやシメチジンと同時に投与されると中毒が起きやすいので，特に注意が必要である（表84-1，表84-2）。

表84-1 アミノフィリンの半減期に影響する要素

代謝促進	代謝減退
小児	年齢＜6カ月あるいは＞50歳
喫煙	慢性閉塞性肺疾患（COPD）
薬物	鬱血性心不全
フェノバルビタール	薬物
メチルキサンチン	シメチジン
	マクロライド系抗菌薬
	プロプラノロール
	インフルエンザワクチン
	肝疾患
	肥満
	上気道感染

表84-2 アミノフィリン持続点滴静注の投与量のスケジュール

状態	dose
小児＜12カ月	0.9 mg/kg/時
小児 1～9歳	1.2 mg/kg/時
小児 9～16歳	0.8 mg/kg/時
成人喫煙者	0.8 mg/kg/時
成人非喫煙者	0.5 mg/kg/時
成人＞50歳	0.4 mg/kg/時
慢性閉塞性肺疾患	0.4 mg/kg/時
鬱血性心不全	0.2～0.3 mg/kg/時
肝硬変	0.2～0.3 mg/kg/時

［推奨文献］
1) Emond S：Addition of intravenous aminophylline to beta2-agonist in adults with acute asthma. *Ann Emerg Med* 40：350-352, 2002

ジアゼパムの投与スピード

case 85
症状

輸液・薬品

38歳，男性
病　歴　労災事故のため両側の下肢が大腿部で切断されて運ばれてきた。
所　見　血圧80/50，脈拍130/分，体温35.2°C
応急の止血処置をしている間，絶叫して痛がり，ソセゴン®（ペンタゾシン）30 mgが筋注されたが効果がなく，4，5人の医師と看護師が押さえてもひどく叫んで暴れ止血処置がうまくできないため，担当医はセルシン®（ジアゼパム）10 mgを静注させた。看護師がまず5 mgをゆっくり静注したところで，手を止めて患者の呼吸を観察していると，医師は「なにをぐずぐずしているんだ，10 mgと言っただろう，早く入れろ」とどなった。看護師が慌ててあとの5 mgを数秒で静注したとたんに患者は静かになり，呼吸停止した。

Q この患者はなぜ，呼吸停止したと思いますか？
このような失敗をしないためにはどんな注意が必要だと思いますか？

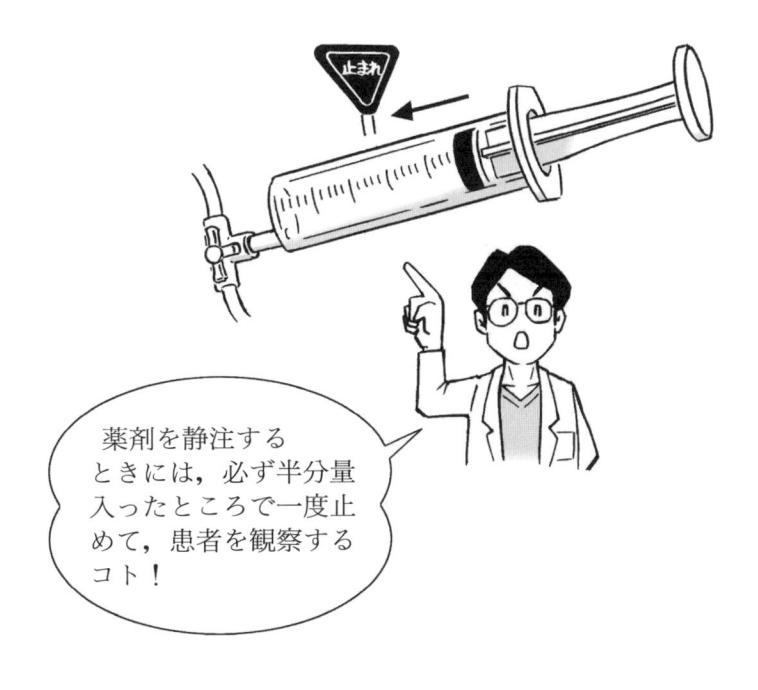

薬剤を静注するときには，必ず半分量入ったところで一度止めて，患者を観察するコト！

case 85 呼吸，循環不全で暴れる患者にセルシン®静注は殺人(罪)剤

救急治療

輸液・薬品

1 知っていますか？　ジアゼパムの静注スピード

　循環不全のために暴れている患者に，セルシン®を静注してしまったのである。もしこのような患者にどうしてもセルシン®を静注するのなら，気管内挿管の準備をし，いつもよりゆっくり，患者の呼吸状態を観察しながら静注すべきである。意外と知られていないが，セルシン®を静注する場合，0.1 mg/kgを1分かけてするのが正しいやり方なのである。

　看護師は，「どんな薬剤を静注するときでも，まず半分量入ったところでいったん止めて患者を観察しろ」という筆者のいつもの言いつけを守り，いったん5 mgで止めた。それが，暴れる患者の止血処理が思うようにはかどらなくてイライラしていた外科医の勘にさわったのである。

　一般的に外科医が扱う患者では，成人ならセルシン® 10 mgが10秒ぐらいで静注で入っても問題となるような呼吸抑制は起こらないのが普通である。しかし，内科疾患のある高齢者や，呼吸不全，循環不全，肝不全，腎不全などに陥っている患者にも同じようにやるとこの症例のようなことが起きるのである。

2 第1回目の抗菌薬の静注

　第1回目の抗菌薬を静注するときには，このセルシン®以上にもっと慎重にすべきだと思う。アナフィラキシーショックでは，投与されてから短時間のうちに発症するほどより重症という法則がある。したがって，危険なアナフィラキシーショックが起きる患者では，ほんの少量入った時点で発症してくる可能性が大きい。

　したがって，第1回目の抗菌薬を静注するときには，まずほんの少量入れて止め，そのまま患者を観察し，1〜2分以内にアナフィラキシーショックの症状が出てこない場合はさらに半分ぐらいまで静注して，もう1度止める。

　ここで何の症状も起きてこないなら，後の残りの半量はかなりのスピードで入れてもよい。このようにすれば，どの時点でアナフィラキシーが起きてきても最小限の症状でおさめられる。筆者は1回目だけは上記のようなやり方で自分が静注し，2回目からは看護師にまかせている（case 26 参照）。

膿胸からひどい悪臭のある膿

case 86
症状

輸液・薬品

56歳，男性
既　往　アルコール依存症
病　歴　近医から発熱と右胸水の精査で紹介されて救急室に受診した。
所　見　意識清明，血圧110/70，脈拍112/分，呼吸28/分，体温38.3℃，SpO$_2$ 93（酸素投与なし），右肺野の呼吸音が低下。
検　査　X線撮影：右肺野に大量の液体貯留。
　　　　胸腔穿刺：膿が出てきたので，膿胸と診断して太い胸腔チューブを挿入した。700 mlの膿が出てきたが，ひどい悪臭があった。担当医はセファメジン® 1gを1日3回という指示を出して入院させた。

Q この症例での抗菌薬の選択をどう思いますか？

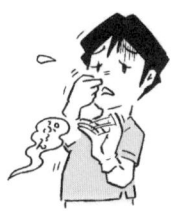

膿や痰に
ひどい悪臭がある

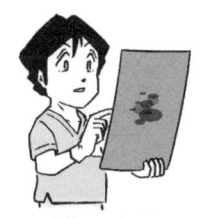

X線撮影などで
ガスの存在が確認される

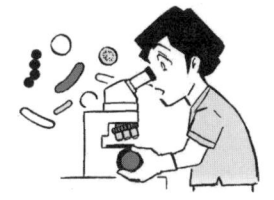

膿や痰のグラム染色で
複数の菌が認められ混合感染と思われる

上記の場合，嫌気性菌感染を考慮した
抗菌薬の選択が必要！

クリンダマイシン

case 86 悪臭(＋)なら嫌気性菌の感染を考えた抗菌薬の選択を

① 膿や痰にひどい悪臭がある
② X線撮影などでガスの存在が確認される
③ 膿や痰のグラム染色で複数の菌が認められ混合感染と思われる

このような場合はその感染症には嫌気性菌が関与していると判断して抗菌薬の選択をするのが普通である。

このように嫌気性菌感染が強く疑われる膿が得られた場合，すぐ血液培養のカルチャーボトルに注入すると菌の同定も可能になることが多い。

1 横隔膜より上の嫌気性菌感染

一般的に，横隔膜より上の嫌気性菌では *Bacteroides fragilis* が関与している可能性が少ないため，*Bacteroides fragilis* 以外の嫌気性菌をほとんどカバーしうるペニシリンGカリウム®が最も強く，第一選択とされている。わが国ではアナフィラキシーのためか極端にペニシリンG®が嫌われる傾向にあるが，ペニシリンGカリウム®は安く，強く，副作用が少ないことから，現在でも横隔膜より上の嫌気性菌感染症では国際的に第一選択とされている。

しかし，免疫不全の患者ではペニシリンG®とクリンダマイシンとを併用することが妥当とされている。

ここに挙げた症例でのセファメジン®は残念ながら嫌気性菌には弱い薬剤であり，この患者への単独投与は間違っているといわざるを得ない。

培養の結果を待たずに抗菌薬をスタートしなくてはならない救急室では，悪臭がなく得られた膿をグラム染色して1種類のグラム陽性菌が確認されたのならば，セファメジン®も候補になりうる。

しかし悪臭があり，グラム染色でグラム陽性・陰性の，複数の種類の菌が認められるならばペニシリンGカリウム®やクリンダマイシンを選択すべきなのである。普通の培養の出し方では嫌気性菌は生えないことが多いため，培養を待って決めればいいという考えでは失敗しかねない。

2 横隔膜より下の嫌気性菌感染

Bacteroides fragilis と好気性グラム陰性桿菌との混合感染を考慮して，感染症の専門医は以下のような4つの選択肢を薦めている。

① βラクタマーゼ阻害薬＋ペニシリン
　　例：チカルシリン/クラブラン酸，ピペラシリン/タゾバクタム，アンピシリン/スルバクタム
② セファマイシン系
　　例：セフロキシム，セフォテタン，セフメタゾール
③ カルバペネム系
　　例：イミペネム，メロペネム
④ クリンダマイシン＋アミノグリコシド系
　　例：ダラシン® ＋トブラシン®

[推奨文献]
1) 青木　眞：レジデントのための感染症診療マニュアル 第3版．医学書院，pp 1352-1353, 2015

one point study

■緊急薬剤投与の注意点

1. 静注薬品はほんの少し静注して，一時止める。何の症状も出現しないなら，半分静注した時点で再度止める。何の症状も出ないなら，残りの全部を入れる。
2. 点滴静注は，スピードが問題となるものとそうでないものとを，医師，看護師間でしっかり確認し合う。
3. 点滴静注のボトルには混注した薬剤を書く癖をつける。大量輸液，輸血の場合は，ボトル，パックに番号を書く癖をつける。
4. 抗菌薬の選択
   ① 起炎菌が同定されているなら，狭いスペクトラムで，副作用の少ない，安いものを選択。
   ② 起炎菌が同定されていないなら，グラム染色で起炎菌を絞る努力をすべし。
   ③ 重症感染患者では最初は，抗菌薬を組み合わせて広いスペクトラムをカバー。しかし，後に菌が同定されたら，狭いスペクトラムで，副作用の少ない，安いものに転換。
   ④ 悪臭のある膿が確認されたら，嫌気性菌を考慮した抗菌薬の決定をすべし。
5. 緊急時に使用する薬剤の一覧表を救急室に準備する。

■緊急時使用の薬剤一覧

薬剤	適応	用法・用量
エピネフリン（ボスミン®）	心肺停止	1 ml を静注 0.02～0.05 μg/kg（小児）
	アナフィラキシー	軽 症　0.3 ml 皮下注 中等症　0.3 ml 筋注 重 症　0.3～0.5 ml 筋注または 　　　　0.1 ml 静注
	気管支喘息発作（小児～40歳）	0.01 ml/kg（0.3 ml まで）皮下注
重曹（メイロン®）	代謝性アシドーシス（pH＜7.1）	base excess×体重×0.3 最初は，この1/2を静注
	心肺停止？	1 mEq/kg 静注 ★メイロン®の心肺蘇生での意義は疑問視されている
グルコン酸カルシウム（カルチコール®）	高 K 血症	10 ml を1分で静注
	低 Ca 血症	
	★カルシウム剤は心肺蘇生の薬剤からはずされた	
硫酸アトロピン	徐脈性不整脈	1 mg（2 A）を1分で静注
	有機リン中毒	軽 症　1 mg 静注 中等症　1～2 mg 静注，15分ごと 重 症　5 mg 静注，15分ごと

リドカイン (キシロカイン®)	心室性期外収縮	1 mg/kg を 1 分かけて静注，無効なら 5 分ごと，3 mg/kg まで繰り返す．以後，2～4 mg/分で点滴静注
イソプロテレノール (プロタノール®)	徐脈性不整脈	2～4 μg/分で点滴静注
	気管支喘息発作(小児)	0.02～0.5 μg/kg/分
ベラパミル (ワソラン®)	上室性頻拍症	0.075 mg/kg を 1 分以上かけて静注
ドパミン (イノバン®)	ショック　Low dose 　　　　　Moderate dose 　　　　　High dose	1～4 μg/kg/分(腎血流↑) 5～10 μg/kg/分(心拍出量↑) 10～20 μg/kg/分(体血管収縮↑)
ドブタミン (ドブトレックス®)	ショック	2～20 μg/kg/分
トリメタファン (アルフォナード®)	高血圧救急 (解離性大動脈瘤)	1～10 mg/分で点滴静注 ★動脈圧ラインで血圧モニター
アミノフィリン (ネオフィリン®)	気管支喘息発作	5.6 mg/kg を 20 分かけて静注，以後 0.2～0.9 mg/時で点滴静注
ジアゼパム (セルシン®, ホリゾン®)	痙攣	5～10 mg を 1 分かけて静注 0.3 mg/kg を 1 分かけて静注(小児)
フェニトイン (アレビアチン®)	痙攣重積	18 mg/kg/20 分以上かけて
フェノバルビタール (フェノバール®)	痙攣重積	100 mg/分以下で点滴静注 痙攣が止まるか，20 mg/kg まで ★必ず気道確保
グリセリン (グリセオール®)	頭蓋内圧亢進 急性緑内障 ヘモグロビン尿 ミオグロビン尿	200～500 ml/30～60 分，4～6 時間ごと
マンニトール		1～3g/kg/30～60分，4～6 時間ごと ★頭蓋内圧を最も早く降下させるのは過換気(PaCO$_2$ 20～25 mmHg)
インスリン	糖尿病性ケトアシドーシス 高浸透圧性高血糖症	0.1 単位/kg/時 　　　or 5～10 単位，筋注，1 時間ごと
ヘパリン	肺塞栓症 深部静脈血栓症	5,000 単位静注，以後 500～1,500 単位/時で点滴

case 86
救急治療

輸液・薬品

15 トリアージ

case 87　救急室への電話の問い合わせ

case 88　救急外来で受診手続き中,心肺停止

case 89　内科外来宛の紹介状

case 90　「胆石胆嚢炎」として朝まで診ていたらショックに陥る

case
87 救急室への電話の問い合わせ

症　状

トリアージ

> 午後9時，救急室に電話が入った。
> 84歳の男性が便秘でおなかを痛がっているので診てもらえないかという。電話をしてきたのは，患者とは一緒に住んでいない息子さんであった。患者は80歳になる妻と2人暮らしで，その妻から息子さんに電話があったという。
> 当直看護師は「便秘ぐらいなら，明日にしてほしい」と診察を断った。
> 翌朝，患者はショック状態で救急車で運ばれ，S状結腸穿孔による汎発性腹膜炎であった。

Q 救急室での電話によるトリアージはどうあるべきでしょう？

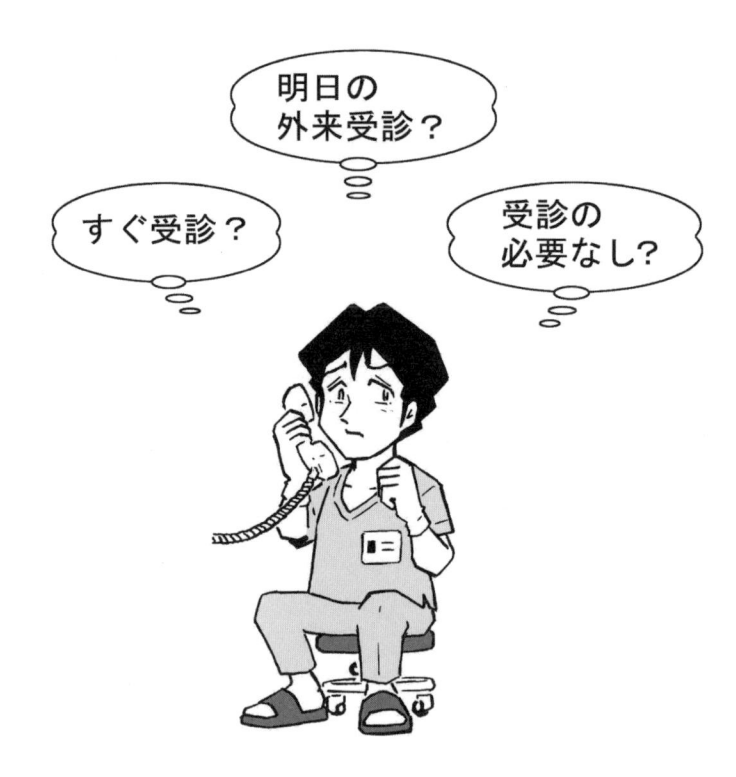

明日の外来受診？
すぐ受診？
受診の必要なし？

電話の段階でトリアージが始まる

電話の段階で大事なトリアージが始まっている

case 87

救急治療

トリアージ

1 不必要な救急室受診を防ぐのも大事なトリアージ

提示した症例のような患者では，電話の段階で当直医師と相談し，
① すぐ受診させるべきか，
② 明日の外来受診でよいか，
③ まったく受診の必要がないか，
を決定すべきである。

2 患者や家族の電話での説明は不正確なことが多い

この症例ほどひどい間違いは少ないが，「見ると聞くとで大違い」の話は救急室では多い。患者や家族が慌てているためか，電話してきている人が，この症例の場合のように実際には患者を見ていないため，患者の状態が正確にいえていないことが多いのである。われわれは，できるだけ正確な情報を得るために，患者自身から，患者を見ている人から，電話の段階で詳しい問診が必要なのである。

3 電話対応のコツ

筆者は電話応対では以下のように心がけている。
① まず誰が電話してきているのか確認する。
　患者自身？　家族？　親戚？　友人？　同僚？　上司？　通りがかりの人？
② 電話の主が患者を見て話しているのか，それとも「また聞き」かを確認する。
　「また聞き」は間違いが多いので，基本的に信じないようにしている。
③ 電話の主が患者本人でない場合には，患者自身に電話を替わってもらう。
　苦痛の程度，構語障害の有無，呼吸機能（一息で長い文章が話せるか）がわかる。

case 88 症状

救急外来で受診手続き中，心肺停止

トリアージ

46歳，男性
午前2時に，20歳代の女性に付き添われて，タクシーで救急外来の待合室に現れた。主訴は約1時間前からの前胸部圧迫感であった。ちょうどその時，当直の医師と看護師は救急室の中で別の患者の縫合処置の最中であり，受付事務員は医師と看護師にこの患者が来ていることを知らせずに，付き添ってきた女性に診療申し込み用紙を記入してもらっていた。患者はかなり苦しみながら待合室のソファーに横になって待っていたが，カルテができあがる前に突然全身を硬直させて心肺停止した。

Q 救急外来の待合室でのこのようなできごとを防ぐにはどうしたらよいでしょうか？

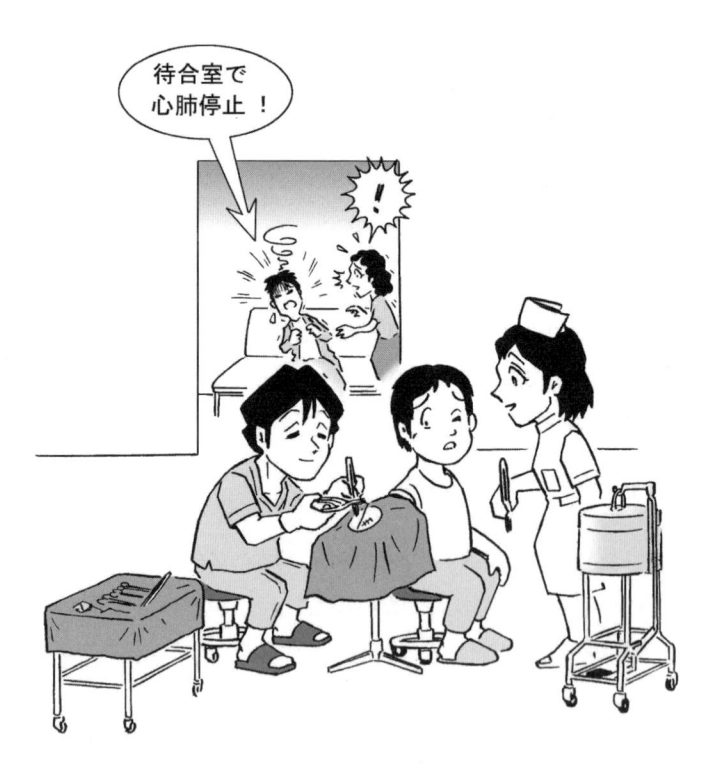

救急車以外で来た患者が軽症とは限らない

救急車以外で来た患者が軽症とは限らない
（待合室でも心肺停止する）

case 88

救急治療

トリアージ

　　近所の人たちに知られたくない，あるいは救急車では希望の病院に運んでもらえないなど，いろいろな理由のために救急車以外で救急室を受診する人がいるが，救急車で来院する患者が必ずしも重症でないように，救急車以外で直接来院した患者が軽症とは限らないのである。

　　この症例は経過からみると急性心筋梗塞や解離性大動脈瘤などが考えられるため，胸部圧迫感は相当ひどいものだったと思われるが，なんらかの理由で救急車ではなくタクシーを利用したのであろう。もし救急車で来院していたなら，来院と同時に注目され迅速な対処がなされたと思われるので，残念な症例といわざるを得ない。

1 待合室での手遅れも病院の責任

　　この症例が受診したとき，看護師や医師に知らせなかった受付事務員の責任だろうか？　医師や看護師の責任ではないといえるだろうか？　一次救急から三次救急まですべての救急患者を受け入れる救急室では，このようなことが起きないようにしっかりした体制が必要である。具体的な対処としては，

① 救急車で来院した患者も救急車以外で来院した患者も，受け付けをする前に経験の豊富なトリアージ看護師が必ずチェックする。
② 救急室の受付事務員に真の救急患者の見分け方を教育する。
③ 救急室の中で働いている看護師や医師が，待合室で待っている患者をいつでもチェックしうるような建築構造の工夫やモニターカメラを設置する。
④ 救急室の中で診療をしている医師や看護師と受付事務員がいつでも会話のできるインターフォンを設置する。

などが考えられる。

　　このような体制の確立や工夫がなされていない救急室では，医師や看護師は土曜の夜，日曜，祭日など，患者数が多くなり，待合室に何人もの患者が待つような忙しいときほど，待合室の中に真の救急患者が待たされていないか常に気を配る必要がある。

case 88 救急治療 トリアージ

2 待合室での「20秒トリアージ」

　日本では，トリアージ看護師を配置する余裕がある病院はまだ少ないはずである。忙しい救急室では，いちいち待合室まで血圧計やパルスオキシメータを用意して時間のかかるトリアージを行うことは無理であろう。筆者は図88-1のような道具なしの待合室トリアージを勧めている。

図88-1　"寺沢流" 20秒トリアージ

❶脈拍を触れながら，話しかける
　（一息で長く話せないなら危険）
❷顔色，頸部の静脈を診る
　（蒼白，冷や汗，座位で外頸静脈が見えたら危険）
❸呼吸の仕方を診る
　（患者に合わせて呼吸して，頻呼吸，努力呼吸なら危険）
❹脈拍を感じる
　●体温を感じる
　●左右差を診る
　●強さで血圧を感じる
　●リズムを感じる
　　・時々脈がとぶ➡期外収縮
　　・リズムは整だが速すぎて数えられない➡頻拍発作
　　・リズムも強さもめちゃめちゃ➡心房細動

内科外来宛の紹介状

case 89

症　状

トリアージ

82歳，女性
前の晩からの腹痛で近医の紹介状を持って，午前8時35分に救急室前に自家用車で到着した。ちょうど引き継ぎ中だった救急室深夜勤務の看護師と日勤の看護師が手伝って，車からストレッチャーに患者を移した。患者はさほど苦しそうでなく，家族が持ってきた紹介状の宛名が「内科外来　主治医殿」と書かれてあったため，そのまま内科外来に連れて行き受け付けをさせた。患者は内科外来の待合室でストレッチャーに乗ったまま約2時間待たされ，初診の順番がきて看護師が血圧を測定すると触診で50，脈拍120/分（整）で，慌てて救急室に戻ってきた。呼吸24/分，体温36.2℃。左下腹部を中心として腹部全体に著明な圧痛，および反跳圧痛があり，左下腹部は板状硬（rigidity）に近い。

Q このような失敗が起きないためにはどういう注意が必要でしょうか？

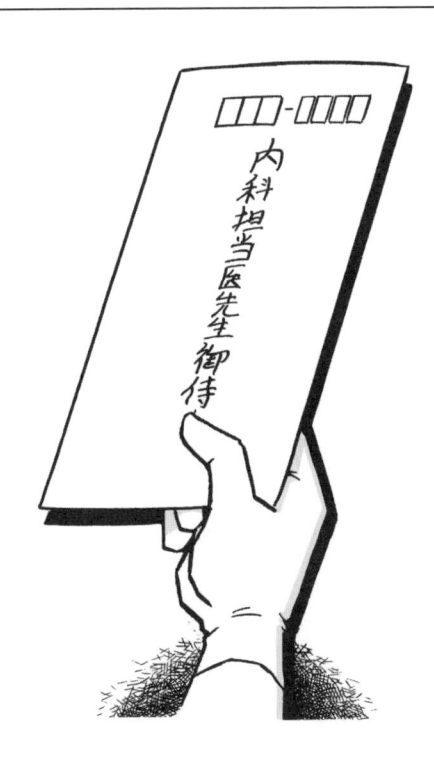

case 89 内科外来に紹介されてきた患者だから内科の病気とは限らない

救急治療

トリアージ

　この患者は緊急開腹となり，S状結腸の穿孔で便が腹腔にもれて腹膜炎を起こしていた。血圧低下は脱水と敗血症性ショックの混じったものであろう。高齢者は，この症例のようにかなり重篤な救急疾患を抱えていても鎮痛薬が入ると比較的平気な顔をしているものであり，見かけだけではよくだまされるのである。

1 救急室は救急患者の関所である

① 往診で診察した近医が診断を間違えて内科に紹介したことである。高齢者の左下腹部痛は大動脈瘤や総腸骨動脈瘤の破裂や憩室炎，大腸癌などの穿孔による腹膜炎などが鑑別診断に挙がり危険な病気が多いため，まず外科に紹介すべきである。

② 救急外来の看護師のトリアージにも問題がある。紹介状に内科外来と書いてあるからというだけで，バイタルサインもチェックせず，症状も聞かず，単に歩けないだけの内科の患者と決めつけて，内科外来までの運び屋になってしまったことである。

　午前8時35分という引き継ぎの時間帯であり，「私の仕事は終わった」という深夜勤務の看護師の気持ちと，「私の仕事はこの引き継ぎが終わってからで，まだ始まっていない」という日勤の看護師の気持ちの谷間にこの患者は落ちてしまったのではないだろうか。

　救急室での引き継ぎ時間は魔の時間帯である。医師同士の引き継ぎでも微妙な谷間に落ちる患者が出ることがある（case 91 参照）。**救急室は救急患者の関所である。バイタルサインのチェックなしにはいかなる患者も通してはならない。**

③ 内科外来の受付事務員と看護師のトリアージにも問題がある。外来での診察が受付順であることに慣れきっていなかっただろうか。待合室に苦しんでいる患者や歩けない患者が来たら，簡単に話を聞いたり，バイタルサインをチェックしたり，紹介状だけでも早めに医師に見せておいたりという気配りが，混雑した救急室の待合室と同様に（case 88 参照）必要なのである。受付事務員と看護師に，「自分たちの最も重要な仕事は，診察室の中にいて待合室の患者が見えない医師の代わりにトリアージを

することだ」という自覚がなければ，どこの医療機関でも重症な患者を待合室で長く待たせてしまうことが起こりうる。

② 紹介患者は特別扱い

　研修医の先生方は紹介患者への対応でよく間違いを犯し，手痛い経験をする。それは，紹介患者の場合には診療でミスが起きた場合に，単なる診療ミスでは済まない（大きなトラブルとなる）特別な患者であるという意識が希薄なことから発生している。

　紹介患者は，「紹介で受診したのだから…」と最初から特別待遇を期待している。そのため接遇や診療でミスがあると，期待外れの度合いが大きいため怒りも大きいのである。また接遇や診療ミスがあると，紹介医師の面子をも潰すことになるため，後日，紹介医師からクレームがきて，施設全体の大きな問題となるのである。紹介患者はどんなに軽症だと思っても，研修医の先生方だけで診療を終わらせてはならない。必ず上籍医と相談する必要がある。上籍医も患者や家族の前に顔を出して，研修医の診療に間違いがないことを確認，説明することで患者の期待どおりになり，紹介医師の面子も保たれるのである。医学とはまったく関係ないことであるが，トラブル回避のために医師が必ず習得しておくべき姿勢である。

case 90 「胆石胆嚢炎」として朝まで診ていたらショックに陥る

症状／トリアージ

74歳，女性
既　往　胆石疝痛発作で数回受診歴がある。
病　歴　20時から「いつもよりひどい右上腹部痛」が出現し，嘔吐数回。悪寒も出現し，23時に救急室に受診。
所　見　意識清明，血圧 112/88，脈拍 102/分（整），呼吸 20/分，体温 38.7℃，SpO$_2$ 97（酸素なし），心肺の聴診では著変なし。心窩部から右上腹部に圧痛と反跳圧痛がある。
経　過　研修医は上籍医と相談し，胆石胆嚢炎として救急室観察ベッドに入院させ，翌朝に主治医にバトンタッチの方針となった。輸液路確保，採血，解熱鎮痛薬，抗菌薬の点滴静注を開始し，血液検査は WBC 14,000，CRP 4.6，AST 102，ALT 124，Al-P 892，T-Bil. 1.8，アミラーゼ 86 であった。痛がり方がひどいので，ソセゴン®，アタラックス®の筋注も追加した。患者は午前1時にはウトウトと眠り始めた。
翌朝，血圧 78/56，脈拍 118 となった。

Q この患者には何が起きていたのでしょう？
この研修医のアプローチで改善すべき点は何でしょう？

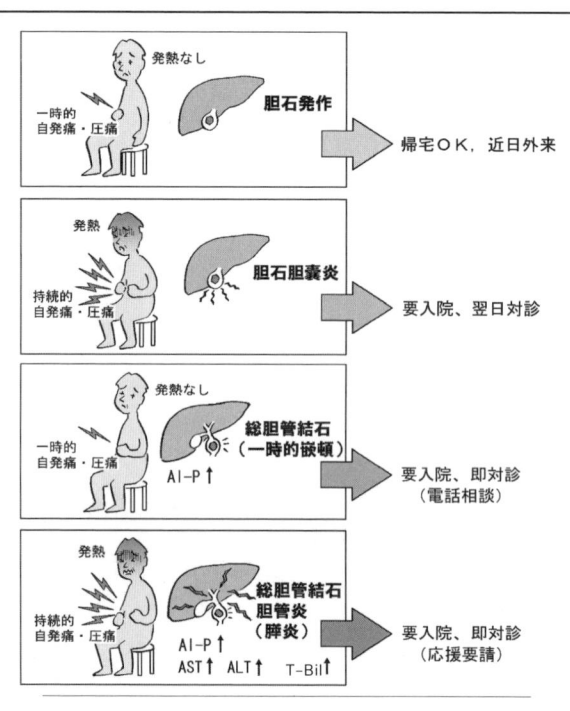

発熱なし／一時的自発痛・圧痛	胆石発作	→ 帰宅OK，近日外来
発熱／持続的自発痛・圧痛	胆石胆嚢炎	→ 要入院、翌日対診
発熱なし／一時的自発痛・圧痛／Al-P↑	総胆管結石（一時的嵌頓）	→ 要入院、即対診（電話相談）
発熱／持続的自発痛・圧痛／Al-P↑ AST↑ ALT↑ T-Bil↑	総胆管結石 胆管炎（膵炎）	→ 要入院、即対診（応援要請）

case 90 胆石胆嚢炎と総胆管結石・胆管炎とは大違い！

救急治療／トリアージ

1 胆道結石±感染症をアバウトに済ませない！

　　胆道結石にまつわる救急室受診では，**表90-1**に示すような4段階を区別する努力をするべきである。この区別は専門医にコンサルテーションする際の緊急性に関係するため重要である。区別の鍵はAl-Pの上昇の有無である。筆者の経験では胆石胆嚢炎の時点でAl-Pが著明に上昇することは少ない。Al-Pの著明な上昇を伴っていたら，石は総胆管にあり，痛みがひどいなら嵌頓していて，敗血症性ショックになるのは時間の問題と判断して，深夜でも消化器専門医を呼ぶべきである。

表 90-1　胆道結石の4段階

自発痛，圧痛	発熱	Al-P	AST, ALT, T-Bil	診断・対応
一時的	－	－	－	→胆石発作 帰宅OK，近日外来
持続的	＋	－	－	→胆石胆嚢炎 要入院，翌日対診
一時的	－	＋	－	→総胆管結石 （一時的嵌頓） 要入院，即対診
持続的	＋	＋	＋	→総胆管結石 胆管炎（膵炎） 要入院，即対診

2 救急室での仕事は患者を4群に分ける advanced triage

　　午前1時，今専門医を呼ぶか？　それとも朝にするか？　当直医として一番難しい問題であり，ここに救急診療の本質があると思う。この症例は深夜でも専門医を呼ぶべき患者であったが，朝になってから相談すればよい患者と誤認されたのである。胆石胆嚢炎ならば明日の朝でもよいが，総胆管に石が嵌頓している場合には朝まで待ってはいけない。

　　当直医の仕事とは救急室に受診してくる患者を以下の4段階の救急に正確に分けることである。

case 90 救急治療

トリアージ

> ❶ 最高の救急：患者は生命危機の状態に直面しており，専門医や応援医師を呼びつつ，その医師たちが駆けつけてくる間も自分で何かを始めなくてはならない患者群（心肺停止やそれに近い状態，ショック，チアノーゼのある呼吸困難など）。
>
> ❷ できるだけ早く専門医の知識，技術が必要な救急患者であり，深夜でも専門医を呼ぶべき（あるいは専門医のいる病院へ送るべき）だが，専門医が来るまで（あるいは専門医のいる病院に到着するまで）は待っていてもよい患者群。
>
> ❸ 入院加療を要し，専門医の知識技術が必要となる可能性が大きいが，翌朝までは自分が主治医として応急治療をし，翌朝，専門医にコンサルテーションして以後のことを決めればよい患者群。
>
> ❹ 入院加療を必要とせず，救急室で苦痛をやわらげる治療だけして翌日の専門医の外来に受診するようアドバイスするか，その場限りで済ませてよい患者群。

このうち❶群を見誤ることはないのであるが，❷群を❸群と判断してしまうことや❸群を❹群と見誤ることが多い。❷群を❹群と誤認して救急室から帰してしまい，❶群となって戻ってくるのが最悪の失敗であり，医事訴訟になりやすい。

筆者は，❷群か❸群かの判断に迷ったとき，あるいは❸群か❹群かの判断に迷ったときは，主治医か専門医の自宅に電話してアドバイスをもらうことにしている。また，❹群と判断して帰宅させる場合には，「何かあったらいつでも来てください」という漠然としたアドバイスはしない。時間経過に合わせたアドバイス，例えば「明後日の朝食を食べられないときには，午前11時までに○○科に受診してください」という具体的なアドバイスをする。再評価は必要なしとするか，再評価を翌日の該当科の外来にするか，最も近い主治医の外来日にするか，あらかじめ予約されていた主治医の外来日にするかをはっきり決めて指示する。その際に患者や家族の記憶に不安を感じたら，決めた再評価の日や診療科をメモ用紙に書いて渡すようにしている。

一次救急から三次救急まですべての救急患者を受け入れている救急センターでは，❶〜❹群までどの段階の患者も受診するが，三次救急だけを受け入れる救命救急センターには❶群の患者しか来ない。どの医師も当直医として働く際にとり返しのつかない失敗をしないためには，❶群よりも❷〜❹群を正確に区別する能力が必要である。

このような能力を養うには，自分の専門が決まる前に❷〜❹群が多く受診する救急室で，トレーニングする必要がある。

[推奨文献]
1) Attasaranya S, et al：Choledocholithiasis, ascending cholangitis, and gallstone pancreatitis. *Med Clin North Am* **92**：925-960, 2008

16 チームワーク・人間関係

case 91　当直医から日直医へ患者の引き継ぎ

case 92　交通事故で日直医が脳外科医，整形外科医，胸部外科医にコンサルテーション

case 93　救急室にいつも来る軽症患者

case 94　気難しい上籍医が当直の夜

case 91 当直医から日直医へ患者の引き継ぎ

症状

チームワーク・人間関係

78歳，女性
病　歴　前日の午後3時ごろから腹痛を訴えて2回嘔吐し，夕食も食べず夜じゅう痛みが持続したため，日曜の午前7時に救急室を受診した。
所　見　意識清明，血圧110/80，脈拍86/分，呼吸18/分，体温37.3℃。結膜貧血なし。黄疸なし。心窩部から右腹部にかけて圧痛あり，腹膜刺激症状なし。
検　査　腹部エコー：胆石1つあり，胆嚢壁の肥厚はほとんどなし。
　　　　ALP，血清アミラーゼ：正常。
経　過　コリオパン®（臭化ブトロピウム）を1A静注しても軽快せず，ソセゴン®（ペンタゾシン）15 mg筋注，胆石胆嚢炎として入院，抗菌薬が指示された。その時点でもう8時になったので，当直医は日直医に後のことを頼み帰った。引き継いだ日直医は，その後救急外来を受診する多くの患者で忙しく，この患者を一度も診にいけなかった。
　　　　月曜日の朝，土曜の当直医が診察すると，右下腹部を中心に腹部全体に筋性防御があり，外科医が呼ばれて緊急開腹となった。急性虫垂炎の穿孔による汎発性腹膜炎であった。

Q このようなことが起きないようにするにはどうしたらいいでしょうか？

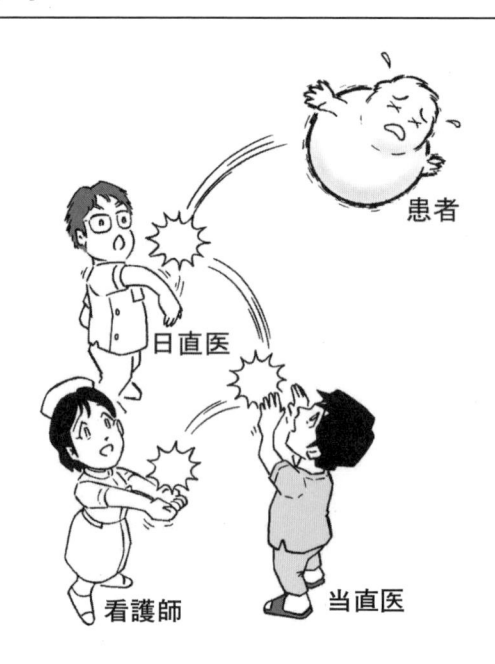

医師から医師への引き継ぎ患者は要注意

case 91

救急治療

チームワーク・人間関係

　この患者の手術の遅れは一体誰の責任であろうか？　3人の言い訳を聞いてみよう。

① 当直医
　「土曜日の当直で患者が入院したからといって，日曜日も働いていたら身もももたない。救急室の時点では急性虫垂炎と診断するのは難しかったと思う。ちゃんと引き継ぎしたのに日曜の日直医がまさか一度も診にいかなかったなんて考えられない」。

② 日直医
　「胆石症と引き継ぎを受けたから，胆石の痛みならそれだけで危険になることはないし，救急室は重症な救急患者で忙しくて，とても診にいく暇はなかった。もし急性虫垂炎も否定できないと申し送りしてくれていれば，どんなに忙しくても診にいったんだが。それにしても，入院室の看護師はそんなに痛がっていたのなら1回ぐらい電話してくればよかったのに」。

③ 看護師
　「腹部エコーで胆石が確認されているから，痛がったらソセゴン®を使用するようにとの指示だったので，報告しなかったんです。疼痛時ソセゴン®筋注と指示されたら，やっぱり苦しそうな患者をそのままにしておくのはかわいそうだし筋注しますよ」。

　筆者自身の意見を述べさせてもらうなら，土曜日に当直する医師は日曜日がつぶれる覚悟が必要である。それが医師だと思っている。引き継ぎを受けたほうも自分の時間帯に受診してくる患者のことで精一杯のことが多く，正直なところ，やはり自分が最初から診る患者のほうがはるかに大事なのである。

　このような引き継ぎで2人の医師の谷間に落ちた患者をたくさん見てきたので，筆者は一応帰る前に引き継ぎはするが，必ず自分でもう一度出直して診にいくことにしている。そうすることで患者や家族は，「最初に診た医師が，休日なのに再度診にきてくれた」と評価してくれ，医事紛争の予防にもなるのである。

　また，引き継ぎを受けた場合は，相手がどんなに自信たっぷりに言う診断でも，自分でもう一度医療面接をし，診察して，納得するまでは信じないことにしている。

case 92 交通事故で日直医が脳外科医，整形外科医，胸部外科医にコンサルテーション

症状

チームワーク・人間関係

19歳，男性

病　歴　日曜日の午前9時ごろ，オートバイを運転中，対向車と衝突し，30分後に運ばれた。

所　見　JCS 100，血圧 100/70，脈拍 96/分，呼吸 24/分，体温 36.9℃，SpO$_2$ 94（酸素なし）。瞳孔：左右差なし，対光反射あり，右側胸部に皮下気腫を触れ，右呼吸音が弱い。頸部気管の偏位なし。腹部は平坦でやわらかい。四肢の動き：左右差なし。

検　査　X線撮影：右第6，7肋骨骨折，右血気胸，右の恥骨骨折，（腹部 left decubitus view：free air なし）。頭部 CT スキャン：右の脳室内出血，脳挫傷。腹部エコー：腹腔内液体貯留なし。

経　過　日直の（腹部）外科医は脳外科医と整形外科医，胸部外科医の3人を救急室に呼び，相談のうえ，右胸腔にドレーンチューブを挿入して，脳外科病棟に入院することになった。2日後，意識が回復するにつれて，腹痛を訴え始め，X線撮影（left decubitus view）で腹腔内に free air が認められた。

Q この患者の手術の遅れは，一体誰に責任があるのでしょうか？

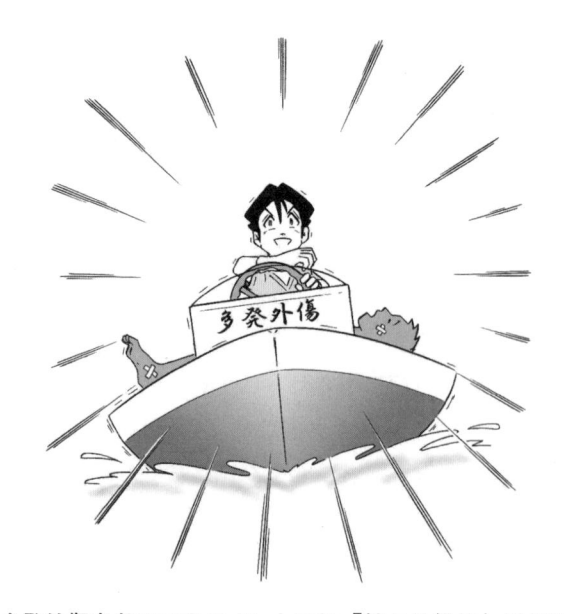

多発外傷患者のマネジメントには「舵とり船長」が必要

複数科の医師が診る患者は要注意

case 92

救急治療

チームワーク・人間関係

1 真の主治医は誰？

　コンサルテーションを受けた脳外科医は，「軽い脳挫傷だから，もし意識レベルが下降傾向になったら再度頭部 CT スキャンして血腫の出現の有無を見ればいい」という判断である。胸部外科医は，「胸腔ドレーンチューブからの血液の流出が多くなく，呼吸不全を起こしてくるほどの肺挫傷がなければ OK」という判断である。また整形外科医は，「骨折部位の偏位も軽い恥骨骨折で，安静のみで十分」という判断である。日直の腹部外科医は，「腹部の left decubitus view で free air がなく，腹部エコーで液体の貯留がないから腹部は OK」と判断したのである。

　4人とも最初の時点での判断は間違っていない。しかし患者にとっては手術が遅れてしまった。複数科の医師が診る多発外傷の場合，そしてどの損傷部位もそれほど急を要しないとき，皆，自分の領域の外傷は心配しているのであるが，"患者自身"を心配している医師（真の主治医）がいないことが多いのである。

2 多発外傷の舵とり船長

　救急科（救急部）として独立して病棟を持ち，こういう患者の場合に，どの部位の外傷にもある程度の知識がある医師が主治医として，最初から最後まで救急科病棟で経過を診ていくやり方が多発外傷では望ましいと思われる。しかし，そういう方法が不可能で，この症例のようなやり方をせざるを得ない病院のほうが多いはずである。このような場合，筆者は ICU など厳重な監視のできる病棟で，外科医が主治医となり，航海の船長のように，脳神経外科医，整形外科医，心臓血管外科医，泌尿器科医，眼科医などの助けを借りながら舵をとっていくべきであると思っている。ところが，わが国の大学で育つ外科医は必ず腹部外科医か胸部外科医のどちらかで，多発外傷患者を前にした際に，舵のとれる船長になれず，腹部外科医，胸部外科医としてしか働けない医師が多い。これまでの若い外科医の臨床教育に多発外傷のトレーニングが欠落していた結果である。今後の外科医の専門研修カリキュラムに，一定期間，救急部などにローテーションして多発外傷のトレーニングが組み込まれることを期待したい。

case 93 救急室にいつも来る軽症患者

症　状

チームワーク・人間関係

34歳，女性
既　往　「上気道炎」，「急性胃炎」にて頻繁に救急室受診。
病　歴　熱があるとのことで午後4時ごろ救急室に受診した。
　　　　担当医は診察を始める前にその患者のカルテを見て驚いた。一般外来には一度も受診したことがなく，救急室にだけ，それも午後3時～午後6時ごろばかり，過去2年の間に9回も受診していた。診断がほとんど「上気道炎」，「急性胃炎」などばかりであった。
　　　　問診を始める前に，「ここは救急の場合に利用するところで，あまり救急でない場合は午前中，内科外来に来てください」と言った。すると患者はひどく怒り，「もっと患者の身になってよ！　もう診察してもらわなくていい！」と帰ってしまった。
　　　　翌日その患者から院長に電話があり，「昨日，救急室に熱があるから行ったのに，救急じゃないからと診察してもらえずに帰された。今日，別の病院に行ったら尿路感染症で入院するように言われた。おたくの病院はいったいどうなってるの!?」という。

Q この担当医と患者のやりとりをどう思いますか？

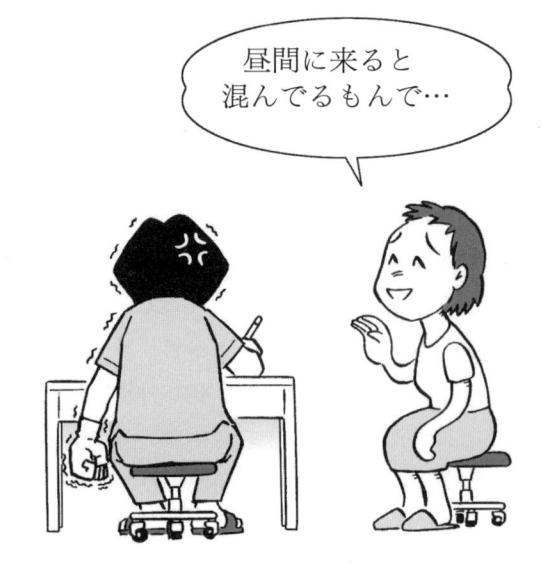

（吹き出し：昼間に来ると混んでるもんで…）

救急室の「常連さん」にご用心

case 93
救急治療

チームワーク・人間関係

1 軽症患者の受診の増加は救急外来の機能を麻痺させる

　救急室を本来の目的と異なり，便利な所として利用する患者は少なくない。外来の受付締切時間の午前11時前に来ると，3～4時間はかかるのに対し，同じような症状で午前11時以降に救急室に行けば30分で済む。何度か救急室と一般外来を受診してこのことに気づいた患者の中には，巧妙に救急室を利用する人も少なくない。もし軽症患者があまり増えすぎると，待合室にはいつも多くの患者が待ち，その中に紛れて本当の救急患者が長く待たされる不幸が起こりうる（case 88参照）。したがって，このような軽症患者の「便利な場所としての」利用はある程度歯止めをかける必要がある。「常連さん」には時々説明して理解していただかなくてはならない。ただし，救急室利用についての説明は，診療が終わってから上籍医に言ってもらうべきである。若い医師（研修医）から説明されて，彼らが救急室の利用の仕方を変えることはなく，診療中に研修医の先生が診察室内で言うと，この提示例のようなことが発生する。

2 しかし，軽症患者をゼロにしようとするな

　問題は，あまりこの歯止めを強くして，「あそこの救急室は軽い症状で行くと叱られる」という評判が広まりすぎると，逆に，「昨日の夜のうちに来れば助かったのに」という手遅れの患者が増える可能性が出てくることである。これは避けなければならない。このような軽症者がある程度は受診していて，しかも真の救急患者の診療の妨げになるようなことが起きないくらいというのが理想である。

3 救急室での哲学

　救急室で働き始める若い医師や看護師に，筆者は以下の「救急室での哲学」を教えることにしている。
　①救急室は病院受診のタイミングをうまく決められない患者が多く来る所だと悟れ。
　②軽症患者を受け入れるのは，「軽そうに見える重症な救急患者」が救急室に早く受診しやすいようにするための布石である。
　③軽症患者をいやになるくらい診ないと，本当に軽い患者と「軽そうに見

える重症な救急患者」とを区別する能力はつかない。

4 救急室頻回受診者（軽症リピーター）は要注意

　救急室頻回受診者は，心療内科や精神科の患者だったり，権利意識が強い患者だったりする。研修医の先生が過去の受診歴から軽症だと決め打ちしながら，しかもカリカリしながら診療するため，いつもと異なることを必ず見落として，トラブルになりやすいのである。救急室に浣腸を希望して頻回に受診する患者では，本当の急性腹症で受診した場合に必ず誤診されるし，救急室に頻回に胸痛で受診する患者は本当に急性冠症候群で受診した場合には必ず誤診される。筆者は，救急室頻回受診者の診療では，慎重にいつもと同じ症状か，今日はいつもと異なる症状ではないか，いつもとバイタルサインが違う点がないかを，本人，家族に確かめることを必ず行うようにしている。

5 救急室でトラブルになりやすい患者群

　普通の患者や家族は，診療における医学的な間違いを，診療姿勢が良ければ，謝罪すれば許してくれるものである。しかし，**表93-1**に挙げる患者群は謝罪しても容易には許してもらえないことも多く，筆者はとりわけ慎重な診療を心がけている。

表93-1　救急室でトラブルになりやすい患者群

- 長く待たされた患者
- 電話，受付でトラブルのあった患者
- 一人っ子（貴重児），過保護児
- 事故，けんかで受診した未成年
- 特定の職業，背景（金持ち，有名人，会社社長，議員，マスメディア，公務員，暴力団，風俗業など）
- 都会から地方に来た観光客
- 病院管理職医師が主治医の患者
- 救急室紹介患者
- 他施設の医療従事者
- 暴力団
- 泥酔患者
- 医療事故経験者
- 救急室頻回受診者
- 48時間以内の救急室再受診

case 94

気難しい上籍医が当直の夜

症状

チームワーク・人間関係

67歳，男性

既　往　糖尿病で近医に通院加療中

病　歴　3日前に左下腹部痛と頻尿があり，以前にもらっていた鎮痛薬を飲んで様子を見ていた。今朝から左側腹部痛も出現し，食事ができなくなったということで，23時に救急室に受診した。

所　見　意識清明，血圧136/88，脈拍数82（整），呼吸数16/分，体温37.9℃，SpO_2 97（空気呼吸），心肺の診察で著変なし，左CVAに叩打痛が軽度あり。

経　過　担当した研修医は，尿管結石＋尿路感染を疑い，検尿，血液検査を提出して，腹部超音波検査で左に水腎症を確認し，検尿でも血尿と膿尿，白血球増加とCRP 21の結果から診断を確信した。結果が出そろったときにはすでに午前1時を過ぎていた。その夜の当直の上籍医は短気で気難しいタイプで研修医らが苦手な医師であったため，患者の状態も安定しているように見えたので，朝までは輸液と鎮痛剤，抗菌薬の投与を行い，朝一番に泌尿器科外来の医師にコンサルテーションすることにした。

翌朝，血圧が76/52，脈拍数108/分となった。

Q 気難しい上籍医へのコンサルテーションはどうしたらいいでしょう？

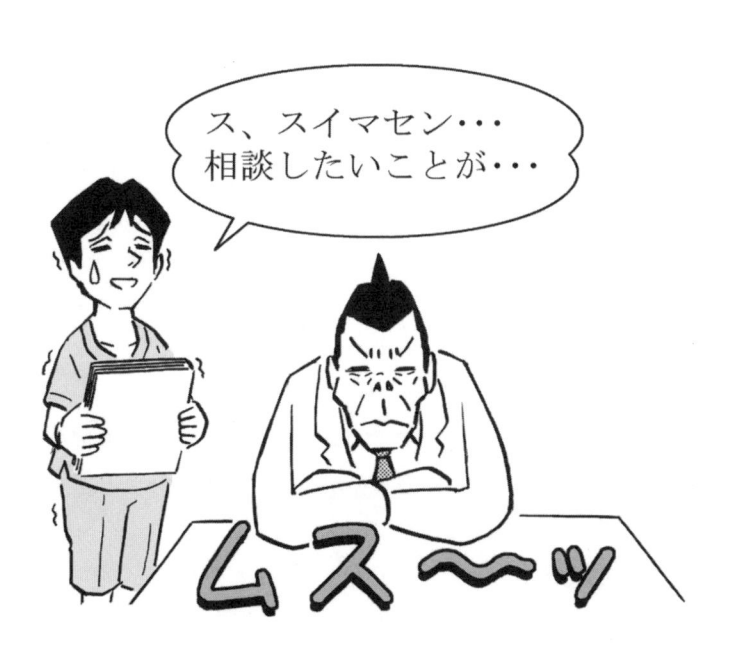

case 94 気難しい上籍医へのコンサルテーション術

救急治療

チームワーク・人間関係

　総胆管結石嵌頓＋上行性胆管炎（case 90 参照）と同様に，尿管結石＋尿路感染症は，通過障害＋感染症なので，急速に敗血症，敗血症性ショックになるため，緊急で通過障害を解除する処置が必要である．深夜でも，即，上籍医，専門医にコンサルテーションすべきなのである．

1 気難しい上籍医へのコンサルテーション術

　研修医の先生方は，このような症例を減らすために，医学的な緊急性を判断する知識を学ぶだけでなく，「気難しい上籍医へのコンサルテーション術」を磨く必要がある．一緒に働いていると，上籍医の不機嫌の炎に下手なコンサルテーションで油を注いでいるシーンをよく見かける．研修医の先生方は，自分のコンサルテーションの稚拙さが上籍医をいっそう不機嫌にしていることを認識すべきである．言い変えると，気難しい上籍医に付け入る隙を与えないコンサルテーション術を習得することが，前述のような不幸な患者を減らすのである．救急研修では，このようなコンサルテーション術の習得を2年間かけて研修するのだと思うべきである．上籍医が理不尽，冷たいと感じたら，まず自分から上籍医への気配りを徹底してみることである．

　以下は筆者が気難しい上籍医へのコンサルテーションの際に心がけていることである．

1．過酷な勤務をこなしている上籍医に敬意を払う

　研修医の先生方はいわゆる不機嫌な上籍医を劣っている医師だと思っているようだが，それは間違いである．彼らがどのような勤務をしているかを理解すれば，彼らの不機嫌が理解できるはずである．筆者は，彼らの過酷な勤務が彼らを不機嫌にしているのであって，彼ら自身が悪い医師なのではない，彼らもこの医師の勤務体制の被害者…と考えて，不機嫌な上籍医へこみあげてくる自分のいら立ちや怒りを抑えるようにしている．

2．電話の前に

　メモなどを作って，頭の中でコンサルテーションの練習をする．コンサルテーションの際に雑音で集中力をそがれないようにわざと遠くの（控室などの）電話に移動する．

3．電話の段階で

　❶はじめに必ず自己紹介，ねぎらい，謝罪，日頃のお礼を忘れない．

確認：「当直の△△先生でしょうか？」
自己紹介：「研修医の○○です」
ねぎらい：「当直ご苦労様です」
謝罪：「お休み中すみません」「お仕事中すみません」「こんな時間にすみません」
お礼：「先生，いつもご指導ありがとうございます」

特に謝罪とお礼は必須である．人は怒りたくなるときでも，相手に先に頭を下げて謝られると，怒れないし，相手から感謝の意思表示をされると怒りにくくなる．

❷ 症例提示

救急室でのコンサルテーションでの症例提示はカンファレンスでの症例提示とはしっかり区別し，2，3分以内にまとめるべきである．それには必要最低限のメモを準備することである．電子カルテの場合には，患者のID番号を聞かれたらすぐ答えられる準備が必要である．医師が症例提示の際に評価されていることを忘れてはならない．

❸ 患者背景

医学的ではなくても重要な患者情報（表94-1参照）を省略したり，忘れてはならない．これらの情報で，上籍医の救急室へのフットワークはうんと良くなるし，リスクマネジメント上もきわめて重要である．

❹ 4つの決め台詞

コンサルテーションでは，何をしてほしいのかを明確に言うことが最も重要である．表94-2に提示した4つのどれかを最初か最後に，明確に言うべきである．

表 94-1　医学的以外の重要な患者情報

医学的ではなくても重要な情報を最初に言う

- 「3年前にも先生にお世話になった患者さんで…」
- 「4日前まで先生の科に入院していた患者さんで…」
- 「先生の科の診療科長が診ている患者さんで…」
- 「病院長が長年診ている患者さんで…」
- 「患者さんが○○看護師長の親戚の方で…」
- 「以前にトラブルになったことがある患者さんで…」
- 「患者さんが○○科の医者を出せとどなって，険悪な感じなので…」

表 94-2　コンサルテーションの4つの決め台詞

最初か最後に，なぜ上籍医が必要か明確に言う！

- 「入院が必要だと思うのですが，先生の科の入院として妥当かどうかご検討いただきたいのです」
- 「今入院させるべきか，通院でよいかの決定に関して迷っておりますので，先生にご検討いただきたいのです」
- 「緊急手術の適応があるかどうかを先生にご検討いただきたいのです」
- 「私は…だと思うのですが，大きな見落としをしていないか，先生にチェックしていただきたいのです」

case 94

救急治療

チームワーク・人間関係

case 94 救急治療

チームワーク・人間関係

4．上籍医を待つ間に

紙カルテの場合には，見やすく開いてベッドサイドのテーブルに置くようにする。最後の入院のサマリーのページを開いておくと，把握が容易になり，上籍医に喜ばれる。心電図が重要な場合には前回の心電図も出して比べられるようにしておく。血液検査の結果が重要な場合にはカルテの検査データのページに挟んで，以前のデータと比べやすく準備する。画像も一番近いシャーカステンに準備してすぐ見られるようにする。もちろん前回のものとの比較が重要な場合には前回のものと並べる。上籍医が救急室に来たときに患者やキーパーソンがいないと，上籍医に怒る材料を与えることになるので，患者と家族にベッドから離れないようお願いしておく。

5．上籍医が救急室に到着したとき

看護師に知らせるように頼んでおいて，上籍医の登場時に救急室入り口で出迎え，再度お礼を言う。自分で患者の前まで誘導し，患者，家族に上籍医を自分で「○○科の△△先生です」と紹介する。救急室が混んでいても，必ずしばらくは上籍医の診察につくようにする。救急室が混雑していないときには，最後までつき，診察の介助をする。そして最後に1つは質問をする。

救急室が混雑しているときには，看護師にタイミングを計ってわざと「先生，次の患者さん待ち時間が長くなっていますので診てください」と言ってもらうよう頼んでおいて，「先生，次の患者さんを診させていただいてよろしいでしょうか？」と許可をもらって立ち去るようにする。

6．上籍医が救急室から引き上げるとき

看護師に知らせるように頼んでおいて，上籍医が救急室を立ち去るときにお礼を言うようにする。もし，患者が入院と決まったら，時間が許す場合には，入院病棟に上がるベッドを看護師とともに押しながら病棟まで行く。

7．後日，廊下で上籍医に会ったとき

必ず，救急室でのコンサルテーションのお礼を言い，患者の経過について質問する。

② 救急室で気分よく働いていただくための工夫

気分よく働いていただくために，筆者が気をつけていることを下記に挙げる。

1．患者の前に行くまでに喜ぶ話題を出す

「先日の先生の講義，わかりやすくてとてもよかったです」など。

2．上籍医の診療をかいがいしく手伝う

若い医師が手伝うことで，患者や家族に上籍医が「より偉い先生」に映るので，上籍医は気分がよくなる。

3．決して他人がいる前で方針の変更などを頼まない

気難しい上籍医はプライドを傷つけられることを最も嫌う。方針の変更などの依頼は看護師や患者，家族のいない場所で，小さい声でお願いする。

4．当直の当て方を工夫してもらう

気難しい上籍医（外科系）が当直の夜に有能な（内科系）当直医に入ってもらうなど。

5．得意領域を研修医や救急室看護師に講義してもらう

気難しい上籍医といえども得意領域を講義した後は（数カ月だけだが），救急室での姿勢が若干よくなる。

③ 気難しい指導医の先生方に変わってもらうための工夫

深夜帯に不機嫌な気難しい上籍医は，遠隔操作で患者を予後不良にしている。つまり，研修医の先生がコンサルテーションを躊躇し，なるべくその上籍医にコンサルテーションしないで切り抜けようとする。結果，コンサルテーションが遅れ，患者の予後不良につながる。このことを上籍医の先生方に認識していただき，姿勢を変えていただくよう研修医側からも働きかける必要がある。

この働きかけは，個人個人ではなく，必ず研修医全員の総和として文書を提出するスタイルを守る。一番よいのは2年間の研修終了時に研修責任者，病院長宛に提出する方法である。その際，必ず，「○○医師は，医師としての知識・技術はすばらしいが，教育姿勢にだけ難点があり，そこを改善していただくともっとすばらしい指導医になる」「具体的には感情をぶつける注意の仕方をやめ，冷静に注意するスタイルに変えていただきたい」という指摘の仕方をする。

研修責任者，病院長に最も有効なのは，△△医師の教育姿勢のために，以下の2つのことが懸念されると指摘することである。

① 今後，この施設の初期研修医の応募が減る可能性
② △△医師の所属する診療科へ専門（後期）研修医が応募しない可能性

④ 自分が気難しい上籍医にならないために

気難しい上籍医が研修医や救急室看護師の行動を変え，患者を危険にさらしうることを銘記し，自分が呼ばれる立場になったときに，そのような上籍医にならない心構えを作っておくことが初期研修医の重要な研修である。自分自身は，コンサルテーションしやすい寛容力に満ちた上籍医を目指す。その姿勢を維持している医師にこそ同僚や後輩が集まり，やがて交代勤務が可能な疲弊しないチームができ，和やかな教育集団になり，マンパワー不足が解消され，それが他の部署に波及して施設全体を変え，やがて地域全体の医療再生にもつながっていく。

17
患者の秘密・倫理

case 95　患者の同僚から病状を聞かれて正直に答えた

case 96　交通事故で運ばれた泥酔患者

case 97　13歳のエホバの証人教団信者

case 98　「階段から転落した」4歳男児

case 95 患者の同僚から病状を聞かれて正直に答えた

症状

患者の秘密・倫理

48歳，男性

病　歴　ホテルに仕事で泊まっていたとのことであるが，その日の朝なかなか起きてこないためマスターキーで部屋に入ると，ベッドで寝ていて，いくら呼んでも起きないため救急車で運ばれた。

所　見　JCS 300，血圧 60/？，脈拍 96/分，呼吸なし，体温 35.9℃。瞳孔左右差なく，直径 2 mm，対光反射あり。四肢は弛緩状態。

経　過　気管内挿管し，人工呼吸を開始，数分のうちに，自発呼吸が出現。約1時間のうちに少しずつ意識レベルも上昇，3時間後には意識清明となった。患者自身の話では，今日の重要な仕事が気になって眠れず，午前3時と5時ごろに睡眠薬をビールと一緒に飲んだという。患者の同僚が診察室から出てきた担当医に，「どうでしょう」と聞いたので，「薬を飲み過ぎたとご本人が言っています」と答えた。患者はその日，自力歩行で帰った。約2週間後，患者の妻から電話があり，「先生が薬の飲み過ぎなんて言ったので，内定していた大事な念願の出世が取り消しになりました。いったい，どうしてくれるんですか！」という。

Q 患者の同僚から病状について聞かれたとき，どう対処すべきだったと思いますか？

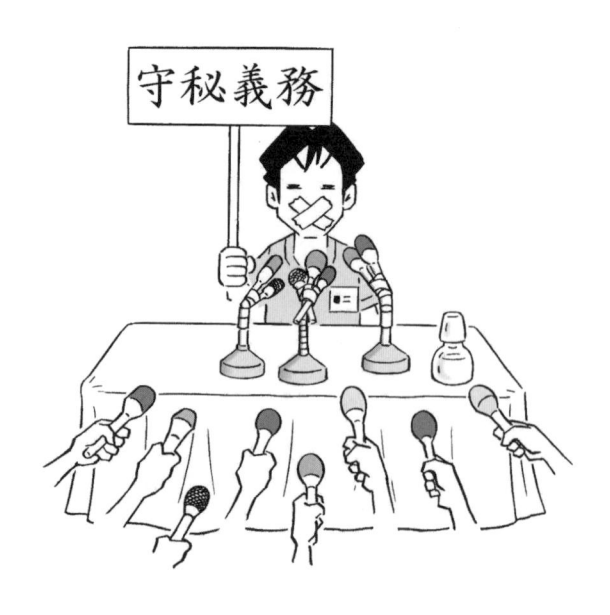

患者の秘密を守る義務

case 95

救急治療

患者の秘密・倫理

　この医師は筆者である。患者の妻からの電話には何と答えてよいかわからず，絶句してしまった。深く反省させられる出来事であった。

1 必ず本人の同意を得てから

　同僚に薬物による意識障害であったと説明する前に，患者自身に，「会社の方々にどう説明しましょうか？」と聞いておくべきであり，「事実を伝えないで（秘密を守って）ほしい」と言われたなら，やはり秘密を守るのが医師の義務である。呼吸停止して運ばれた患者を救命できたという喜びで有頂天になり，その後の患者の生活への影響に気を配ることができなかった筆者のミスである。

2 恋人同士，家族内での守秘義務

　婚約者，夫婦であっても，精神科疾患や結核，特発性癲癇などの既往を患者本人の承諾なしに伝えてはいけない。夫婦間でも秘密を守るよう頼まれた場合には守るのが医師の務めである。例えば，夫が避妊手術を受けている妻の異所性妊娠破裂，夫が浮気で感染した性病など，待合室で配偶者から病状を聞かれたときの説明は難しい。救急室で見つかった妊娠について，待合室の両親に言わないでほしいと未成年の患者から頼まれることもある。こういう場合に，患者自身の権利と家族への責任の板挟みで難しい判断を要求される。必ず，上籍医に相談するべきであり，研修医の先生方だけで対応してはならない。

3 個人情報の保護

　交通事故や災害などで患者が搬送されたときに，マスメディアから患者の個人情報の提示を求められることがあるが，医師一人の判断で行ってはならない。患者の個人情報保護の観点と大災害などでの社会的使命の板挟みになる難しい判断であり，病院幹部の判断に委ねるべきである。筆者は警察に情報提供して，警察から公表してもらうのがベストだと考えている。

　一方，別の病院の医療人から「貴院の患者が意識障害で搬送され，家族も来ていないため情報がほしい」と頼まれた場合には，情報提供するべきである。個人情報保護法は患者の不利益になることを避ける目的で作られたものであり，この場合には個人情報の開示が明らかに患者の利益になる。

case 96 交通事故で運ばれた泥酔患者

症状／患者の秘密・倫理

53歳，男性
既　往　特記すべきことなし
病　歴　深夜に泥酔して車を運転し，他の乗用車と衝突事故を起こして搬送された。
所　見　意識清明，血圧 136/72，脈拍 92/分，呼吸 20/分，体温 37.1℃，SpO_2 98（酸素なし），右側頭部に打撲痕がある。泥酔していて，会話にならない。
経　過　頭部CTスキャンの必要性を説明するも「そんなものは要らない！ 俺が救急車を呼んだんじゃない！」と診療を受けずに帰ろうとする。スタッフで説得していたら，警察官が来て，アルコール血中濃度を調べたいので血液を分けてほしいという。

Q この患者の「診療拒否」にはどう対応しますか？
この場合に警察官に血液を渡しますか？

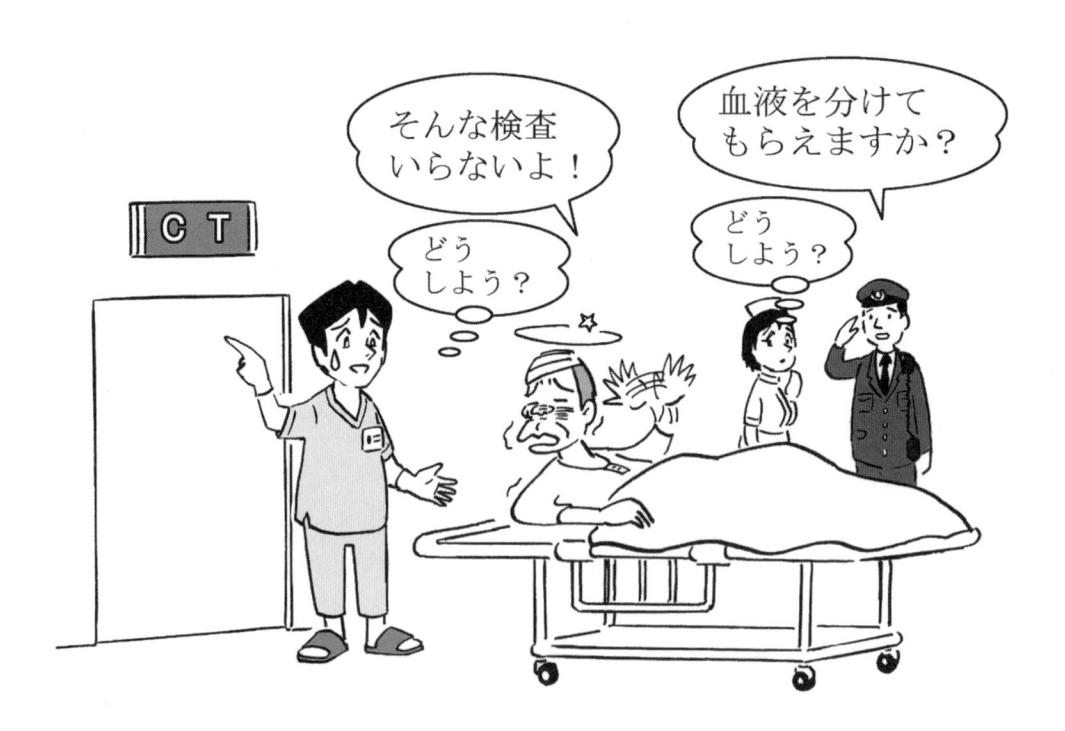

患者の権利と道義的責任

case **96**

救急治療

患者の秘密・倫理

1 診療拒否

　　　　正常な判断力のある成人が，リスクの説明を受け，リスクを理解したうえで診療を拒否する場合や別の治療を受けるのは患者の権利である．その場合には，説明を受けたリスクを理解して治療を拒否することを明記した書類にサインをしてもらい，カルテにもしっかりした記載が必要である．

　　しかし，この提示症例のような泥酔患者を「正常な判断力のある成人」とはみなせない．正常な判断力のある（責任ある）家族に来てもらい，リスクの説明を受け，リスクを理解したうえで帰ってもらわねばならない．提示症例のように家族が来ていない，連絡がとれない場合には警察官に協力を要請するべきである．そうすれば警察官に家族を探してもらえ，診療の必要性を説明し，説得しようとしたことの証人にもなってもらえる．結果が良くなかった場合には，「医療人が精一杯の努力をしたにもかかわらず，悪い結果を避けることが不可能に近い困難さがあった」とみなされないと，家族に受け入れてもらえないからである．

2 患者の血液，尿，便，吐物は誰のもの？

　　　医師や看護師は患者の血液，尿，便，吐物を，患者，あるいは責任ある家族の承諾なしに診療目的以外に使用したり，渡したりする権限はない．この提示症例の場合には，患者が泥酔していて正常な判断力のある成人とみなせないため，責任ある家族の承諾を得た場合でなければ，血液を渡すことはできない．診療室内での呼気アルコールの検査も然りである．患者の家族に法律に詳しい人がいると，後で「何の権限があって血液を渡したのか，診察室内で呼気アルコール検査を許可したのか」と詰め寄られる可能性がある．ただし，警察官が裁判所命令の書類を携えてきた場合には，これを拒否することはできない．

3 アルコール血中濃度

　　　「救急室受診時に測定された血中アルコール濃度を教えてほしい」と警察官や保険会社の調査員に聞かれたときも，患者，あるいは責任ある家族の承諾なしには教えてはいけない．承諾なしに警察や保険会社に公表すると，法律に強い患者の家族や親戚の人が，後で責めてくる可能性がある．犯罪者であっても

case 96 救急治療

患者の秘密・倫理

裁判で弁護人がつくように，人権があると主張してくるのである．医師は検察官でも裁判官でもない，あくまでも患者，家族の権利を守りながら診療する医師である．ただし，警察官が裁判所命令の書類を持参して公表を要請してきた場合には，これを拒否することはできない．

酔って交通事故を起こし，他人にけがをさせた犯罪者の捜査に協力するのも，医師としての社会的使命ではないかという考えと，医師として職業上知り得た患者の情報をもらすのは守秘義務違反ではないか，という考えのどちらをとるかという難しい判断なのである．米国でも，このような場合の医師の対応に関しては，州によって法律が異なるくらいである．研修医の先生方だけで判断せず，必ず上籍医に相談するべきである．

4 覚醒剤

大麻，麻薬と異なり，覚醒剤使用を発見したときに法律上は医療人に通報義務がない．しかし，公務員医師の場合には，社会的に通報することが期待されていると考えるべきだとする意見もある．一人の医師では決めず，病院幹部と相談し，責任ある家族の承諾を得て，警察に通報することが望ましい．病院が両親の承諾を得て患者の覚醒剤使用を警察に通報して，後に患者が訴えた裁判では，最高裁で「必要な治療や検査で違法な薬剤を検出した場合，捜査機関への通報は正当な行為で守秘義務に違反しない」という判決が出ている．

13歳のエホバの証人教団信者

case 97

症　状

患者の秘密・倫理

13歳, 女子
既　往　特記すべきことなし
病　歴　気管支動静脈奇形の破裂による大量喀血で搬送され, 人工血管塞栓術を受けるも止血に成功せず, 喀血が持続。
所　見　意識清明, 血圧 82/60, 脈拍 112/分, 呼吸 24/分, 体温 36.1℃, SpO_2 93（酸素マスク 8 l/分）
経　過　Hb 2.8 g/dl と著明な貧血になるも, 両親がエホバの証人教団の信者で「輸血はしないでほしい」と主張する。両親が待合室に居る状態で, 本人に「輸血しないとこのまま死んでしまうよ。輸血したほうがいいよ」と説得するも, 「わたしもエホバの証人教団の信者なので, 輸血は絶対しないでほしい」と言う。

Q この患者の「輸血拒否」にはどう対応しますか？

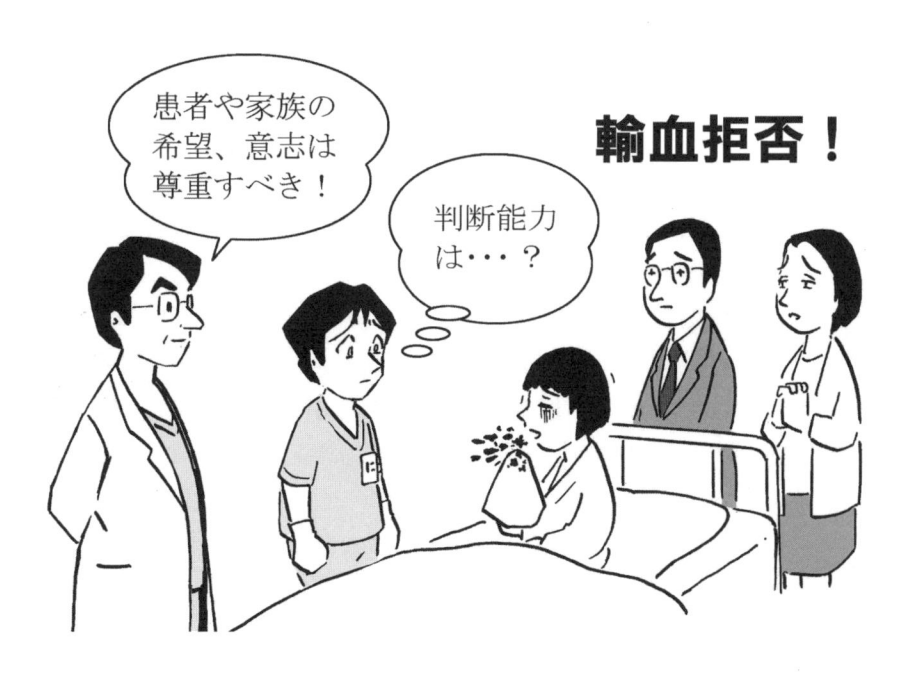

case 97 13歳の患者を「判断能力のある患者」とみなせるか？

救急治療

患者の秘密・倫理

1 エホバの証人教団信者の輸血拒否

　エホバの証人教団の信者は決して「自殺志願のオカルト集団」ではない。彼らは宗教上の理由で，輸血をしないでできるだけの治療をしてほしいという患者たちである。すでにわが国で，輸血しないで治療してほしいという意思表示が表明されている場合に，医師が勝手に輸血して，生き延びた後に患者側から訴えられ，医師側が敗訴した判例（最高裁）がある。

　また，エホバの証人教団の信者が大量出血の際に輸血しない治療で死亡し，まったく医事紛争になっていない事例もある。輸血すれば訴えられて負けるが，輸血しない治療で全力を尽くした場合に死亡しても訴えられることはないのである。

　人工呼吸器は使わないでできるだけのことをしてほしい，血液透析はしないでできるだけの治療をしてほしい，胃瘻はしないでできるだけの治療をしてほしい，輸血をしないでできるだけの治療をしてほしい…と言う患者や家族の希望，意志は尊重されなくてはならない。医療の主役は医師ではなく，患者や家族なのである。

2 法的無能力者の輸血拒否

　正常な判断力のある成人が，リスクの説明を受け，リスクを理解したうえで特定の治療を拒否する場合や別の治療を受けるのは患者の権利である。正常な判断能力のある成人が宗教上の理由で，輸血しないで最善の治療をしてほしいと希望する場合に，それを叶える努力をするのが医師の務めであろう。

　しかし，この提示症例のような未成年の場合はどうだろう。患者の権利に関する世界医学会のリスボン宣言には「法的無能力者が合理的な判断をしうる場合，その意思決定は尊重されなければならず，……」と記載されている。つまり，たとえ法律上は判断能力がないとみなされる未成年であっても，しっかりした判断ができる患者だと医師が判断した場合には，その意志を尊重するべきだというのである。問題は，目の前の未成年の患者が合理的な判断をしうるかどうかの判断である。

　この患者の担当だった筆者は，喀血しながらも「輸血をしないでほしい」と懇願する目を見て，「この13歳の女子は合理的な判断ができる13歳だ」と判

断し,彼女の意志を尊重して輸血をしない決断をした。幸運にも喀血は自然に消褪し,彼女は生き延びることができたが,自分の決断が正しい判断だったのどうか,いまだにわからないでいる。

③ 未成年,妊婦(エホバの証人教団の信者)の対応マニュアル

わが国を含めて,世界中でエホバの証人教団の信者の無輸血治療に積極的に取り組んでいる施設があり,医師がいる。各施設で提示症例のような場合に,直面した現場の医師だけに重い責任を課すことのないよう,施設の総和としてのマニュアル作りが進められるべきである。医師は自分が赴任した施設で,患者が未成年の場合や,妊婦の場合にどう対応するのか,マニュアルを確認しておく必要がある。

case 98 「階段から転落した」4歳男児

症状

患者の秘密・倫理

4歳，男児
既　往　特記すべきことなし
病　歴　「階段から転落した」と両親が自家用車で搬送してきた。
所　見　意識清明，血圧 78/52，脈拍 126/分，呼吸 24/分，体温 35.8℃，SpO$_2$ 100（酸素マスク 6 l/分），顔面蒼白，冷や汗，上腹部を中心に圧痛，反跳圧痛あり。
経　過　腹部超音波検査で腹腔内に液体の貯留を認め，外傷性腹腔内出血として，緊急開腹手術となった。原因は肝破裂で，術後経過良好で退院した。
半年後，同じ男児が「虐待で死亡」と新聞に掲載された。

Q この男児の対応で何が欠けていたのでしょう？

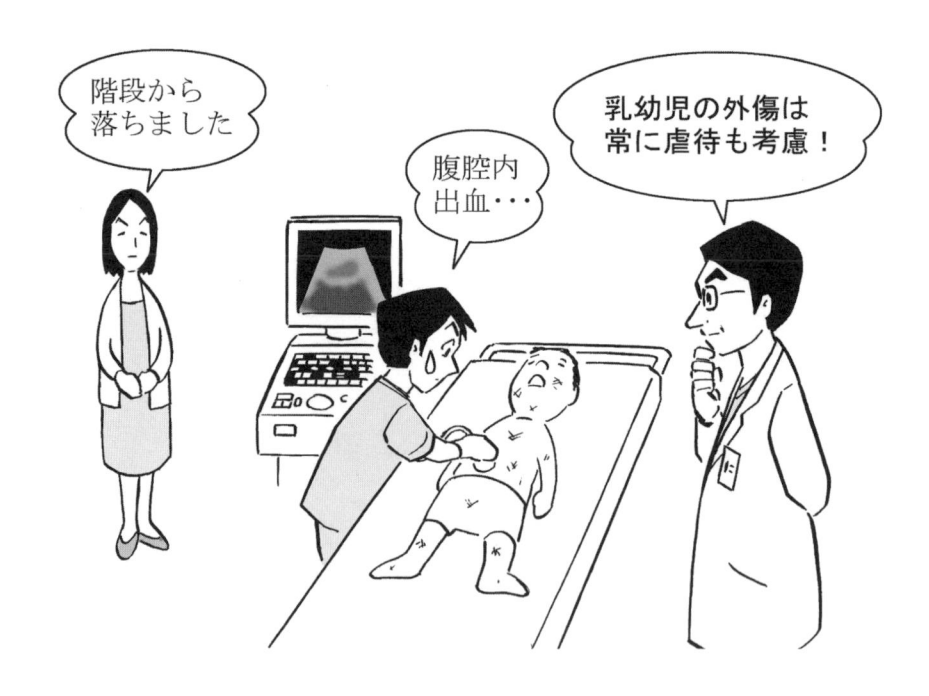

case 98

乳児，幼児の外傷は常に虐待も考慮する！

救急治療

患者の秘密・倫理

　この男児を最初に救急室で診たのは筆者である。出血性ショックの対処と緊急手術のことで頭がいっぱいで，手術直後には救命できた喜びで有頂天だった記憶しかない。受傷機転も十分聴いた記憶もなく，虐待の可能性を考慮して両親の表情を観察した記憶もない。半年後に看護師から死亡した新聞記事を見せられて愕然とした。筆者が生涯忘れられない診療ミスの１つである。

1 乳児，幼児の階段からの転落に重篤な外傷なし

　成人が階段から転落した場合には，アルコールや睡眠薬など薬物の影響が一因のことが多く，無防備に転落するためか，重篤な外傷が少なくない。したがって，常に頭蓋内，頸椎損傷を含めて慎重な検索が必須である。しかし，乳児，幼児の階段からの転落は，まず重篤な外傷がないという報告がある。特にこの提示症例のような腹部内臓損傷は，階段からの転落ではあり得ないと考えるべきである。

　救急室では常に受傷機転（原因）と外傷（結果）の関係が妥当かどうかを検証する姿勢が必要である。特に当直で外傷の初診を担当することが多くなる外科系の専門医を目指す研修医の先生方には，受傷機転を聴く時点で，先行した急病や虐待などの可能性も考慮する姿勢を習得しておくことを強く勧めたい。

2 どのような場合に虐待を疑うか

　表98-1に挙げるような場合に虐待を考慮し，医師として患児を守るために何ができるかを考えなくてはならない。

　同じ病院に何度も外傷で受診すると疑われるため，両親が受診の度に別の病院への搬送を強く要請することがある。呼ばれる救急隊は同じ消防署であるため，救急隊員が最初に気づくことがある。

3 通報は守秘義務違反には当たらない

　行政の担当者や警察に通報することが医師の守秘義務違反にはならないことが法的に支持されている。通報しなかった場合に，将来起こりうる最悪の出来事を防ぐ機会を逸したとして，社会的非難を受けることを心配するべき時代である。

表 98-1　小児虐待症候群（Battered child syndrome）

- ●病態/外観の鍵
  ①病歴と外傷の程度の食い違い。
  ②外傷発生から医療機関にかかるまでに遅れがある場合，遅れの理由がもっともであるかどうか。
  ③外傷を何度も繰り返していないか。
  ④親が無責任でないか。
  ⑤両親や子守りの間で話に食い違いがないか。個別に病歴をとる。
  ⑥子どもが親や他の大人と目を合わせない。
  ⑦子どもが異様に泣き叫ぶ/または痛い手技に際してもまったく無反応。
  ⑧外見が乱れている。不潔。服装が季節に不適当。
- ●症状の鍵
  ①多発性硬膜下血腫（特に新鮮な骨折がない場合）
  ②網膜出血。
  ③口周囲出血（唇を持って引っ張るから）。
  ④大きな外傷の既往がない内臓破裂。
  ⑤会陰部の外傷。
  ⑥頻回の外傷，特に新旧の外傷痕/あざ/骨折が混在する場合。
  ⑦3歳以下の長管骨骨折（特に脛骨や上腕骨のらせん骨折）。
  ⑧異様な瘢痕（歯形，タバコによる火傷，紐の跡，手形のあざ）。
  ⑨辺縁の明瞭なⅡ/Ⅲ度熱傷。
- ●小児虐待の30～60％に妻虐待の合併あり。小児虐待を見たら，妻虐待も疑え。

　ただ，虐待を疑って行動を起こすと，間違っていた場合に，両親と医療スタッフとの関係が悪化して，その後の治療が難しくなることが予想される。そのため筆者は，行政担当者や警察に連絡する場合には，両親に聞かれない場所の電話で通報・要請し，「病院からの連絡ではなく，近所からの通報だということにして来ていただきたい」と依頼するようにしている。

4 虐待は小児に限らない

　小児虐待の場合の30～60％に妻虐待も合併していると報告されている。妻虐待，ボーイフレンドによる虐待，高齢者の虐待，精神遅滞患者の虐待，入院患者の虐待など多岐にわたる時代である。いかなる年齢の外傷患者でも，受傷機転と外傷の関係に腑に落ちないものを感じたら，必ず上籍医に相談し，慎重な対処を心がけるべきである。

［推奨文献］
1) Christian CW：The evaluation of suspected child physical abuse. *Am Acad Pediatr* **135**：565-583, 2015
2) Higginbotham N, et al：Utility of a child abuse screening guideline in an urban pediatric emergency department. *J Trauma Acute Care Surg* **76**：871-877, 2014

18 診療姿勢・謝罪

case 99 入浴中の心肺停止

case 100 山でマムシに咬まれた男性

case 99 入浴中の心肺停止

症状

診療姿勢
・謝罪

81歳，男性
既　往　高血圧，脳梗塞で近医に通院加療中
病　歴　自宅の浴槽の中で意識がない状態で発見され，救急搬送された。
　　　　救急隊が現場到着時，心肺停止状態で心電図は心静止。心肺蘇生をしながら搬送された。
所　見　意識 JCS 300，頸動脈で脈拍触知せず，呼吸もなし。
経　過　心電図は心静止で，心肺蘇生が始まったが，結局，約40分の心肺蘇生に反応せず，待合室で待機していた妻に「心肺蘇生に反応しないので死亡宣告したい」と言うと「もっと心肺蘇生をしてほしい」と泣いて懇願される。

Q この妻にどう対応したらいいでしょう？

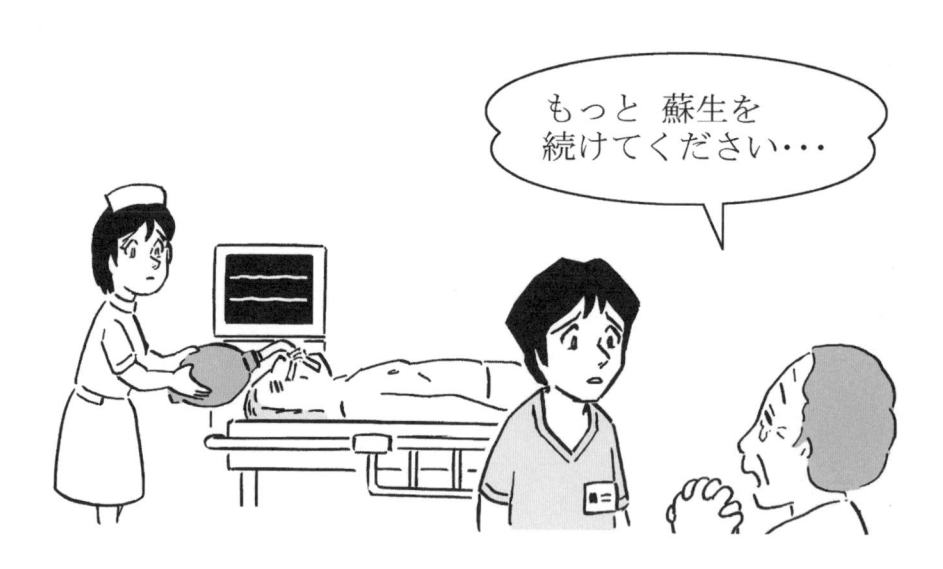

「もっと 蘇生を続けてください…」

救急車から二人の救急患者が降りてきた

case **99**

救急治療

診療姿勢・謝罪

1 「患者を愛している家族もまた，救急患者である」

　　研修医の先生方は，救急室での心肺蘇生に関しては気管挿管や電気的除細動をマスターし，ACLSコースどおりできたら十分だと考えているようである。この妻の心情が理解できる臨床医を目指すことを強く勧めたい。

　　筆者の想像するこの妻の心情は……まず，浴槽で意識不明の夫を発見したとき，夫の入浴がいつもより長いと感じていたのに，洗濯物をたたんだり，明日の朝食の準備をしていた自分が悪い，このまま夫が死んだら自分のせいだと自分を責めるのである。次に浴槽から夫を出そうとするが，力がないため出せず，力のない自分を責めるのである。さらに，電話で長男に電話して「こんな時には救急車を呼ぶんだよ！」と言われて，自分の愚かさを責めるのである。到着した救急隊員から「浴槽の水の栓を抜けばよかったのに…」と言われて，自分を責める。そして，救急室に到着したら「あなたは待合室に出ていなさい」と救急室から待合室に押し出されるのである。この妻は心のケアが必要な「精神科の救急患者」として対応すべきである。言い方を変えると，心肺停止の夫と自分の不注意で夫を死なせたと自分を責めている妻の二人の患者が救急車で受診したのである。

2 家族を失う遺族の嘆きに共感できる姿勢

　　救急室に不眠を主訴に頻回に受診する一人暮らしの女性に不眠のきっかけを聞くと，夫の急死の際に医療人の心ない言動に傷つけられたことが原因と知って愕然とすることがある。家族の急死に直面した遺族の心情を配慮した言動ができない医師や看護師，救急隊員が，時に患者を作っているのである。そして，そういう医師や看護師，救急隊員は頻回に救急車を利用することになった患者たちに相変わらず冷たい態度でしか臨めていない。

3 身体が救えなくても心が救えることがある

　　患者が亡くなったのに遺族が医師に感謝している場合があり，遺族が医師の自宅を探してお礼に来ることがある。彼らは，「もう助からないとわかっているのに，一生懸命助けようと頑張る先生の姿に，われわれ遺族の心が救われました。家族の目線で死後も遺体を大事に扱ってくださり，最後に先生のような

医師に看取られて，夫（妻）は幸運だったと思います」と言うのである。

人の死の前後の医療人の言動は，患者，家族の心が救えたり，大きな傷を残したりする。救急室での研修は，取り組む姿勢次第で研修医の先生方がこのことに敏感になれる大事なものが習得できる。

［推奨文献］
1) Jabre P, et al：Family presence during cardiopulmonary resuscitation. *N Engl J Med* 368：1008-1018, 2013

山でマムシに咬まれた男性

case 100
症　状

診療姿勢
・謝罪

76 歳，男性
既　往　高血圧，腎機能障害で近医に通院加療中
病　歴　山でマムシに咬まれ，4 時間後に救急室を受診した。
所　見　意識清明，血圧 106/72，脈拍 92/分，呼吸 20/分，体温 35.8℃
　　　　右前腕にマムシ咬傷があり上腕まで腫脹がある。
経　過　救急室で，抗マムシ毒血清 1 バイアル，乳酸リンゲル液 500 mℓ の輸液を受けて帰宅となった。翌日に右上肢から頸部，右胸部まで腫脹が進行し，低血圧，急性腎不全となり，別の施設に入院して集中治療を受けたが 3 日後に多臓器不全で死亡した。
　　　　患者が亡くなった施設の医師から「『貴院の初期対応が不十分だったから死んだ』と家族が怒っていた」と電話が入った。

Q どう対応したらいいでしょう？

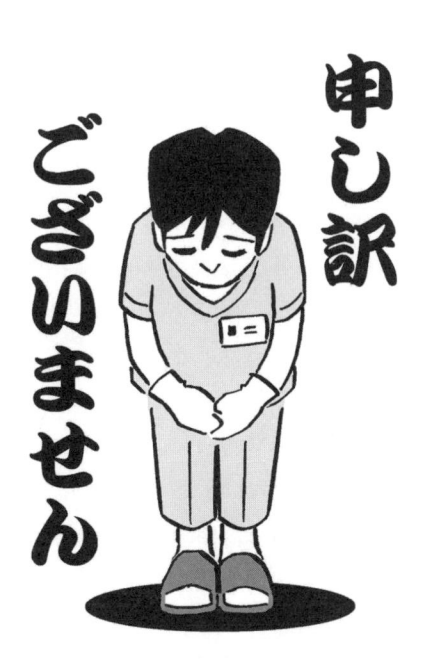

case 100 患者が亡くなってからも大事な仕事がある

救急治療

診療姿勢・謝罪

　日本では過去100年，医療施設の管理職が若手医師に「現場で医療事故が発生した際に，勝手に謝るな」と教えてきた。しかし，これは間違っている。このことが医療不信に拍車をかけてきたともいえる。筆者の経験では，患者に不利益になるミスをしてしまった際に，謝罪して紛争になったことは一度もないし，もちろん裁判の経験もない。

1 なぜ，謝罪すべきなのか

●謝罪は医事紛争や医事訴訟を減らすために必要

　多くの医療施設の管理職の方々は，「安易に謝罪すると非を認めたことになる」「手抜かりを認めたことになる」「謝るだけで済まなくなる」「裁判で不利になる」といった理由で，当事者に謝罪しないようにと指示する。謝罪によってどうなるか，謝罪しないことによってどうなるかを想像してみてはどうだろう。

　まず事故直後に謝罪した時を考えてみよう。謝罪によって裁判が起きるかという点に関しては，ハーバード大学とその関連施設の安全管理担当者や患者代表の「真実説明・謝罪普及プロジェクト」(http://www.stop-medical-accident.net) がとても良い効果を出している。この早期に真実の説明をして，謝罪しましょうというキャンペーンが始まって以後，図100-1のように医師の賠償保険の掛け金が減少した。裁判が減って保険会社の支出が減少したからであろう。このことからも謝罪することが裁判を増やさない，むしろ減らすことがわかる。

　次に謝罪すると裁判になったときに医療職，医療施設側に不利になるのではないかという点である。裁判では診療録の記録に基づいて妥当な診療がなされたかどうかが審議されるのであって，医療職が謝罪したかどうかが裁判の行方に影響することは考えられない。筆者も裁判の鑑定書，意見書を書いているが，その際に送られてくる資料は，診療録や検査結果，画像だけで，医療職が謝罪したかどうかは知る術もない。日本の法律家も謝罪によって裁判が不利になるかどうかは無関係だと言っている。

　謝罪しなかった時を考えてみよう。日本の法律家は，医療職のミスだけに腹を立てて裁判が起きている事例は少なく，ミス前後の医療職の言動に腹を立て

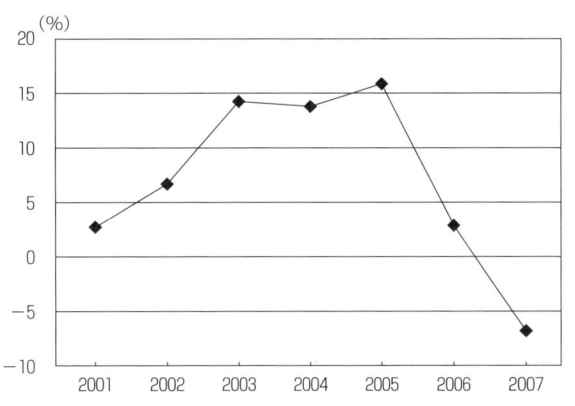

図100-1　ドクターズ社の医師賠償責任保険料の上昇率
（出典：Rocky Moutain News 2006.11.29 より）

て裁判が起きているものがほとんどだと言う．謝罪によって裁判が起きることはなく，むしろ，謝罪もしない医療職の姿勢に憤って裁判が起きている可能性が高いと考えるべきである．

イギリスやオーストラリアで裁判を起こした遺族の心情を調査した結果を総合すると，裁判を起こす理由は表100-1のようにまとめられる．

表100-1　遺族が裁判を起こした理由

1．真実の経過説明がほしい
2．責任の所在を明確にしてほしい
3．謝罪してほしい
4．二度と同じ過誤が起きない対策をしてほしい
5．賠償がほしい

このうち，「5の賠償がほしい」を除くと，1～4は現場の当事者と監督責任者とで可能だが，実際にはこれが行われていないために裁判が起きていることがわかる．

● 謝罪は患者や遺族への心のケアである

医療事故によって大きな障害が残った患者や家族を失った家族はそれ自体で大きく傷ついている．それに加えて，当事者や施設が保身や立場を守りたいために，謝罪しなかったり，嘘をついたり，診療録を書き換えることをすることで，再度もっと大きく傷つくのである．傷ついた人を支援する仕事のプロである医療人が，患者や遺族の傷を大きくすることがどれくらい医療人の道から外れているかは理解できるはずである．

筆者は，医療事故で子どもを失ったご両親が，最初は担当医や施設に激しい憎悪を示していたが，謝罪し説明することを繰り返すうちに，やがて受け入れて，最初の絶望と憎悪に満ちた表情から，癒されて，未来への希望を見せる顔に変わっていくのを一度ならず経験している．遺族の自宅に入る時点では罵声

を浴びせられるが，最後に帰る玄関先では，遺族からねぎらいの言葉をいただくことも経験している．提示症例の場合も患者の初七日に筆者が自宅に伺い謝罪した．最初はかなり罵倒されたが，遺族は受け入れてくださり，最後はねぎらいの言葉をいただいた．「もし今日，明日のうちに病院側から謝罪がなかったら新聞社に行く予定だった」と長男さんに言われたことを憶えている．

これらから，謝罪は遺族への心のケアになる，と実感している．患者が亡くなった後に臨床医の仕事として，遺族の心のケアがある．そして医師による謝罪はその一部である．

●謝罪は医療への信頼回復のために必要

前田正一氏編集の『医療事故初期対応』(医学書院) でも，医療事故が起きたときにオープンであるべき理由 (表100-2) としても，医療過誤訴訟の防止が挙げられている．オープンに説明し謝罪することが訴訟を減らすという主張である．この中で医療制度への信頼回復が挙げられていることは注目すべきである．われわれ医療職が失った信頼を回復させるために，医療事故が起きたときのわれわれの患者や遺族への姿勢の改善が必要なのである．

「現場で当事者に謝罪したことで裁判が起きたり，裁判で不利になることはない，むしろ謝罪もしない医師に憤り裁判が起きたり，そのような医師の説明など患者や家族は聞かなくなる」と認識すべきである．

表 100-2　医療事故が起きたとき，なぜオープンであるべきなのか

1. 患者，遺族の希望
2. 医療者の倫理的義務
3. 医療過誤訴訟の防止
4. 医療制度への信頼回復

2 具体的な謝罪の方法

表100-1の裁判を起こした遺族の理由からも，事故が起きた際には患者や遺族に表100-1の1～4をしっかり行うことが重要である．

●謝罪には二種類ある

❶ 過誤のあるなしにかかわらず，結果が期待どおりでなかったことを謝罪する
❷ 過誤によって予後を悪化させたことを謝罪する

①は本意ならずも患者や家族を不愉快にさせた場合や，過誤がなくても結果が期待どおりでなかった時に行うもので，できるだけ早く，必ずしなくてはならない．

②はジェネラルリスクマネジャー (GRM) などや事故調査委員会が，過誤で予後が悪化したことを認める判断が出たときに行うものである．

〈謝罪の仕方の提案〉

A：過誤がないと自信がある場合

　①期待どおりの結果にならなかったことを詫びる。

　②ただ，今回のことが熟練した医師が最初から診ても，避ける（見抜く）ことが不可能なくらい困難な出来事だったことを説明する。

B：過誤があるかどうか微妙な場合

　①期待どおりの結果にならなかったことを詫びる。

　②過誤があったかどうかを外部委員も含めた事故調査委員会によって検討する時間をいただきたいとお願いする。過誤があると判断された場合には，病院としての謝罪があることを告げる。

C：過誤があったとわかっている場合

　①期待どおりの結果にならなかったことを詫びる。

　②過誤によって予後を悪化させたことを詫びる。

　③今後の対応は GRM，病院長によって決められることを告げる。

③ 謝罪する姿勢を初期研修で学ぶ

　多くの研修医の先生方は知識や技術の習得こそが研修だと勘違いしているようである。知識や技術は意欲さえあれば時間が必ずなんとかしてくれる。しかし，仲間を増やす姿勢，他の医療職と良好な関係を構築する姿勢，患者，家族ともめない姿勢は，知識や技術が未熟で自分が謙虚なうちに習得しないと手遅れになる。なぜなら，レベルの高い知識，技術を習得してからは，自分の診療能力に自信がついてしまい，姿勢の良くない点を指摘されても，そのアドバイスを謙虚に聞けなくなるからである。このようにして，知識，技術が高いレベルの臨床医が医事紛争，医事訴訟に巻き込まれていく。

　図 100-2 の中の★印に示すように，過誤によって医療事故が起き，患者や遺族に不利益を与えた場合にも紛争にならない姿勢を習得すべきである。

　ある特定の領域の内科専門医を例に医師のあるべき姿を言い表すと，以下のようになると思う。

❶月曜日に大学病院の外来に出るときには○○病の専門医として働く。

❷火曜日に非常勤で A 病院の外来に出るときには○○内科医として働く。

❸木曜日の夜にアルバイトで B 病院の当直のときは，総合内科医として働く。

❹朝，出勤時に交通事故の現場に遭遇したときは，一人の医師としてできることをする。

❺患者や家族に不利益を与えてしまったときには，一人の人間として謝罪する。

case 100 救急治療

診療姿勢
・謝罪

自分の過誤によって患者，遺族に苦痛を与えたならば，医師である前に一人の人間としての言動が問われていると考えるべきである。

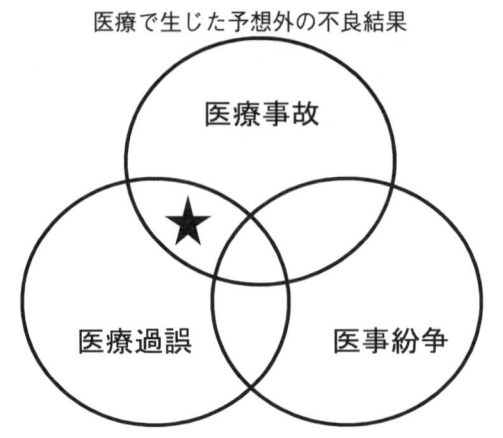

図 100-2　ベン図

（医療で生じた予想外の不良結果：医療事故／医療で過失によって生じた損害：医療過誤／医療に関して生じた紛争：医事紛争）

4 ミスをした自分を責めすぎない

研修医の先生方の中には自分のミスを責めすぎて，医師を続けていくエネルギーさえも失ってしまう方が少なくない。表 100-3 は研修医の先生がミスをした場合の5カ条として，筆者が推奨していることである。この中で最後の「自分を責めすぎない」ことを強調したい。筆者は恩師（Dr. Bruce Rowat；トロント大学の元救急科教授）から「医療は医療過誤によって進歩する」と教えられた。その出来事で医師を辞めてしまうのは，ミスを受け入れてくれた患者や遺族の心に報いていないように思う。その出来事を糧として，より優秀な臨床医となって，多くの患者や家族を癒せる医師に進化していくことが，ミスを受け入れてくれた患者や遺族に報いることなのである。

表 100-3　ミスをしたときの5か条

1．正直にミスを認めて，言い訳をしないで指導医に報告する。
2．同じミスをしないための対策を自分なりに考えて報告する。
3．ミスを受け入れてくれて支援してくれた指導医に感謝する。
4．将来，後輩がミスをしたときの先輩としての対処をこの機会に考える。
5．ミスをした自分を責めすぎない。

和文索引

あ

亜急性硬膜下血腫 17
悪臭 320
悪性外耳道炎 206
悪性腫瘍 30,34,100,123,124,213, 214,250
悪性症候群 257
悪性心嚢液貯留 36
悪性貧血 12
悪性リンパ腫 34
アスピリン 47,66
アスピリン喘息 74
アスピリン中毒 22
アセタゾラミド 223
アダムス・ストークス症候群 56, 136,145,310
圧痛 127,128
アトピー性皮膚炎 251
アトロピン 224
アナフィラキシー 322
アナフィラキシーショック 102, 104
アニオンギャップ 20,205
アミオダロン 253
アミノフィリン 72,314,323
アルカリ 177
アルカリ角膜化学熱傷 225
アルコール 12,16,177,190
アルコール依存 15,59,153
アルコール禁断症候群 12,153, 154,155
アルコール血中濃度 354,355
アルコール性肝炎 155
アルコール性ケトーシス 155
アルコール性ミオパチー 193
アルコール中毒 22,153,154,193
アルフォナード® 323
アルブテロール吸入 282
アレビアチン® 253
安静狭心症 65

い

異形狭心症 56
意識障害 2,24,29,54,62,96,150, 151,185,214,248,288
意識障害患者 3
意識消失 6,14,156
医事訴訟 371

医師賠償責任保険料 369
医事紛争 68,368,371,372
異所性妊娠 112,113,118
異所性妊娠破裂 41,98,116,130, 278
胃洗浄 27,154,176,177,178,180
イソニアジド 22
イソプロテレノール 323
一次性溺水 189
一時的ペースメーカ 145
一過性意識障害 62
一過性脳虚血発作 24,44
一酸化炭素中毒 12,183,185
一酸化炭素中毒後遅発性脳症 185
イノバン® 323
異物誤食 257
イプラトロピウム 72
医療過誤 372
医療事故 188,369,372
陰茎持続勃起症 151
陰茎勃起 173
インスリン 21,204,206,207,282, 323
咽頭後壁膿瘍 85
咽頭痛 212
咽頭痛〜頸部痛 68
咽頭反射 177
陰嚢外傷 231
陰嚢痛 229
インフルエンザ桿菌 74

う

ウイルス性精巣炎 230
ウェルニッケ脳症 3,20,44,153, 154
右心不全 83
運動性熱射病 195

え

液浸症候群 189
壊死性筋膜炎 154,206,241
壊死性軟部組織感染症 242
エチレングリコール中毒 22
エピネフリン 201,322
エホチール® 96
嚥下困難 14,16,180
嚥下障害 172
嚥下痛 86,92
塩酸チアミン 153

延髄外側梗塞 44
延髄内側症候群 43

お

横隔膜ヘルニア 148,173
黄色ブドウ球菌 226
黄体出血 118
嘔吐 5,14,16,26,27,39,42,106, 119,180,204,222,288
横紋筋融解 194
悪寒 101,115
悪寒戦慄 101
奥歯 68
悪心 204

か

外傷性関節炎 227
外傷性偽大動脈瘤 268
外傷性血気胸 145
外傷性血胸 145
外傷性小腸穿孔 165
外傷性ショック 148
外傷性膵挫傷 165
外傷性精巣捻転 231
外傷性精巣破裂 230
外傷性大動脈損傷 267
海水溺水 189
回転性めまい 39,42,45,62,136
開腹手術歴 124
開放性頭蓋骨骨折 147
潰瘍性大腸炎 139
解離性障害 211
解離性大動脈瘤 126,267,323,329
下顎骨骨折 272
化学熱傷 180,225
化学療法 36
過換気症候群 208,209,257
覚醒剤 356
角膜潰瘍 225
角膜混濁 222
角膜裂傷 225
下肢血管閉塞 21
下肢深部静脈血栓症 310
火事場 183
下垂体卒中 7
ガスポケット 184
ガスポケット付バッグマスク人工呼吸器 185
画像診断 275

ガソリン　177,179
肩関節脱臼　60
肩凝り　68
片麻痺　2,14,20,23,24,62,136,147
喀血　172
活性炭　27,176,177
カナダ頭部 CT ルール　156
下腹部痛　112,113,115,230,278
下部消化管出血　138
カポジ水痘様発疹　250
下葉肺炎　128
カリウム　207
カルシウム拮抗薬　66
眼圧測定　223
簡易 Autopsy Imaging　285
肝癌の破裂　41,97
患眼の冷却　223
肝癌破裂　98,126
眼球破裂　225
眼球マッサージ　225
眼瞼裂傷　225
肝硬変　154,253
肝硬変症　30
肝周囲炎　116
眼振　12
乾性溺水　189
肝性脳症　12,20,56,153,154
癌性肋膜炎　33
眼洗浄法　225
完全房室ブロック　24,56,144,145,310
肝損傷　161,162,173
浣腸　129
肝不全　100
汗分泌亢進　27
陥没骨折　156
顔面骨骨折　272
関連痛　128

き

起炎菌　221
既往歴　253
気管　161
気管, 気管支の断裂　148
気管支喘息　79,81,85,160,288,307,314,315,322,323
気管支喘息重積　71,73
気管支喘息発作　323
気管支損傷　161
気管内異物　85
気管内挿管　150,290
気胸　69,72,74,78,267
起座呼吸　78
器質的疾患　11
希釈性低 Na 血症　30
気腫性腎盂腎炎　206,269

気腫性胆嚢炎　206,267
気腫性膀胱炎　206
偽痛風　227
気道の確保　289
気道分泌亢進　27
気尿症　214
キノロン剤　253
牙痕　201
奇脈　78
虐待　190,361
救急検査　286
急性アルコール中毒　3
急性胃腸炎　116
急性陰嚢痛　229
急性運動性横紋筋融解　193
急性冠症候群　8,68,69,211
急性隅角閉塞緑内障　225
急性原発性隅角閉塞緑内障　223
急性虹彩炎　225
急性喉頭蓋炎　85,86,213
急性硬膜下血腫　17,155
急性硬膜下水腫　18
急性腎盂腎炎　117
急性心筋梗塞　8,21,24,47,51,65,68,90,91,128,286,329
急性腎不全　109,193
急性膵炎　21,127
急性水頭症　40,43
急性精巣上体炎　229,230
急性前壁中隔心筋梗塞　64
急性大動脈症候群 (acute aortic syndrome)　274
急性虫垂炎　115,119,120,127,219
急性虫垂炎穿孔　124
急性尿細管壊死　107,108,109
急性腹症　128,265
急性緑内障　323
急速輸血　98
強アルカリ　179,180
橋外側梗塞　43,44
胸郭圧迫法　72
胸腔穿刺　304,305
胸腔チューブ　302,304
胸腔チューブ挿入　148
胸腔ドレナージチューブ　160,263
胸腔ドレーン　158
狂犬病　198
強酸　179,180
橋静脈　18
狭心症　64
胸水　69,91
胸痛　180
共同偏視　146,147
胸背部痛　136
胸部 CT　69
胸部 CT スキャン　273
胸部 X 線写真　92,173

胸部外傷　160
胸壁の皮下気腫　263
虚血性心疾患　211
ギラン・バレー症候群　208,209,211
緊急開胸　160
緊急気道確保　87
緊急内視鏡　134
緊急脳室外ドレナージ　43
緊急薬剤　322
菌血症　215,219
筋性防御　127,278
緊張性気胸　148,158,159,173,262
緊張性頭痛　7
筋肉挫滅外傷　193
筋膜切開　194
筋攣縮　27

く

偶発性高体温症　193
偶発性低体温症　191
クエン酸マグネシウム　176
クスマウル呼吸　211
くも膜下出血　6,7,44,46,47,144,145,285,304
グラム陰性桿菌肺炎　21
グラム染色　319
グリセオール®　14,21,223,323
グリセリン　323
グルコン酸カルシウム　282,322
クループ症候群　85
車の排気ガス　182,183
クローン病　116,138

け

経口糖尿病薬　3,4,19
脛骨　167
警察官　354
憩室炎　116,126,130
頸静脈怒張　84,173
軽症リピーター　344
頸性めまい　44
頸椎　149
頸椎 CT スキャン　152
頸椎骨折　272
頸椎側面　150
頸椎損傷　149,150,190
頸動脈解離　46
経鼻挿管　87
頸部気管偏位　173,263
頸部の穿通性損傷　172
痙攣　11,14,16,19,29,54,62,144,185,323
痙攣重積　58,59,61,193,323
下血　137

血圧　279
血液型　98
血液透析　16,35
血液培養　101
血管性浮腫　102
血気胸　161,162,173,265
血胸　173,304,305
月経困難症　116
血算　279
血清Ca値　34
血痰　172
血中アミラーゼ　155
血中アルコール濃度　12
血中コリンエステラーゼ　28
結腸憩室　138
結腸静脈瘤　138
血便　138
ケトン　204
解熱鎮痛薬　99,100
下痢　30,140
嫌気性菌　117,320
嫌気性菌感染　320
肩甲骨骨折　272
検査　286
肩鎖関節損傷　272
幻視　12
幻触覚　12
見当識障害　12
原発性肺高血圧症　51,209,211
健忘　156

こ

高Ca血症　12,33,34,35,36,56,214
高Ca値　34
高K血症　214,253,281,282,322
高K血症の心電図　280
降圧薬　5,19
高カロリー輸液　21
抗癌剤　254
高気圧酸素療法　183,184,185
抗凝固薬　16
抗菌薬　99,197,214,221,254,318,322
後頸部痛　39,45,136
高血圧　5,19,234
高血圧救急　323
高血圧性脳幹(橋部)出血　27
高血圧性脳出血　26
高血圧性脳症　6
抗血小板薬　16
高血糖　4,21
交差試験　98
後縦靭帯骨化症　214
甲状腺機能亢進症　12,209,212
甲状腺機能低下症　12

高浸透圧性高血糖症　12,19,20,56,323
好中球減少　214
好中球減少症　212,213
交通事故　354
抗てんかん薬　254
喉頭鏡　292
後頭部痛　46
高粘稠症候群　36
抗破傷風毒素免疫グロブリン　198
紅斑　102
広範囲熱傷　145
抗ヒスタミン薬　21
後腹膜気腫　269
後腹膜出血　162,173
硬膜下血腫　11
肛門鏡　137
絞扼性腸閉塞　123
高齢者　100
呼吸音左右差　173
呼吸苦　136
呼吸困難　172,173
呼吸数　209
呼吸性アルカローシス　22
呼吸停止　288
50%ブドウ糖　3,153
個人情報　353
骨折　144,167,219
骨盤　167
骨盤骨折　167,169,173,295,303
骨盤腹膜炎　113,116,118,127
骨盤ベルト　169
古典的ガス壊疽　242
古典的熱射病　195
5 Ps　194
コーヒー残渣様嘔吐　134,135
コーヒー残渣様吐物　39
鼓膜血腫　155
コリオパン®　224
コンサルテーション術　346
昏睡　2,193

さ

細菌性関節炎　227
細菌性股関節炎　238
細菌性心内膜炎　101
細菌性髄膜炎　219,221
再呼吸　225
催吐　177,178,180
鎖骨下動脈盗血症候群　44
左心不全(心臓喘息)　83,85
嗄声　92,172
寒気　101
サムスリング　169
左右の肩〜上肢　68
サルファ剤　253

サルブタモール　71
酸　177
酸素駆出式人工呼吸　160
酸素投与　81,307
酸素投与器具　306
酸素投与法　308
散瞳　223

し

痔　137,138
ジアゼパム　59,61,317,323
ジギタリス　12,35
ジギタリス製剤　253
子宮内外同時妊娠　214
子宮内膜症　118
事故調査委員会　370
自殺　10
自殺企図　180,182
四肢麻痺　173
自然気胸　90,91
自然縦隔気腫　90,91,93
自然流産　113
持続点滴　313
膝蓋骨骨折　272
失禁　12,16,26
失見当識　156
失神　54,136,145,185,310
失神〜意識障害　78
湿性溺水　189
シーツラッピング　169
自発痛　128
死亡診断書　9
死亡の宣告　285
嗜眠傾向　16
謝罪　368,371
謝罪の方法　370
縦隔拡大　24
縦隔気腫　69,72,74,78,91
習慣性便秘　130
周期性四肢麻痺　209,211
収縮期血圧　25
舟状骨骨折　272
重症筋無力症　208,209,211
重症肺塞栓症　159
重曹(重炭酸ナトリウム)　207
十二指腸潰瘍　24
十二指腸の後腹膜への穿孔　165,269
十二指腸壁の血腫　165
縮瞳　26,27,28
縮瞳点眼水　223
宿便イレウス　130
出血傾向　16
出血性ショック　98
出血量　167
守秘義務　353

腫瘍 138
腫瘍崩壊(融解)症候群 36
昇圧薬 96,97
紹介患者 333
消化管出血 21,135,136,145,154
消化管透視 173,224
消化性潰瘍穿孔 126,127
上気道異物 85
上気道閉塞 104
症候性てんかん 55
踵骨骨折 272
上室性頻拍症 299,323
上籍医 345
上大静脈症候群 36
上腸間膜静脈閉塞 126
上腸間膜動脈 126
上腸間膜動脈閉塞 126
小児虐待症候群 362
小児の四肢骨折 272
小脳梗塞 42,43,44,45
小脳出血 39,40,44,135,136
上腹部痛 99
上部消化管出血 138,141,142
静脈血培養 100,226
静脈洞血栓症 7
静脈内ステント留置 36
使用薬 253
常連さん 343
上腕骨 167
食道狭窄 181
食道静脈瘤破裂 142
食道破裂 90,91
食欲不振 204,280
除細動器 298
ショック 20,21,23,24,96,97,99,
　102,138,146,147,167,172,173,
　185,212,232,263,323,334
ショックパンツ 169
徐脈 27,32,151,173,214
徐脈性不整脈 322,323
視力障害 222
ジルチアゼム 66
心エコー 92,173
心外膜炎 90,91
心窩部痛 68
腎癌 34
心筋虚血 185
心筋梗塞 41,126
心筋挫傷 173
心筋症 51
心筋マーカー 66,67,68
心腔内ボスミン® 160
神経介在性 55
神経学的左右差 3,15,20
神経血管圧迫症候群 44
神経原性ショック 148,173
神経ベーチェット病 44

心血管性薬 254
腎梗塞 127
腎後性腎不全 22
心室細動 64,102,284,299
心室性期外収縮 323
心室頻拍 299
心静止 284
心性肺 84
腎前性高窒素血症 107,108
振戦せん妄 155
心臓喘息 79,80,81,84
腎損傷 161,162
心タンポナーデ 148,159,160,173
心電図 68,173,281
心電図異常 8
浸透圧性脱髄症候群 31
浸透圧利尿 21
浸透圧利尿薬 223
心内膜炎 100
心嚢穿刺 36,160
心肺蘇生 188,190,290
心肺停止 102,283,322,328,364
深部静脈血栓症 246,323
心不全 21,30
腎不全 100
深部体温 191
心房細動 126
心膜摩擦音 92
じんましん 102
診療拒否 355
心療内科 257

す

膵炎 126,155
水中毒 30
髄膜炎 7,12,21,153,154,218
睡眠薬 12
膵瘻 22
頭蓋底骨折 155,156,272
頭蓋内器質病変 2
頭蓋内損傷 146,153
頭痛 5,14,39,136,222
ステロイド 21,35,36
スピロノラクトン 253

せ

正常圧水頭症 12
精神安定薬 12
精神科 257
精神症状 10,11,14
精巣腫瘍内出血 230
精巣垂の捻転 230
精巣捻転 128,130,219,229,230,
　235
声門痙攣 189

声門浮腫 85,104
生理食塩水 30
咳 83
脊髄圧迫 36
脊髄損傷 148,151,173
脊椎圧迫骨折 60,145,272
脊椎急性硬膜外血腫 47
脊椎急性硬膜外膿瘍 47
石油 177
石灰化像 265
赤血球数 278,279
接触性皮膚炎 250
セロトニン症候群 257
前胸部絞扼感 64
前胸部痛 67
穿刺陰性 305
全身痙攣 6,26,53,136,214,248
全身倦怠 204,280
潜水反応 187,188
喘息様気管支炎 85
穿通性外傷 171
前庭神経炎 44
前庭性てんかん 44
先天性QT延長症候群 51
前房出血 225
せん妄 253
前立腺癌 34

そ

造影CTスキャン 247
臓器逸脱 171
創洗浄 197
総胆管結石 335
掻把手術合併症 113
躁病 121
足底刺創 198
組織圧 194
ソセゴン® 223

た

ダイアモックス® 22,223
体位性低血圧 138,141,279
体外式ペースメーカ 24
代謝性アシデミア 185
代謝性アシドーシス 22,282
代謝性昏睡 20
帯状疱疹 128,249,250
帯状疱疹後神経痛 249
大腿骨 167
大腿骨頸部骨折 144,145,239,271
大腿骨頭すべり症 238
大腸癌 257
大腸憩室炎 117
大腸血管形成異常 138
大腸捻転 124

大腸の腸閉塞　124
大腸ファイバースコープ　138
大腸膀胱瘻　257
大動脈解離　24,41,47,51,69,90,91,
　　127,136,267,286
大動脈解離前　269
大動脈石灰化の移動　24
大動脈損傷　161,173
大動脈壁内血腫(急性血栓閉塞型)
　　274
大動脈瘤破裂　98
大量出血　159
唾液　26,27
脱臼骨折　149
脱水　106,332
多発外傷　147,168,341
多発性硬化症　44
多発性骨髄腫　34
タール便　141
痰　27
胆管炎　335
単純性股関節炎　238
淡水溺水　189
胆石　99,126
胆石胆嚢炎　334,335
胆道感染　21,100
胆嚢炎　116,127
単発性関節炎　227

ち

チアミン　3
チクロピジン　66
窒息　104
遅発性一酸化炭素中毒　183
遅発性損傷脾臓再出血　165
チモプトール®　223
中心静脈圧上昇　173
中心静脈ライン　160,295
中心静脈ライン挿入禁忌　297
中心性頸部脊髄損傷　214
虫垂炎　116,128
虫垂炎穿孔　126
中枢神経系疾患　30
中枢性めまい　39
腸回転異常　124
腸間膜損傷　165
腸間膜動脈閉塞　126,128
腸間膜動脈閉塞症　127
腸管膜リンパ腺炎　116
腸梗塞　126
腸骨動脈瘤破裂　130
腸重積　124,216,218
腸内グラム陰性桿菌　117
腸閉塞　126,257
直腸括約筋弛緩　173
直腸診　137,154

鎮痛剤　9

つ

椎骨動脈解離　7,44,46,47,136
錐体外路徴候　16
対麻痺　214
痛風　227
強いアルカリ　225
強い酸　225

て

低 Ca 血症　60,322
低 K 血症　21,35
低 Mg 血症　60
低 Na 血症　12,30,31,56,60
帝王切開　124
低血圧　173
低血糖　2,3,12,21,56,60,153,154,
　　190
低血糖昏睡　20
低酸素血症　74,81,210
泥酔　153,173,354
低頭蓋内圧　16
低体温　153,154,190
低体温溺水　187,188
テオフィリン　12,71,253
テオフィリン中毒　316
溺水　9,145,187
デキストロメーター　4
鉄　22,177
デブリドマン　197
転移性脊椎腫瘍　214
転移性脳腫瘍　214
てんかん　12,16
てんかん発作　145
電気ショック　298,299
電撃傷　171,172
点滴ボトル　310
転倒　16
電話　326

と

同意　353
動悸　136
同期　299
頭頸部 MRA　46
統合失調症　29,30,121,257
瞳孔不同　153
等張尿　107
糖尿病　3,19,100,204
糖尿病性ケトアシドーシス　12,19,
　　20,22,205,207,211,323
糖尿病性ケトーシス　205,206
糖尿病薬　254

頭部 CT スキャン　7,25
頭部 MRI　43,44,46
頭部外傷　146,147
動物咬傷　197
動脈血ガス分析　20,22,71,76,210
動脈血酸素含有量　183
灯油　177
動揺胸郭　161,162
特発性 S 状結腸穿孔　126,129,130
特発性食道破裂　69,93,267
特発性てんかん　55,58,235
毒蛇咬傷　200
吐血　136
都市ガス　183
突発性難聴　44
トノペン眼圧計　223
ドパミン　312,323
ドブタミン　323
ドブトレックス®　323
トリアージ　326
トリアージ看護師　329
トリメタファン　323
トロポニン T　67,68

な

内頸動脈解離　47
内視鏡検査　224
内耳振盪　44
内耳性めまい　39
内臓痛　128
鉛　177
涙の分泌亢進　27
ナロキソン　3

に

二次性溺水　189
20 秒トリアージ　330
2 分法 Wells スコア　247
乳癌　33,34
乳酸化リンゲル液　98
乳酸性アシドーシス　20,22
乳頭浮腫　11
尿管 S 状結腸吻合術　22
尿管結石　116,126,130,232,233,
　　235,265
尿細管性アシドーシス　22
尿失禁　10,14,27
尿浸透圧　30
尿中薬物スクリーニング　12
尿道損傷　168,303
尿毒症　12,20,22,56
尿の比重　108
尿路感染　21,100
尿路感染症　12
妊娠反応　113,114

認知症 14

ね

ネオフィリン 315
猫咬傷 197
ネックカラー 150
熱痙攣 195
熱失神 195
熱射病 195
熱傷 9, 144
熱性痙攣 56
熱中症 195
熱疲労 195
ネフローゼ症候群 30
粘液腫 51

の

脳萎縮 18
脳幹(橋部)出血 26
脳幹梗塞 43
膿胸 319
脳血管障害 12, 21, 135
脳血栓 21, 145
脳梗塞 14, 46, 211
脳腫瘍 12
脳転移 33
脳動静脈奇形破裂 145
脳動脈瘤 7
脳動脈瘤破裂 6, 7
脳内血腫 60
脳浮腫 21

は

肺炎 21, 100, 153, 154
肺癌 34
敗血症 12, 215
敗血症性ショック 99, 100, 215, 332
肺血栓塞栓症 246, 247
肺挫傷 161
肺疾患 30
賠償 369
肺水腫 282
肺性心 84
肺塞栓 51, 69, 85, 90, 91, 246, 247
肺塞栓症 41, 127, 136, 209, 310, 323
バイタルサイン 144
肺動脈血栓塞栓症 211
背部痛 68
排便中 52
排便直後 52
肺胞気動脈血酸素分圧較差 210
排卵痛 116, 118
破傷風 198
破傷風トキソイド 198

破傷風予防ガイドライン 198
蜂 102
蜂刺症 102, 104
発汗 12
バッグマスク人工呼吸 87
バッグマスク人工呼吸器 159, 184
白血球減少症 212
発熱 115, 119, 212, 227
鼻茸 74
パム® 27, 28
パラアルデヒド中毒 22
パルスオキシメータ 81, 183, 209
板状硬 127, 331
半身痙攣 20
反跳圧痛 106, 127, 278, 331
汎発性腹膜炎 24

ひ

鼻胃チューブ 123, 142, 302
皮下気腫 92, 148, 160, 172, 173
引き継ぎ患者 339
ヒステリー 208
非ステロイド性抗炎症薬(NSAIDs) 254
脾臓摘出 214
脾臓破裂 126
ビソルボン® 75
脾損傷 161, 162
ビタミン B_1 3, 59, 153
ビタミン B_{12} 欠乏 12
左下腹部 331
左下腹部痛 130
人食いバクテリア 241
人咬傷 197
鼻脳型ムコール症 206
秘密を守る義務 353
病理解剖 285
ピロカルピン 223

ふ

不安定狭心症 64, 65, 66
不安定骨盤骨折 168
フェニトイン 59, 61, 323
フェノバルビタール 323
フォスフェニトイン 61
腹腔鏡 116
腹腔内感染 100
腹腔内出血 97, 171, 173
腹腔内遊離ガス 131
副腎皮質ステロイドホルモン 72
副腎皮質ステロイド薬 100
副腎不全 30
腹水 30
腹痛 27, 96, 119, 180
服毒 176

副鼻腔炎 74
腹部CTスキャン 97, 117, 121
腹部エコー 99, 114
腹部外傷 165, 295
腹部刺創 294
腹部大動脈瘤 126
腹部大動脈瘤破裂 41, 233
腹部打撲 164
腹部超音波 121
腹部超音波検査 218
腹膜刺激徴候 122, 123, 171
浮腫 30
ブスコパン® 224
不正性器出血 113
不整脈 41
不全流産 116, 118
フルニエ(Fournier's)壊疽 242
プレドニゾロン 71
フロセミド 31, 34, 35, 80, 106, 107, 194
プロタノール® 310, 323
ブロバリン® 176
プロプラノロール 21
プロポフォール 61
ブロムワレリル尿素 176

へ

平滑筋弛緩薬 123
閉鎖孔ヘルニア嵌頓 237
閉鎖神経 237
ベノキシール 225
ヘパリン 66, 310, 323
ヘマトクリット 278
ヘモグロビン 278, 279
ヘモグロビン尿 323
ベラパミル 66, 253, 323
変形性関節炎 227
変形性膝関節症 226
便失禁 27
片頭痛 7
片頭痛薬 9
偏側気管内挿管 291
ペンタゾシン 223
ペントバルビタール 61
便の潜血反応 142
便秘 214, 326
弁膜症 51

ほ

法医解剖 285
蜂窩織炎 100, 154, 241
膀胱破裂 214
膀胱留置カテーテル 168, 303
放射線治療 36
法的無能力者 358

乏尿　106
泡沫状喀痰　84
歩行障害　14,16
ボスミン®　72,75,79,80,102,103,
　　104,322
発作性夜間呼吸困難　83
発疹　248
ボルタレン　99

ま

マイコプラズマ感染症　209
マグコロール®　176
マグネゾール　72
マクロライド剤　253
麻酔薬　188
待合室　328,329,330
末梢性めまい　39
マニトール　194
マムシ　199,367
麻薬拮抗薬　3
麻薬中毒　26,27
マロリーワイス症候群　135
慢性肝炎　96
慢性硬膜下血腫　12,14,15,17,173
慢性腎盂腎炎　22
慢性腎不全　280
慢性閉塞性肺疾患(COPD)　80,307
マンニトール　21,223,323

み

ミオグロビン尿　193,194,323
右上腹部痛　116
水中毒　257
ミダゾラム　61
脈圧　279
脈拍数　279

む

無呼吸　189
無石胆囊炎　117
無脈性電気活動　159

め

メイロン®　194,282,322
メチルアルコール中毒　22
メチルドパ　12
メッケル憩室　138
メニエール病　44
めまい　40,136
免疫抑制薬　21,254

も

盲腸癌　116
網膜中心動脈閉塞　225
網膜剝離　225
毛様充血　223
もやもや病　211
モリゾン窩　166
モルヒネ　79,80

や

薬物禁断痙攣　56
薬物相互作用　253
薬物中毒　30,56,154,188,193

ゆ

有機リン中毒　26,27,322
有熱性好中球減少症　36
輸液ルート　168,295
輸液ルートの確保　289
輸液路感染　100
輸血　138
輸血拒否　357
癒着性腸閉塞　122

よ

葉酸欠乏　12
腰椎圧迫骨折　252
腰椎穿刺　7,12
腰痛　214,232,233
浴槽　183

ら

ラシックス®　31,34,79,108,109
卵管結紮術　124
卵巣茎捻転　118,130
卵巣出血　116,118,127,130
卵巣捻転　230,265
卵巣嚢腫　113
卵巣嚢腫の茎捻転　116
卵胞出血　118

り

リザーバーバッグ　184
リザーバーバッグ付バッグマスク人
　　工呼吸器　185
リチウム中毒　257
リドカイン　323
利尿薬　21,30,254
流産　112
硫酸アトロピン　27,28,322
流涎　180
両上肢痛覚過敏　214
緑内障　223
淋菌　117
輪状甲状切開　87,88

れ

レスピレータケア　27
レセルピン　12
練炭火鉢　183
X線撮影指示　265

ろ

肋膜炎　90,91
肋膜摩擦音　92
肋骨　167
肋骨骨折　161,162,173

わ

ワソラン®　323
ワーファリン　47,253

欧文索引

A

A-aDO$_2$　210
ACE 阻害剤　253
ACLS　293
acute aortic syndrome　274
acute exertional rhabdomyolysis　193
advanced triage　335
aeromonas hydrophila　243
AMI　66, 211
angioedema　102
AR　24
ARDS　85, 189
A 群溶血性連鎖球菌　241
A 群溶連菌（人食いバクテリア）壊死性筋膜炎　242

B

Bacteroides fragilis　320
BPPV　44
Brugada 症候群　51
bruit　172
BUN　142
BUN/Cr　142
β 遮断薬　12, 66
β$_2$刺激薬　72, 79

C

calcium sign　269
cardioversion　299
Ca 拮抗薬　12
Chlamydia trachomatis　117
CO$_2$ナルコーシス　80, 306, 307
COPD　160
COPD＋下気道感染　85
CPK-MB　67, 68
crash syndrome　193

D

d-Dimer　69
delirium tremens　155
diving reflex　187, 188
dry near-drowning　189

E

emphysematous cholecystitis　267
emphysematous pyelonephritis　269

F

fight bite　198
Fitz - Hugh - Curtis Syndrome　116
flail chest　161

G

gag reflex　177
GCS score　156
GRM　370

H

H$_2$ブロッカー　142, 180
Hamman's crunch　92
Hb　142
Hb の酸素飽和度　183
HCO$_3^-$　80
HCO$_3^-$ナルコーシス　308
heat cramp　195
heat exhaustion　195
heat illness　195
heat stroke　195
heat syncope　195
H-FABP　68
HIV　250
Howship-Romberg sign　237
hydrocarbon pneumonitis　180
hyperacute T wave　69
hyperacute T wave change　68

K

KUB　265

L

LRINEC スコア　242

M

MAST　169
MCV　142
MRA　7
MRI　7
Murphy's sign　116
muscle compartment syndrome　194
Mycoplasma hominis　117

N

NH$_3$　12
NSAIDs　74, 75, 253

O

O$_2$ct　183
organic brain syndrome　11
osmotic demyelination syndrome　31

P

PaCO$_2$　77, 78, 183
PaO$_2$　183
paradoxical hypoxemia　315
Pasteurella multocida　197
PID　115, 116, 130
pin point pupils　26, 27
pneumatocele　180
pneumoretroperitoneum　269
Post - hyperventilation Apnea　211
PPI　142
pre-syncope　41, 50, 54, 62
P-R 間隔　34
PT　12
pulseless electrical activity　159
pure metabolic acidosis　205

Q

QTc 間隔　34

R

Ramsay Hunt 症候群　249
Red Flag Back Pain　233

Red Flag Neck Pain 47
rhabdomyolysis 194
risk factor 65
rum fit 153

S

SAH 211
SaO₂ 183
SIADH 30,36
silent chest 78
SIRS 215
SLUD BAM 27
spontaneous bacterial peritonitis 154
steering wheel injury 164,165
Streptococcus pneumoniae 74
stridor 85,86,87,172,180
syncope 50,62
S状結腸癌 214
S状結腸穿孔 127,130,326,332

T

thrill 172
TIA 24
toxic shock syndrome 118
t-PA 24
TSH 12

V

vertigo 41,50,62
Vibrio vulnificus 154,243
V-Pシャント 16

W

wheezing 85,86
wheezing dyspnea 79
WPW症候群 51

著者略歴

寺沢秀一（てらさわ　ひでかず）

1977 年	金沢大学医学部卒業 沖縄県立中部病院
1981 年	トロント大学病院救急部
1983 年	福井県立病院救命救急センター部
1999 年	福井医科大学救急部助教授
2000 年	福井医科大学救急医学講座教授
2002 年	福井医科大学総合診療部教授
2003 年	福井大学医学部附属病院副院長
2011 年	福井大学医学部地域医療推進講座教授 日本救急医学会救急科専門医 American College of Emergency Physician
著書	『研修医当直御法度 第5版』（共著，三輪書店，2012） 『Dr. 寺沢流救急診療の極意―自信がわき出る人気講義録』（羊土社，2008）

研修医当直御法度　百例帖　第 2 版

発　行	2002 年 2 月 25 日　第 1 版第 1 刷 2012 年 3 月 15 日　第 1 版第 14 刷 2013 年 1 月 29 日　第 2 版第 1 刷 2017 年 3 月 25 日　第 2 版第 5 刷Ⓒ
著　者	寺沢秀一
発行者	青山　智
発行所	株式会社　三輪書店 〒113-0033　東京都文京区本郷 6-17-9 ☎ 03-3816-7796　FAX 03-3816-7756 http://www.miwapubl.com
印刷所	壮光舎印刷　株式会社

本書の内容の無断複写・複製・転載は，著作権・出版権の侵害となることがありますのでご注意ください．

ISBN 978-4-89590-428-5　C 3047

JCOPY　〈(社)出版者著作権管理機構　委託出版物〉
本書の無断複製は著作権法上での例外を除き禁じられています．
複製される場合は，そのつど事前に，(社)出版者著作権管理機構
（電話 03-3513-6969，FAX 03-3513-6979，e-mail: info@jcopy.or.jp）の許諾を得てください．

■ 発刊から20年！ 研修医のバイブル本がさらにパワーアップ！

研修医当直御法度【第6版】
ピットフォールとエッセンシャルズ

著　寺沢 秀一（福井大学医学部地域医療推進講座　教授）
　　島田 耕文（介護老人保健施設鷲巣苑　施設長）
　　林 寛之（福井大学附属病院総合診療部　教授）

好評

1996年に初版が発行されてから20年！ ロングセラーを記録する本書の最新版。
本書は研修医がよくやるミスを事例で紹介し、救急診療におけるピットフォールとそれを回避するための重要事項や医療過誤を減らすためのアドバイスも多数掲載。
4年ぶりの改訂となり、「頭痛・めまい」として記載されていた項目をそれぞれ独立させ、より詳細に記載。また「失神・痙攣」の項目も大幅に書き換えられ、各項目も最新情報へUpdateし、常に現場目線に立つ著者らの渾身の大改訂となっている。
救急の患者さんのために日夜働く研修医、救急室で働く看護師、救急救命士のための、虎の巻として必携の一冊。

■ 主な内容 ■

救急研修の具体的な目標
研修医当直心得
トリアージクイズ
1　意識障害
2　頭痛
3　髄膜炎・脳炎
4　脳血管障害・TIA
5　めまい
6　失神・痙攣
7　高血圧の救急
8　胸痛
9　動悸・不整脈
10　呼吸困難・喘鳴
11　心不全
12　気管支喘息・COPD
13　耳鼻咽喉科救急
14　急病によるショック
15　アナフィラキシー
16　腹痛
17　泌尿器科の救急
18　若い女性の急性下腹部痛
19　消化管出血
20　糖尿病の救急
21　アルコール患者の救急
22　腎不全
23　発熱・敗血症
24　妊婦の救急
25　小児の救急
26　高齢者の救急
27　頸部痛・腰痛・股関節痛
28　中毒・異物誤食
29　溺水・低体温
30　熱中症（Heat illness）
31　精神症状患者の救急
32　眼科の救急
33　頭部外傷
34　顔面・頸部・脊椎（髄）外傷
35　胸部外傷
36　腹部外傷
37　骨盤骨折
38　四肢外傷
39　皮膚，軟部組織の救急
40　コンパートメント症候群
41　熱傷・凍傷
42　創傷処置
43　動物咬傷
44　小児外傷
45　外傷二次救命処置
46　ACLS（成人心肺蘇生）
47　APLS（小児心肺蘇生）
48　ほ線検査・画像診断
トリアージクイズ解答
索引

One Point Lesson
意識障害～精神症状で多い間違いワーステン
片頭痛かしらと思ったら「POUNDing」をチェック
細菌性髄膜炎の起炎菌と抗菌薬の選択
FAST……脳梗塞かな？と思ったら，すぐFASTをチェック
末梢性めまいか，中枢性めまいか，それが問題だ
失神のリスクをチェックしよう：CHESS
めまい，一過性意識障害，痙攣，片麻痺，意識障害
若年者の胸痛
肺塞栓かな？と思ったら，Wellsクライテリアをチェック！
胸部大動脈解離リスクスコア
寺沢流 心房細動をきたす疾患の覚え方
QRSが等間隔の頻拍
過換気症候群のピットフォール
CS（クリニカルシナリオ）からの心不全治療戦略
ショックでうまく超音波を使いこなそう！
Dr林のアナフィラキシーのABCD
胆道結石をアバウトに済ませるな！
婦人科救急→月経周期のどの時期に発症したかが鍵！
糖尿病性ケトアシドーシス，高浸透圧性高血糖症の治療
代謝性アシドーシスの鑑別
急性大腸菌感染性下痢の抗菌薬
市中肺炎のエンピリック治療（細菌性か非定型か不明の時）
市中肺炎のPORTスタディ
市中肺炎のCURB-65
尿路感染症の抗菌薬
子宮外妊娠の学術用語
妊婦に投与可能な薬剤
小児の脱水
外来でよく使う小児薬投与量
高齢者と薬物
小児に危険な薬剤：Toddler killer drug
保険適応はないけれど…あやしい時はトライエージ®で尿検査
自殺する可能性の高い患者を見つける指標
低Na血症の治療
暴れる患者・危険な患者の救急室対処法
眼科救急のランクづけ
頭部外傷におけるCTの適応
カナダ頭部CTルール
頸椎側面X線のABC
NEXUSとCCR
日本の頸椎固定解除基準
胸腔チューブの挿入法
鋭的外傷のみかた
FAST（Focused Abdominal Sonography in Trauma）外傷超音波
オタワ足関節ルール（Ottawa ankle rule）
オタワ膝ルール（Ottawa knee rule）
壊死性軟部組織感染症
クラッシュ症候群
上腕骨X線読影のポイント
小児軽症頭部外傷
小児虐待症候群（Battered child syndrome）
妊婦の外傷
Trauma Pan-scan CT
6H & 6Tの探し方・対処法
単独自動車事故の時……Single Motor Vehicle Acciden
合言葉は「さるも聴診器」
骨髄内輸液法
救急災害トリアージと対策
現場トリアージガイドライン
"寺沢流20秒トリアージ"
カルテに記載すべき事項
良好な医師‐患者関係のために（訴訟を避ける）
謝罪の仕方
救急室の算数教室

● 定価（本体2,800円+税）　A5変型　340頁　2016年　ISBN 978-4-89590-541-1

お求めの三輪書店の出版物が小売書店にない場合は、その書店にご注文ください。お急ぎの場合は直接小社に。

三輪書店　〒113-0033 東京都文京区本郷6-17-9 本郷綱ビル
編集 ☎03-3816-7796　FAX 03-3816-7756　販売 ☎03-6801-8357　FAX 03-6801-8352
ホームページ：https://www.miwapubl.com

■地雷だらけのERを生き抜くサバイバルノート

Dr.林の当直⑲御法度
ER問題解決の極上Tips70

著　林　寛之（福井大学附属病院総合診療部教授）

「目指すは、明るく楽しいER」が口癖！　愛のハリセン片手に、研修医の指導に邁進する我らがDr.林が伝授する「ER式対人トラブルシューティング」。医療現場には本当に困ったちゃんがいっぱい。ただでさえ寝不足の中、緊張して治療に当たる若き研修医に襲いかかるわがままな患者さんや先輩医の心ない仕打ち。だからといって投げちゃいけない。どんな困難にも解決策はあるもの。そんな誰も教えてくれない、問題解決の極上Tipsをそっとお教えします。これを読めば当直なんて怖くない。研修医必携のお守りです。

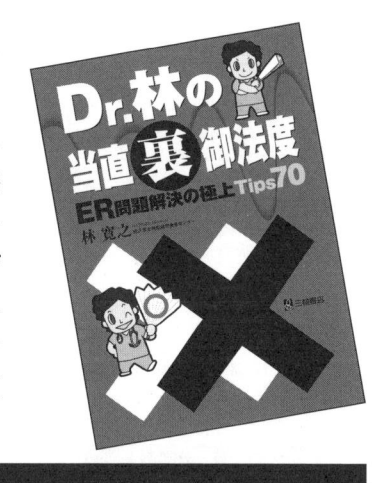

■主な内容

- ★「先に診ろ！」と、待合室でどなる893風のお兄さん
- ★ナ、ナ、ナイフ！
- ★「ちょっと薬を射ってくれや、頼むわ」
- ★いちゃもんPart1　俺のスーツ弁償せんか！
- ★いちゃもんPart2　いつまで待たせる気だ！
- ★診察の結果入院をさせたいが、家族も身寄りもないらしい。どうやらホームレスのようだが…
- ★危険な患者さんの対処法 Part1
- ★危険な患者さんの対処法 Part2
- ★危険な患者さんの対処法 Part3
- ★Frequent flyer?
- ★患者さん満足度 Part1　コンビニ外来？　開いてて良かった!?
- ★患者さん満足度 Part2　あなたなら、一発大逆転を狙える!?
- ★患者さん満足度 Part3　どうしたら私の思いが伝わるの？
- ★患者さんの核心をつかむべし
- ★骨折診断 Part1　骨折診断は臨床診断
- ★骨折診断 Part2　どうして骨折を見逃すんだろう？
- ★きつねにつままれた？
- ★アレルギーのウソ・ホント
- ★あんまり大したことがないのに大げさだなぁ…
- ★創傷処置なんて簡単だって、誰が言った？

- ★あ〜あ、心室細動じゃない、心肺停止かぁと思う前に…
- ★下痢があります…ってか？
- ★腹痛の裏ルール
- ★妻虐待DV
- ★小児のけがには要注意
- ★小児の輸液路確保のとっておき
- ★コンサルトの Tips Part1　D先生、いないの？
- ★コンサルトの Tips Part2　医学的適用だけでは決められない
- ★コンサルトの Tips Part3　アッペ？　PID？　それが問題だ
- ★コンサルトの Tips Part4　あのぉ、コンサルトお願いします
- ★コンサルトの Tips Part5　行き先が決まらない
- ★絶対に診療は嫌だ！
- ★死亡診断書の24時間の縛りとは？
- ★あと一歩が大事…のカルテ記載
- ★診断書は拒否できる？
- ★妊娠してますか？
- ★ずるいと言われてもいいから…
- ★セクハラと思われないために！
- ★腹痛の痛み止め神話
- ★救急の極意
- ★こわい薬は絶対に自分で
- ★急性疾患に対する心がまえ

- ★痛い注射は誰だって嫌だ！
- ★痙攣！　痙攣！　痙攣？
- ★系統だった主訴の紐解き方
- ★どうしてなくしちゃったの？
- ★熱恐怖症は誰の病気？　Feverphobia
- ★診療は拒否できる
- ★交通事故患者さんの受け入れ
- ★ペンは剣よりも強いって言うけれど…
- ★人がいるじゃん！
- ★ちょっと待て、そのひと言が命取り
- ★救急室死亡患者家族の対応
- ★救急蘇生は聖域か？
- ★口は災いの元
- ★電話対応は難しい
- ★そんなバカな…
- ★なぁんだ、結局、専門医か!?
- ★同僚の診察は慎重に
- ★他科の医者のドジはどう指摘すべきか
- ★災害救急 Part1　多数傷病者編
- ★災害救急 Part2　大災害編
- ★学校の保健の先生はどこまで知っていたらいいの？
- ★こんな上級医いらない
- ★こんな研修医いらない
- ★救急外来で働くあなたは病院の顔
- ★時間外診療の成功の鍵
- ★専門外だからって許してくれない…
- ★研修医なんかに診てもらいたくない！
- ★その後いかがですか？

●定価（本体2,800円＋税）　A5　頁342　2006年
ISBN978-4-89590-247-2

お求めの三輪書店の出版物が小売書店にない場合は，その書店にご注文ください．お急ぎの場合は直接小社に．

〒113-0033
東京都文京区本郷6-17-9 本郷綱ビル

三輪書店

編集 ☎ 03-3816-7796　FAX 03-3816-7756
販売 ☎ 03-6801-8357　FAX 03-6801-8352
ホームページ：http://www.miwapubl.com

■伝説のカルト漫画　研修医山田（じゃまだ）君、ついに単行本化！

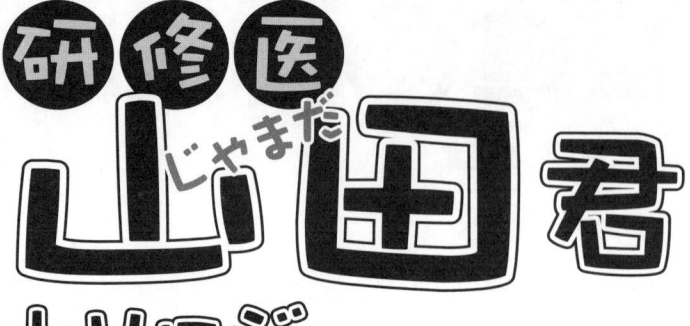

研修医 山田君 トリロジー

茨木　保（いばらきレディースクリニック）

　熱血指導が信条のオーベン轟（とどろき）先生の愛のムチ（ザク）にしごかれながら、修行の日々を過ごす、つるかめ医大のおちこぼれ研修医山田（じゃまだ）君。そんなことにはおかまいなしに日本の医療は崩壊の道へと突き進むのであった。はたして山田（じゃまだ）君の運命やいかに！？

■主な内容

研修医 山田君
- 第1話　ここが地獄の一丁目
- 第2話　あとはできるネ！
- 第3話　えらいこっちゃ！
- 第4話　患者さんのため
- 第5話　LEARN！
- 第6話　1．腰，2．口，3．薬
- 第7話　休みとっていいっすか？
- 第8話　殺っちまったのか〜？
- 第9話　殺られるのか〜？
- 第10話　ひさしを貸して母屋を盗られる
- 第11話　なんでそうなるの？
- 第12話　私が悪うございました…
- 第13話　ボクはアホです
- 第14話　少しは私に愛をください
- 第15話　合コンは人生の縮図

- 第7話　浮遊霊現る
- 第8話　人生ゲーム
- 第9話　逃げ場無し
- 第10話　ミラクルマウス
- 第11話　さびしい学会
- 第12話　滅びの民
- 第13話　DNR
- 第14話　四門出遊
- 第15話　ミーちゃん
- 第16話　塀の中へ…
- 第17話　最後の審判
- 第18話　それぞれの明日

研修医 山田君 外伝
- 第1話　天竺へ
- 第2話　熱血君
- 第3話　いい人
- 第4話　活動家
- 第5話　老賢人
- 第6話　M君
- 第7話　熊猫
- 第8話　敏腕記者
- 最終話　バカは死んでも治らない

研修医 山田君 トホホ日記
- 第1話　すんません
- 第2話　カゼひいちゃった
- 第3話　弱い立場
- 第4話　出たー！！
- 第5話　同窓会
- 第6話　オッフェン

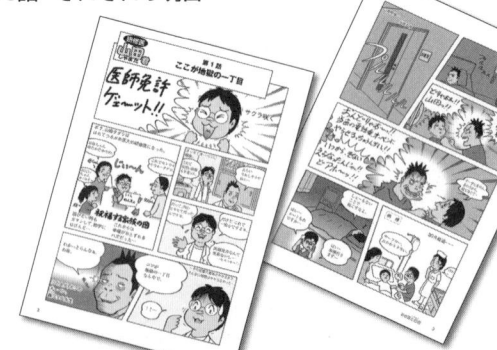

●定価（本体1,500円＋税）A5　頁110　2012年　ISBN 978-4-89590-402-5

お求めの三輪書店の出版物が小売書店にない場合は、その書店にご注文ください。お急ぎの場合は直接小社に。

〒113-0033
東京都文京区本郷6-17-9　本郷綱ビル

三輪書店

編集☎03-3816-7796　FAX 03-3816-7756
販売☎03-6801-8357　FAX 03-6801-8352
ホームページ：http://www.miwapubl.com